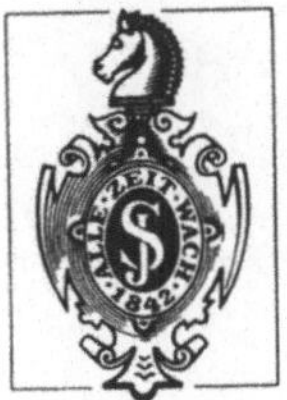

K. T. M. Schneider   C. v. Kaisenberg
W. Holzgreve

Manual der fetalen Medizin

Mit Referenzwerten
für den klinischen Anwender

Mit einem Vorwort von C. H. Rodeck

Springer-Verlag Berlin Heidelberg GmbH

Prof. Dr. K. T. M. Schneider
Technische Universität München, Frauenklinik und Poliklinik,
Klinikum rechts der Isar, Ismaninger Straße, 81675 München

Dr. C. v. Kaisenberg
Universitätskrankenhaus Eppendorf, Frauenklinik und Poliklinik,
Martinistraße 52, 20251 Hamburg

Prof. Dr. Dr. h.c. W. Holzgreve
Westf. Wilhelms-Universität, Zentrum für Frauenheilkunde,
Albert-Schweitzer-Straße 33, 48129 Münster

Mit 79 Abbildungen und 86 Tabellen

ISBN 978-3-642-93552-7   ISBN 978-3-642-93551-0 (eBook)
DOI 10.1007/978-3-642-93551-0

When does a new discipline such as Fetal Medicine emerge? A superficial answer would be, when a book such as this is written. Closer inspection reveals that it is due to the application of new technology which is able to provide new physiological and pathophysiological information. This then permits novel diagnostic procedures and increased understanding and insight into clinical problems. Furthermore, as this book shows, therapeutic possibilities are also enlarged.

Fetal Medicine has been undergoing such an evolutionary process for some 25 years. Indeed, the pace of change has been so rapid in recent years, that it could be said that several revolutions have occured. These have been fuelled by major contributions from a number of medical and scientific disciplines, in particular genetics, cytogenetics, biochemistry and molecular biology. Central to these developments has been the growing realisation, by doctors and by lay-people, that the fetus can be accorded the status of patient.

It is already difficult for practitioners in this field to keep up to date. A great service has therefore been performed by the authors of this manual in bringing together and distilling a huge amount of information with an extensive bibliography. Additionally, a clear exposition of what is known also helps to identify what is not known, and thus acts as a stimulus for future research. The manual will therefore be indispensable to all individuals and departments with an interest in Fetal Medicine. I confidently predict that a second edition will soon be required.

C. H. Rodeck MB BS BSc DSc FRCOG
Professor of Obstetrics and Gynaecology
University College London Medical School

Bei dem vorliegenden Manual der fetalen Medizin handelt es sich um eine breit angelegte Literaturübersicht der bis dato bekannten fetalen physiologischen, biochemischen und pharmakologischen Parameter.

Ohne die Akribie Herrn v. Kaisenbergs beim Zusammentragen der Daten im Rahmen der Erstellung seiner Dissertation bzw. der Manuskript-erstellung, ohne sein brennendes Interesse und sein Engagement für die Thematik wäre dieses Manual nicht zustandegekommen.

Besonders erfreut bin ich auch, daß Wolfgang Holzgreve, dem ich mich freundschaftlich verbunden fühle, mit der Coautorenschaft auch die Bürde der Durchsicht des Manuskriptes übernommen hat. Die von ihm angeregten wertvollen Ergänzungen fanden sämtlichst Eingang in das Manual.

München im Januar 1994

Karl-Theo Maria Schneider

Inhaltsverzeichnis

Abkürzungsverzeichnis

AC:	Amniocentese
ACHE:	Acetylcholinesterase
ADA:	Adenosin Desaminase
AFC:	Amniotic Fluid Cultured (kultiviertes Fruchtwasser)
AFP:	α - Fetoprotein
AG:	Antigen
AGA:	appropriate-for-gestational-age (fetus)
AK:	Antikörper
APGAR:	neonataler Befindlichkeitsindex (Virginia Apgar): Atem- und Herzfrequenz, Hautkolorit, Reflexe und Muskeltonus
ARDS:	akutes/adultes respiratorisches Distress Syndrom
BMFT:	Bundesministerium für Forschung und Technologie
bpm:	beats per minute (fetale Herzschlagrate)
cAMP:	cyclisches Adenosinmonophosphat
CDC:	Center for Disease Control (U.S.A.)
CDH:	congenitale diaphragmatische Hernie
c-DNA:	complementary DNA
CIM:	cyto-immunologisches Monitoring
cleavage site:	Schnittstelle, an der der DNA Doppelstrang geschnitten wird (s.a. recognition site, RFLP)
CPM:	confined placental mosaicism
CPS:	Carbamyl Phosphat Synthetase
CV:	Chorion Villi
CVS:	Chorion Villi Sampling (chorionic villus sampling)
DFG:	Deutsche Forschungs Gemeinschaft
DMSO:	Dimethylsulfoxid
DNA:	Desoxyribonukleinsäure
DTP:	desktop publishing
ECF:	extra cellular fluid
ELISA:	enzyme linked immuno sorbent assay
FACS:	fluorescence activated cell sorting (Durchflußzytometrie)
FBS:	fetal blood sampling
FFP:	fresh frozen plasma
FIP:	fetale intrakardiale Punktion
5 FUdR:	5- Fluorodeoxyuridin
GVHD:	graft versus host disease
Hct/Hk:	Hämatokrit
HELLP Syndrom:	hemolysis elevated liver-enzymes low platelets
HLA:	Humane Leukozyten Antigene

HLHS:	hypoplastisches links Herz Syndrom
HPLC:	high performance liquid chromatography
ICH:	intra cranielle Hämorrhagie
IHT:	intra hepatische Transfusion
IHV:	intra hepatische Venenpunktion
IPT:	intra peritoneale Transfusion
IUFD:	intra uterine fetal death
IUGR:	intra uterine growth retardation
KBR:	Komplementbindungsreaktion
m-RNA:	messenger RNA
MACS:	magnetic activated cell sorting
MLC:	mixed lymphocyte culture
MLR:	mixed lymphocyte reaction
M_W :	Molekulargewicht
MPS:	Mucopolysaccharidose
NIH:	National Institutes of Health
NIHF:	nicht immunologischer Hydrops fetalis
PAH:	para-amino-Hippursäure
PCR:	polymerase chain reaction
PD:	Pränatale Diagnostik
PHA:	phyto-häm-agglutinin response
PIP System:	Phosphatidyl Inositol Pyrophosphat System
PUBS:	percutaneous umbilical blood sampling
PUV:	posterior urethral valves
recognition site:	Erkennungssequenz, d.h. Stelle, an der das Restriktionsenzym bindet (s.a. cleavage site)
RFLP:	restriction fragment length polymorphism
RIA:	radio immuno assay
RNA:	Ribonukleinsäure
SGA:	small-for-gestational-age (fetus)
SI:	selektive Interruption (Schwangerschaftsunterbrechung)
SLE:	sytemischer Lupus erythematodes (der "Erythematodes" i. Ggs. zum "Lupus vulgaris", der cutanen Form d. Tuberkulose)
SSW:	Schwangerschaftswoche
taCVS:	trans abdominales Chorion Villi Sampling
tcCVS:	trans cervicales Chorion Villi Sampling
THY:	Thymidin
t-RNA:	transfer RNA
US:	Ultraschall
VATER Syndrom:	vertebral defects, anal atresia, tracheal-esophageal-fistula und atresia, renal und radial defects

A. Einleitung, Motivation und Zielsetzung

Die Entwicklung der pränatalen invasiven Diagnostik findet in raschen Schritten statt. Meilensteine waren die Amniocentese, Fetoskopie, die erste fetale Blutgewinnung durch Punktion von plazentaren Gefäßen, die Bluttransfusion zunächst in den Peritonealraum und später in die Nabelschnur sowie die direkte Medikamentengabe an den Feten. Einzelheiten der historischen Entwicklung wurden den entsprechenden Kapiteln in zusammengefaßter Form vorangestellt.

Ziel aller diagnostischen Maßnahmen ist es, möglichst rasch und mit hoher Treffsicherheit die gewünschte Information zu erhalten, ohne hierbei den Feten bzw. die Mutter einer hohen Gefährdung auszusetzen. Während die diagnostischen Verfahren mittlerweile in der Lage sind, nahezu jedes fetale Risiko zu untersuchen, sind die antenatalen therapeutischen Möglichkeiten eher begrenzt. Vereinzelt gelingt es durch geeignete Maßnahmen, den intrauterin erkrankten Feten zu therapieren oder die Folgen einer intrauterinen Infektion zu beseitigen (z.B. bei Parvovirus B 19-Infektion). Die Entwicklung neuer Verfahren (z.B. der somatischen Gentherapie) und die zunehmende Kenntnis bisher unbekannter Fetalphysiologie und Pathophysiologie wecken den Wunsch nach einem Kompendium, das den bekannten Wissensstand übersichtlich mit praktisch nutzbaren Tabellen und Abbildungen zusammenfaßt.

Grundlage zur Erstellung dieses Manuals ist eine Literaturdurchsicht mithilfe der Medline Datenbank (Silver Platter) zurückgehend bis einschließlich zum Jahre 1983. Erweiterungen, die insbesondere die historische Einleitung betreffen, wurden durch gezielte Recherchen für den Zeitraum davor vorgenommen. Die eingescannten Abbildungen wurden durch DTP - Software aufbereitet und - falls der Übersichtlichkeit dienlich - modifiziert. Das vorliegende Manuskript wurde durch die Autoren mit Verlagssoftware bearbeitet und formatiert, so daß ein Laserprint im Sinne des "camera ready" Verfahrens unmittelbar als Vorlage für die photographische Reproduktion diente. Da ein thematisch derartiges Werk bisher nicht vorliegt, ist es Ziel der vorliegenden Arbeit, die bisher zu diesem Themenkomplex erstellten Arbeiten kritisch zusammenzufassen und aus den vorliegenden Daten erstmalig eine Sammlung von Normwertkurven und Tabellen zur fetalen Physiologie zu erstellen. Mithilfe dieses Kompendiums soll dem pränatalen Diagnostiker ein leicht lesbares übersichtliches Instrument gegeben werden, das ihm gestattet, ein Referenzwerk zur Hand zu haben. So wird eine schnelle Einschätzung der akuten fetalen Physiologie bzw. Pathophysiologie und eine praktische Entscheidungshilfe bezüglich des weiteren Procedere ermöglicht. Außerdem soll der Leser durch umfangreiches Tabellen- und Abbildungsmaterial über Prinzipien der fetalen Diagnostik und Therapie informiert werden. Mithilfe des ausführlichen Literaturverzeichnisses kann er sich dann schnell in spezielle Fragen vertiefen. Ein Index ermöglicht überdies das rasche Auffinden gewünschter Krankheitsbilder und wichtiger Begriffe.

B.   Patientengut und Material

Bei der Erstellung des Tabellariums in Teil III kann kein Anspruch auf Vollstän-
digkeit erhoben werden. Das liegt zum einen daran, daß - trotz sorgfältiger Suche
- einzelne Publikationen mit wichtigen Referenzwerttabellen übersehen wurden,
zum anderen am Fehlen von Referenzwerten für noch unerforschte Fragestellungen.

1   Material

1.1   Ausschlußkriterien

- Daten aus Arbeiten, bei denen die Indikation für die gemessenen Parameter
  nicht sicher feststellbar ist.
- Kasuistiken bzw. Publikationen mit weniger als zehn Patienten. (Im Teil II
  "Krankheitsbilder" werden allerdings Falldarstellungen angegeben, um einzelne aufgeführte Probleme mit bestimmten Krankheitsbildern zu illustrie-
  ren).
- Früharbeiten von Autoren, deren Daten Teilaspekte späterer Publikationen
  darstellen. Hier wurden nur spätere Arbeiten berücksichtigt, die alle unter
  einer bestimmten Fragestellung erhobenen Daten zusammenfassend darstellen.

1.2   Einschlußkriterien

- Referenzwerttabellen, in denen normale und pathologische Werte
  gemeinsam aufgeführt werden. Hier wurden die pathologischen Werte
  explizit gekennzeichnet und die Fallzahlen angegeben, auf denen die
  Referenzwerttabelle mit den Referenzbereichen beruht.
- Bei einzelnen Methoden (z.B. bei der fetalen Nabelschnurpunktion) wurde
  wegen der nicht risikolosen Natur des Eingriffs aus ethischen Gründen keine
  nichtindizierte Kontrolluntersuchung vorgenommen. Daher fehlen gelegentlich Referenzwerte eines ungefährdeten Kollektivs. Die Erstellung der Referenzwerte erfolgte somit aus Daten von Feten, bei denen retrospektiv unter
  Berücksichtigung der bereits existierenden postpartalen Normwerttabellen
  festgestellt werden konnte, daß es sich bezüglich des zu untersuchenden
  Merkmals um gesunde Feten handelte bzw. von Feten, bei denen die Cordocentese aus anderen Gründen durchgeführt wurde als zur Bestimmung des
  betreffenden Parameters. So können häufig aus extrem geringen Überschuß-
  mengen von Fetalblut Kontrollwerte erstellt werden.

TEIL I   Methoden

1   Embryo - und Fetoskopie

1.1   Geschichtliche Entwicklung

Im Jahre 1864 unternahm Aubinais einfache Versuche durch Transillumination der vorderen Bauchwand den intrauterinen Feten zu beobachten. Bei einer Patientin gelang es ihm mithilfe eines vaginalen Spekulums und einer künstlichen Lichtquelle durch die intakten Eihautmembranen die Nabelschnur zu sehen (32). Die ersten erfolgreichen Berichte über intrauterine transcervikale Beobachtung von Feten stammen von Westin (1954) und Mori (1956), (516, 787). Scrimgeour führte 1973 bei Patientinnen, deren Kinder ein erhöhtes Risiko hatten, an Neuralrohrdefekten erkrankt zu sein, mit einem dünneren Fiberglasendoskop Fetoskopien durch. Bei einem dieser Kinder konnte er mithilfe dieser Technik sogar einen schwerwiegenden Neuralrohrdefekt erkennen (674).

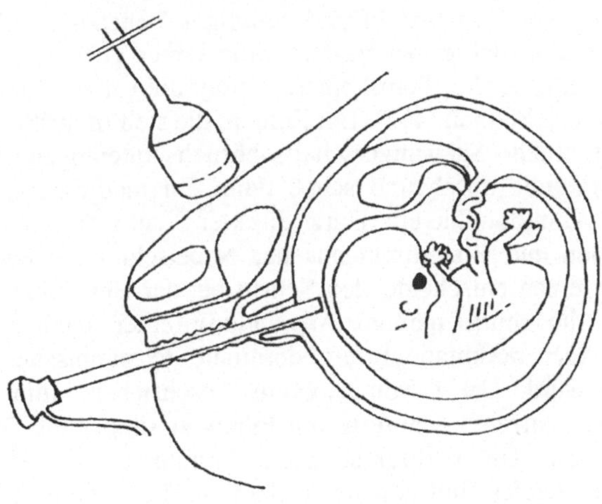

Abb. 1. transcervicale Embryoskopie (131)

1.2   Methoden

Die Feto-/Embryoskopie ist ein Verfahren, bei dem zunächst **transcervical** ein starres Endoskop eingeführt wird. Es wurde von Hahnemann verwendet, um die Plazenta zum Zwecke eines Chorion Villi Sampling (CVS) darzustellen (307). Galliant verwendete eine modifizierte Technik zur Darstellung des Embryo (Kontakthysteroskop mit 6 mm Außendurchmesser und CO_2 Insufflation zur Beobachtung des Embryos durch die intakte Chorionmembran). Die Ergebnisse waren relativ entmutigend, da ein eingeschränktes Gesichtsfeld und häufige Blutungen die Arbeit behinderten (173, 265). Dumez und Oury führten Embryoskopien mit dem Ziel der Diagnostik von Gesichts - und Lippenanomalien durch. Copel verwendete eine leicht modifizierte Technik: das starre Endoskop führte er unter Ultraschallkontrolle in die Cervix ein. Das Chorion wurde dabei rupturiert und der Fet, Dottersack und die Plazenta waren durch die intakten Amnionmembranen direkt sichtbar (131). Der Außendurchmesser seiner Endoskope betrug nur 1.7 bis 3.5 mm. Weitwinkellinsen erlaubten die übersichtliche Betrachtung des gesamten Feten. Eine externe Halogen-Lichtquelle vermied die direkte Wärmeabstrahlung auf den Feten. In einer initialen Studie, die die Durchführbarkeit der neuen Methode erproben sollte, wurden von 100 Schwangerschaften 96 erfolgreich vor einem geplanten Schwangerschaftsabbruch untersucht. Strukturelle Anomalien, für die im Ultraschall Hinweise gesehen worden waren, ließen sich embryo - bzw. fetoskopisch in fünf Fällen verifizieren.

Mandelbaum führte 1967 die **transabdominale** Endoskopie ein, um bei Rhesusinkompatibilität-Feten intraabdominal Blut transfundieren zu können. Obgleich er ähnlich wie bei der transcervicalen Embryoskopie unter technischen Problemen wie engem Gesichtsfeld und ständiger Benetzung seiner Optik mit Blut litt, war ihm klar, daß er bei Verfeinerung seiner Technik später einmal in der Lage sein würde, exakte Fetoskopien, Fotografien und Blutabnahmen vom Feten durchführen zu können (474). Bei Frauen, die sich im dritten Trimester der Schwangerschaft einem Schwangerschaftsabbruch unterzogen, führte Valenti 1972 eine Laparatomie durch und schob dann ein modifiziertes pädiatrisches Zystoskop in die Amnionhöhle ein. Unter direkter Sicht war er dann in der Lage, fetale Hautbiopsien und Blut direkt aus der Nabelschnur zu entnehmen (750, 751). Dies stellte einen entscheidenden Schritt bei der Entwicklung der Technik dar, die später die routinemäßige Anwendung einer fetalen Blutentnahme gestatten sollte. Der perkutane transabdominale fetoskopische Zugang unter Lokalanästhesie wurde 1974 von Hobbins beschrieben. Ihm gelang unter Verwendung eines starren 1.7 mm dicken Fiberendoskopes die Darstellung von Zweittrimester-Feten. Unter direkter Sicht konnte er aus Blutgefäßen der Plazentaoberfläche fetales Blut gewinnen. Seine Proben waren mit Fruchtwasser und oft auch mütterlichen Erythrocyten kontaminiert (340, 341).

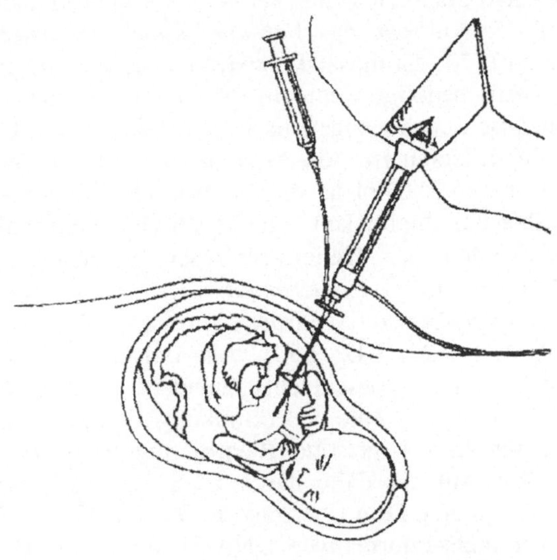

Abb. 2. transabdominale Embryoskopie (358)

Unter Verwendung des gleichen Instrumentariums gewannen Rodeck & Campbell 1978 reines Fetalblut, das sie direkt aus der Nabelschnur an ihrem plazentaren oder fetalen Ansatz entnahmen (627). Direkte intravaskuläre Bluttransfusionen bei Feten, die an schwerer Rhesus-Inkompatibilität erkrankt waren, ließen sich ebenfalls durchführen. Rodeck wurde damit zum Wegbereiter der modernen Therapie der Rhesusinkompatibilität (630, 631, 632).

1.3   Indikationen

Der Einsatz der Fetoskopie blieb weitgehend auf das **unklare nicht verifizierbare Ultraschallbild** bei Verdacht auf Fehlbildung und z.Zt. nur noch auf **sonographisch nicht diagnostizierbare Hauterkrankungen** beschränkt. Sie ist indiziert, wenn z.B. bei der Epidermolysis bullosa hereditaria erkrankte Geschwister vorkommen.

Erbliche Syndrome, die aufgrund ihres unheilbaren schweren Krankheitsbildes einen Schwangerschaftsabbruch rechtfertigten und mit äußerlich sichtbaren Anomalien wie **Gesichtsspalten, Poly-und Syndaktylie, Fehlbildungen** der **Ohrmuschel**, des **Auges**, des **Gaumens** oder der **Genitalien** als Marker einhergehen, stellten zuvor die Hauptindikation zur fetalen Betrachtung dar. Als Beispiele für fetoskopisch visualisierbare Syndrome seien u.a. die *Carpenter-, Grebe-, Holt-Oram-, Lawrence-Moon-Biedl-, Robert-, Smith-Lemli-Opitz-* und *Ellis-van-Creveld-Syndrome* genannt (670). Bereits 1977 wiesen Mahoney und Hobbins darauf hin, daß die Diagnose eines *Ellis-van-Crefeld-Syndroms* auch lediglich durch Ultraschall allein zu stellen sei (471). Weitere Indikationen stellen das *Spalthand-* und *-fußsyndrom*, das *Van-der-Voude-*, *Treacher-Collins-* und *Majewski-Syndrom* dar (670). Grundsätzlich wird fetales Gewebe immer dann für eine pränatale Diagnostik benötigt, wenn ein spezifisches genetisches Charakteristikum weder biochemisch noch zytogenetisch aus Fruchtwasser, Choriongewebe oder Fetalblut zu identifizieren ist. Als Alternativmethode zur inzwischen fest eingeführten Amniocentese (AC) bietet die Chorionzottenbiopsie (Chorion Villi Sampling, CVS) früher die Möglichkeit, eine genetische Diagnostik durchzuführen. Hautbiopsien werden bei **Genodermatosen** vorgenommen, z.B. bei *Epidermolysis bullosa hereditaria*, *Epidermolytischer Hyperkeratose*, *Oculocutanem Albinismus*, *Sjögren-Larsson-Syndrom*, *Harlequin-Syndrom* und vielen anderen (175, 289, 428, 629, 642, 650). Als Indikationen für die seltene Leberpunktion gilt der geschlechtsgebundene *Ornithin-Karbamoyl-Transferasemangel (OTC)*, eine Erkrankung, die eine schwere Harnstoffwechselstörung mit z.T. geistiger Retardierung nach sich zieht. Sie läßt sich heute in der Mehrzahl der Fälle durch CVS diagnostizieren (242). Für diejenigen Fälle, in denen eine Frau Überträgerin für die OTC-Defizienz ist und in denen wegen einer nicht-informativen DNA-Situation eine Diagnostik über gekoppelte Polymorphismen nicht möglich ist, muß allerdings weiterhin die von Rodeck et al. (634, 635) beschriebene Technik der fetalen Leberbiopsie mittels Fetoskop oder die von Holzgreve u. Golbus (350) angegebene Technik der ultraschallgesteuerten Leberbiopsie mit speziellen Stanzbiopsienadeln eingesetzt werden. Fetale Leberbiopsien sind auch zur Diagnostik der Carbamyl Phosphat Synthetase (CPS I) und der Van Gierke Erkrankung erfolgreich eingesetzt worden.

Fetale Muskelbiopsien wurden anfänglich zur Diagnostik der Duchenne'schen Muskeldystrophie erprobt, aber nach Kartierung und näherer Charakterisierung des Gen auf dem X-Chromosom weitgehend durch direkte DNA-Untersuchungen ersetzt (264). Da inzwischen aber die verläßliche Dystrophie-Bestimmung möglich geworden ist, wurde mittlererweile auch über den Einsatz der fetalen Muskelbiopsie berichtet in einem Fall, in dem eine DNA-Analyse nicht möglich war (217).

Die α_1- *Antitrypsindefizienz* wurde erstmalig 1981 durch Messung dieses Proteins in reinem Fetalblut nachgewiesen, aber auch diese Indikationsstellung zur Fetoskopie ist inzwischen überholt, da nun auch die Mutationsstelle der α_1-Antitrypsindefizienz direkt gentechnologisch untersucht werden kann (352). Eine seltene Anwendungsmöglichkeit der fetoskopischen Blutentnahmetechnik betrifft den Vaterschaftsnachweis durch Bestimmung der Blutzellantigene bzw. der HLA-Haplotypen, z.B. bei einer Frau, die durch Vergewaltigung schwanger geworden sein könnte (291). Auch solche Untersuchungen sind inzwischen aus Choriongewebe möglich. Insgesamt sind die meisten Indikationen für die Fetoskopie durch biochemische Verfahren unter Zuhilfenahme von FBS, CVS oder AC abgelöst worden.

Tabelle 1. Komplikationen nach 145 Fetoskopien zur fetalen Visualisierung (Institut für Mutter und Kindfürsorge in Prag), (356)

	(n)	[%]
Mütterliche Komplikationen	0	0
Verletzungen des Fetus	1	0.7
Verletzungen der Plazenta mit Blutung in die Amnionhöhle	2	1.3
Verletzungen der Uteruswand mit Blutung in die Amnionhöhle	1	0.7
Unzureichende Visualisierung bei der ersten Fetoskopie	3	2.0
Mehr als eine Trokarinsertion erforderlich	3	2.0
Fortzusetzende Schwangerschaft nach der fetalen Visualisierung (32 Schwangerschaftsabbrüche aufgrund der pränatalen Diagnose) Davon:	113	100
Spontanaborte (bis zur 27. Schwangerschaftswoche)	5	4.4
Frühgeburten	10	8.8
Perinatale Mortalität	4	3.5
Einmaliger Fruchtwasserabgang unmittelbar nach der Fetoskopie	6	5.3
Intermittierender Fruchtwasserabgang		
Im II. Schwangerschaftstrimenon	3	2.6
Im III. Schwangerschaftstrimenon	2	1.7
Intrauterine Infektionen	4	3.5

1.4   Komplikationen

Bei 145 untersuchten Kindern wurde nur bei einem nach einer Fetoskopie geborenen Kind eine Verletzung festgestellt. Dabei handelte es sich um eine 2 cm lange Narbe vom linken Mundwinkel zum unteren Rand der Ohrmuschel. Die Verletzung war vermutlich durch die Spitze des Trokars verursacht worden. Bei einigen Frauen kam es zum passageren Fruchtwasserabgang in II. bzw. III. Trimenon. Alle diese Frauen mit "leakage"- Problemen, mit Ausnahme eines Falles mit Fehlgeburt, brachten gesunde Kinder zur Welt. Bei 4 Spontanaborten zeigten sich histologische Zeichen einer Chorioamnionitis. In Prag wurde generell eine Antibiotikaprophylaxe durchgeführt, was nicht dem allgemein üblichen Vorgehen entsprach (356). Bei den Schwangerschaften, die zwischen der 7 und 10 Woche untersucht worden waren, trat kein unbeabsichtigter Blasensprung auf. Es traten aber gehäuft Probleme im höheren Schwangerschaftsalter auf. Zu den generellen Schwierigkeiten gehörten die **Blutung, Amnionruptur, Infektion** und **fragliche Schädigung der sich entwickelnden Augenanlage** durch die helle Lichtquelle. Da sich die fetale Augenanlage erst vollständig am Ende des zweiten Trimenon bildet, scheint das Risiko einer Augenschädigung gering zu sein. Systematische Untersuchungen hierzu fehlen allerdings (131).

1.5 Zusammenfassung

Die Indikation zur Fetoskopie hat sich von der primären Visualisierung des Feten auf neue Bereiche verlagert. Fetale Fehlbildungen oder morphologische Veränderungen sind heute im Ultraschallbild mit nahezu der gleichen Sicherheit diagnostizierbar, wie durch direkte fetoskopische Betrachtung. Mendel'sche Erkrankungen, die die Entnahme von fetalem Gewebsmaterial erfordern, lassen sich heute leicht durch andere Techniken der Gewebsentnahme mithilfe einer Nadel unter Ultraschallkontrolle diagnostizieren. Derartige Techniken in Verbindung mit der DNA Analyse sind inzwischen gut etabliert, so daß die Fetoskopie wegen ihrer hohen Komplikationsrate zum Zwecke der Fetaldiagnostik heutzutage nahezu obsolet ist. Eine klassische Indikation stellt aber nach wie vor die im Ultraschallbild nicht verifizierbare Hauterkrankung dar, die eine Hautbiopsie unter direkter Sicht erfordert. Eine weitere Indikation besteht für die Fetoskopie zum Zwecke der Laserablation oberflächlicher Plazentaanastomosen im Rahmen des Zwillingstransfusionssyndroms (Nicolaides, persönliche Mitteilung).

Da inzwischen Glasfaser-Optiken mit extrem dünnen Durchmessern (beispielsweise < 1 mm) zur Visualisierung zur Verfügung gestellt werden, ist denkbar, daß solche Lichtleiter durch eine Nadel geschoben werden können, wodurch das Risiko einer Fetoskopie erheblich vermindert werden könnte. Theoretisch wäre diese Technik dann bereits in der 6. SSW einsetzbar. Dennoch müßte die Indikationsstellung für solche moderne Embryo/Fetoskopie im Vergleich zur nichtinvasiven Ultraschalldiagnostik geprüft werden.

2 Amniocentese (AC)

2.1 Geschichtliche Entwicklung

Die Amniocentese (AC) ist das gegenwärtig in der Bundesrepublik Deutschland am häufigsten verwendete Verfahren der antenatalen Diagnose der fetalen Chromosomenaberration. Es existiert ein flächendeckendes Netz von Instituten, die eine Chromosomenanalyse durchführen können. Meist sind sie den Universitäten in Form der humangenetischen Institute angegliedert und haben die Aufgabe der genetischen Beratung und pränatalen Diagnostik übernommen. Der Aufbau der pränatalen Diagnostik wurde in den Jahren 1972 bis 1981 durch ein Schwerpunktprogramm der deutschen Forschungsgemeinschaft entscheidend gefördert. Mit dem Druck der Öffentlichkeit gelang es nach Auslaufen dieses Programms, eine Weiterführung der Mehrzahl der in diesem Rahmen geschaffenen Stellen durch die zuständigen Länderministerien zu erreichen und dadurch und mit Drittmitteln die geschaffene Kapazität zu erhalten. In jüngerer Zeit traten zunehmend in freier Praxis niedergelassene Ärzte und Laboratorien hinzu. Die derzeitige Laborkapazität reicht nach Erhebungen von Schroeder-Kurth und nach dem Ergebnis mehrerer Perinatalstudien etwa aus, um Schwangeren vom 35. Lebensjahr, die das wünschen, eine AC anzubieten. Dabei ist zu berücksichtigen, daß nur etwa 50% dieser Frauen bundesweit von diesem Angebot Gebrauch machen. Es ist nicht möglich, zu sagen wie groß unter den übrigen der Anteil ist, der die pränatale Diagnostik aus Überzeugung nicht wünscht, diese erst in einer späteren Schwangerschaft in Anspruch nehmen will oder einfach nicht ausreichend informiert wurde. Man kann aber davon ausgehen, daß die meisten Frauen der Altersgruppe über 35 Jahren, die rechtzeitig einen Frauenarzt konsultieren, auch über die Möglichkeit der pränatalen Diagnostik aufgeklärt werden, da u.U. einem Frauenarzt, der seiner Aufklärungspflicht nicht nachkommt, forensische Konsequenzen drohen (251).

Mit der "Triple Diagnostik" steht ein neues statistisches Verfahren zur Verfügung, die Wahrscheinlichkeit einer fetalen Chromosomenaberration zu berechnen. Die dafür erforderlichen Parameter sind AFP, β - HCG und unkonjugiertes Östriol. Das erforderliche Serum kann durch eine gewöhnliche Blutentnahme bei der Mutter gewonnen werden. Dabei sind niedrige Spiegel an AFP und unkonjugiertem Östriol mit der Trisomie 18 und 21 assoziiert (488). Eine Erhöhung des HCGs wird bei Trisomie 21 gehäuft gefunden.

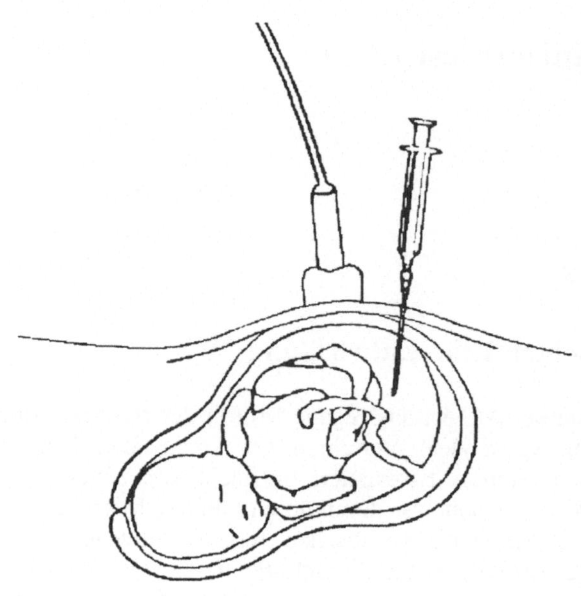

Abb. 3. Amniocentese (AC), (353)

Auf diese Weise lassen sich, in Kombination mit dem mütterlichen Alter, etwa 60% der Trisomien 21 diagnostizieren (306), bei gleicher Amniocentesezahl wie bei reiner Altersindikation, bei der aber nur 20-30% der kindlichen Trisomien 21 entdeckt werden würden. Ein Screening-Programm, das sich auf maternale AFP Spiegel stützt, kann 80-90% der Feten mit Neuralrohrdefekten, nahezu alle Fälle von Gastroschisis und 70-80% der Omphalozelen aufdecken (478, 581).

2.2   Methoden

Technik der **Amniocentese:**

Eingangs ist eine detaillierte Anamnese zu erheben, um bis dato unbekannte Risikosituationen aufzudecken (348). Der Zeitpunkt der AC ist so zu wählen, daß eine ausreichende Fruchtwassermenge vorhanden ist. Der Uterus muß auf transabdominalem Wege ohne erhöhtes Risiko einer Darm- oder Blasenverletzung erreichbar sein. Dies ist ca. um die 15.-17. SSW. gegeben. Eine ausreichende Anzahl an lebenden Zellen ist erforderlich und das Ergebnis sollte zu einem Zeitpunkt vorliegen, an dem noch ohne größere Zeitnot über einen Schwangerschaftsabbruch diskutiert werden kann. Dann folgt die sonographische Untersuchung des Feten: fetometrische Schwangerschaftsalterbestimmung, Plazentalokalisation, Fruchtwassermenge, fetale Vitalität und Anzahl der Feten.

Die eigentliche Punktion beginnt mit der Ermittlung der optimalen Punktionsstelle im US in zwei Ebenen, dann folgt die Desinfektion des Abdomens mit einem geeigneten Desinfektionsmittel, z.B. Polyvinylpyrrolidon-Jodkomplexlösung (Betaisodona), da hierbei ein schneller Wirkungseintritt in 90-120 s. bekannt ist und schließlich die sterile Abdeckung (92, 169, 596). Für die Punktion selbst ist eine 0.7 mm dicke Spinalnadel gut geeignet. Es werden die ersten 1-2 ml des Aspirates zur Verminderung des Risikos einer mütterlichen Zellkontamination verworfen. Die kontinuierliche Ultraschallsicht ist zwar eine übliche, aber nicht nachweislich bessere Technik. Im größten AC Programm der Welt wurde lange Zeit die "free-hand-needle" Technik verwendet (288, 757) ebenso wie in großen deutschen Pränatal-Zentren (351, 354). Dabei erfolgt die Punktion im direkten Anschluß an die US Untersuchung (313, 518). Fehlerursachen: Uteruskontraktionen, Vorschieben der Amnionmenmbran mit der Nadel, sog. "tenting" (226, 598).

2.3   Indikationen

Unter einer AC versteht man das perkutane abdominale Eingehen in die Amnionhöhle, mithilfe einer Nadel und unter Ultraschallkontrolle um Fruchtwasser zu gewinnen. Dieses enthält fetale Zellen, die in geeigneten Kulturmedien angezüchtet werden, so daß eine fetale Karyotypisierung durchgeführt werden kann. Die ursprüngliche Indikation ist die numerische Chromosomenaberration. Hier spielen die mit dem Leben primär vereinbare Trisomie 21, die nicht mit dem Leben vereinbaren Trisomien 13 und 18 und Monosomien die Hauptrolle. Inzwischen konnte die Indikation auch auf strukturelle Chromosomenaberrationen erweitert werden. Viele Stoffwechselkrankheiten und biochemischen Defekte lassen sich heute ebenfalls durch die AC diagnostizieren. Seit dem Jahre 1972 steht als Suchtest für Neuralrohrdefekte die *Alpha-Fetoprotein-(AFP)* Diagnostik im Fruchtwasser zur Verfügung. Die an sich schon gute Treffsicherheit wird seit 1979 durch die *Acetylcholinesterase-(ACHE)* Bestimmung ergänzt und entscheidend verbessert. Weitere Anwendungsgebiete der AFP- Diagnostik ergeben sich bei der Trisomie 21, bei der vermehrt auffallend niedrige Werte im mütterlichen Serum gefunden werden. Ein Hauptproblem des AFP Screenings ist gegenwärtig die Qualitätssicherung für die Untersuchung in diesem niedrigen Konzentrations-bereich und die Beurteilung der gemessenen Werte. Die Praxis zeigt, daß hier die Gefahr der Überinterpretation und unnötiger Beunruhigung der Frauen besteht. Ein allgemeines AFP-Screening wird deshalb eine gewisse Zentralisierung, die Einrichtung von Referenzlaboratorien und engere Zusammenarbeit der beteiligten Institute erfordern (251).

2.4 Komplikationen

Seit der Einführung immer neuerer und besserer Verfahren in die pränatologische Diagnostik ist eine Trendwende bei den werdenden Müttern eingetreten, die heute mehr Information zu einem früheren Zeitpunkt über ihre ungeborenen Kinder erwarten. Die Anwendung der "early amniocentesis" (Frühamniocentese) vermag Ängste der werdenden Eltern früher zu beseitigen. Seit Mitte der 80iger Jahre wird die AC gehäuft vor der 16. SSW eingesetzt. Bei einem Kollektiv von 936 Patienten, bei denen die AC im Mittel in der 13. SSW durchgeführt wurde, traten 7 Aborte innerhalb von zwei Wochen auf (0.7%), 21 Aborte vor der 28. SSW (2.2%) und vier Totgeburten oder neonatale Todesfälle (0.4%). Der gesamte auf den Eingriff bezogene Verlust betrug damit 3.4%. Dem gegenüber steht eine spontane Abortrate von 2.1-3.2% in Schwangerschaften unter der 14. SSW, bei der keine AC durchgeführt wird. Es wurden 26 chromosomal abnormale Feten gefunden (2.8%). Die Frühamniocentese stellt daher eine praktische Möglichkeit dar, bereits vor der Wahrnehmung von Kindsbewegungen eine Karyotypisierung durchzuführen (315).

Tabelle 2. Zusammenfassung der Komplikationen nach Frühamniocentese (315)

Abortrate:	(n=936)	[%]
innerhalb von 14 Tagen nach dem Eingriff:	7	0.7
vor der 28. SSW:	21	2.2
Totgeburten oder neonatale Todesfälle:	4	0.4
totale fetale Verluste:	32	3.4
totale fetale Verluste abzüglich der spontanen Abortrate von 2.1-3.2 %<14.SSW (ohne AC)		1.3-0.2

Die beste Studie zur Amniocentese-bedingten Abortrate wurde von Tabor et al. durchgeführt (733). Es handelte sich hier um eine randomisierte Untersuchung von Frauen in der Altersgruppe von 25 bis 34 Jahren. Während die Abortrate in der Kontrollgruppe nach der 16. SSW 0.7% betrug, fand sich eine Rate von 1.7% nach Amniocentese, so daß bei den erfahrenen dänischen Untersuchern, die durch Eingriff bedingte Abortrate immerhin 1% betrug.

Die folgende Tabelle faßt die wichtigsten Studien zur Abortrate nach Amniocentese aus nationalen Kollaborativ und Einzel-Zentrum Untersuchungen zusammen. In einigen dieser Studien sind Kontrollgruppen vorhanden, in diesen lassen sich die Spontanabortraten bestimmen und so die Eingriff bedingte Abortrate errechnen.

Tabelle 3. Abortraten nach Amniocentese, nationale Kollaborativ- und Einzelzentrum-Untersuchungen

Altersgruppe:	Abortrate spontan:	nach AC:	Eingriff-bedingt:	Literaturstelle:
35-45 Jahre		1.5 % (n=3000)	keine Kontrollgruppe	Golbus et al. (288)
		0.9% (n=965)	keine Kontrollgruppe	Med. Res. Counc. Canada (483)
		1.4% (n=1026)	keine Kontrollgruppe	Med. Res. Counc. Great Britain (484)
15-48 Jahre	3.2 % (n=992)	3.5% (n=1040)	stat. nicht signifikant	NICHD Registry (535)
36-40 Jahre		*3.7% (n=2036)	keine Kontrollgruppe	Squire et al. (714)
25-34 Jahre	0.7% (n=2304)	1.7% (2302)	ca. 1%	Tabor et al. (733)
35-45 Jahre		3.0% (4357)	keine Kontrollgruppe	Terzian et al. (741)
35-45 Jahre		3.7% (n=347) 1.8% (n=453) 0.3% (n=700)	große Variationsbreite, in Abhängigkeit von der Erfahrung des Untersuchers	Verjaal et al. (758)

* (incl. Totgeburten und neonatalen Todesfällen, in den anderen Fällen stehen die Abortraten unmittelbar in zeitlichem Zusammenhang mit der Amniocentese)

Die Anzüchtung der Kultur und Karyotypisierung gelingt nach Auffassung von Jorgensen besser mit zunehmendem Gestationsalter. Hierbei werden befriedigende Ergebnisse erst nach der 11. SSW erzielt. Der Zeitraum bis zum Erhalt des Ergebnisses beträgt ca. 14 Tage (393). Hierzu im Widerspruch stehende Aussagen macht Byrne aus der Arbeitsgruppe von Nicolaides. Er untersuchte den Anteil lebensfähiger Zellen und die Gesamtzellzahl in verschiedenen Schwangerschaftsaltern. Dabei fand sich ein exponentieller Anstieg der Gesamtzellzahl zwischen der 8. und 18. SSW, aber nur ein geringfügiger Anstieg bei den lebenden Zellen. Daher zeigte sich bei Byrne auch in frühen Schwangerschaftsaltern ein ausreichendes Kulturergebnis (99). Stripparo et al. (728) haben die Abortraten nach Frühamniocentese in Hinblick auf die Schwangerschaftswochen bei Entnahme genau aufgeschlüsselt und dabei das klar erhöhte Risiko in den frühesten Schwangerschaftswochen zeigen können. In einer weiteren Studie, bei der Fruchtwasser zwischen der 9. und 14. SSW gewonnen wurde, wurden 615 Patientinnen untersucht. Die Risiken eines Frühabortes bei der "Frühamniocentese" wurden hier als geringfügig höher angesehen als bei der "klassischen AC". Die Rate passagerer Lecks ist in früheren Schwangerschaftsaltern ebenfalls leicht erhöht (185). Daher kann diese Technik die "diagnostische Lücke" zwischen dem CVS in der 8.-12. SSW und der regulären AC ab der 16. SSW schließen. Dies ist insbesondere für Patientinnen mit einem hohen Risiko für eine genetischen Erkrankung interessant.

2.5 Zusammenfassung

Nach zahlreichen Statistiken ergibt sich für den intrauterinen Fruchttod oder Abort als Folge der AC ein auf den Eingriff bezogenes Risiko zwischen 0.5 und 1.0%. Eine genauere Angabe ist trotz der sehr umfangreichen internationalen Erfahrungen nicht möglich, da keine ausreichenden großen auslesefreien Vergleichsserien vorliegen (251).

3   Coelocentese

Mit extraembryonalem Coelom wird ein Hohlraum bezeichnet, der als Spaltbildung im extraembryonalen Mesoderm etwa um den 10. Tag nach der Konzeption beginnt. Zu diesem Zeitpunkt haben sich bereits Ektoderm, Entoderm und Mesoderm differenziert. Die Blastulation ist abgeschlossen und die Neurulation steht noch bevor. Durch das extraembryonale Coelom wird nun das extraembryonale Mesoderm in ein parietales und viszerales Blatt gespalten. Das parietale Blatt (Somatopleura) grenzt an die Trophoblasten an. Das viszerale Blatt (Splanchnopleura) umhüllt den Dottersack. Die Somatopleura bildet gemeinsam mit den Trophoblasten das Chorion, also gewissermaßen eine vollständige Hülle für den am Haftstiel hängenden Embryo mitsamt Amnionhöhle und Dottersack. Das extraembryonale Coelom wird schließlich zum Hohlraum des Chorionsackes, in dem der Embryo mit seinen Anhangsgebilden schwimmt (514).

Bei 100 Frauen, die sich anläßlich einer Schwangerschaftsunterbrechung im Kings College London vorstellten, wurde zwischen der 6. und 12. SSW versucht, Flüssigkeit des extraembryonalen Coeloms zu aspirieren. Die Aspiration gelang in 96% der Fälle zwischen der 6. und 10. SSW, in 42% der Fälle in der 11. SSW und in 10% in der 12. SSW. Eine zytogenetische Analyse ließ sich mit Coelomflüssigkeit nicht durchführen. Das fetale Geschlecht ließ sich jedoch durch die Fluoreszenz in situ Hybridisierung und Polymerase Chain Reaction (PCR) erfolgreich feststellen. Die hierbei gewonnenen Ergebnisse stimmten mit denjenigen überein, die durch CVS oder AC gewonnenen worden waren. Die Coelocentese stellt ein ergänzendes Verfahren der Pränataldiagnostik im ersten Trimenon dar, dessen diagnostische Möglichkeiten eingeschränkt sind und das sich für eine Routineanwendung nicht eignet (395).

4   Chorion Villi Sampling (CVS)

4.1   Geschichtliche Entwicklung

Die Technik der Chorionzottenbiopsie (CVS) wurde in der VR China und in der Sowjetunion entwickelt (218). Das Konzept hierzu stammt schon aus dem Jahre 1968 (307, 638). Unter Verwendung von Aspirationskathetern oder - kanülen sowie Biopsiezangen läßt sich im I. Trimester zwischen der 7. und 12. Schwangerschaftswoche ohne Narkose **transcervikal** "blind" oder unter direkter Sicht bzw. durch Ultraschallunterstützung choriales Gewebe gewinnen. Brambati führte das CVS bereits in der 6.-7. SSW durch. Unter Verwendung einer "free-hand-needle" Technik, die durch Ultraschall begleitet war, punktierte er **transabdominal** 210 Patientinnen, die ein hohes genetisches Risiko einer Mendel'schen Erbkrankheit aufwiesen. Dabei betrug die Rate fetaler Verluste 3.5% (83). Nach Überprüfung von 6 unterschiedlichen Biopsietechniken hat sich die direkte transcervikale Endoskopie unter real-time-scan Kontrolle bei Verwendung einer Aspirationskanüle als günstigstes Verfahren erwiesen. Die bisherigen Techniken wurden besonders vor Schwangerschaftsabbrüchen erarbeitet (784). Simoni führte in der 8. bis 12. Schwangerschaftswoche transvaginal und transcervical einen Katheter ein. Er konnte nun unter Ultraschallkontrolle eine kleine Gewebemenge (ca. 10 bis 50 mg) aus dem Chorion frondosum entnehmen. Meist fanden sich hier ausreichend Spontanmitosen, die nach kurzer Inkubationszeit aufgearbeitet werden konnten. Zusätzlich wird neben der Direktpräparation aus der Langhans' schen Zellschicht eine Kultur aus dem Mesenchymkern der Zotten durchgeführt, um bei der cytogenetischen Analyse die gleiche Sicherheit wie nach der Amniocentese zu haben. Bei Unklarheiten blieb die Möglichkeit der Wiederholung oder die Durchführung einer regulären AC (693). Sehr günstige Erfahrungen konnten auch für das transabdominale CVS gewonnen werden. Es wird von manchen Frauen als angenehmer empfunden als die transcervicale Entnahme (695).

Die Erfahrungen mit dem CVS haben rasch zugenommen. Auf internationaler Ebene werden die Zahlen in einem lockeren freiwilligen Register von Jackson (378) in Philadelphia gesammelt. Weltweit wurden dort bis Anfang 1993 über 73000 Chorionbiopsien aus dem ersten Trimenon dokumentiert (380). Auf europäischer Ebene sammelt Brambati, und im Rahmen einer vom BMFT geförderten Gemeinschaftsstudie werden die deutschen Daten in München zusammengeführt.

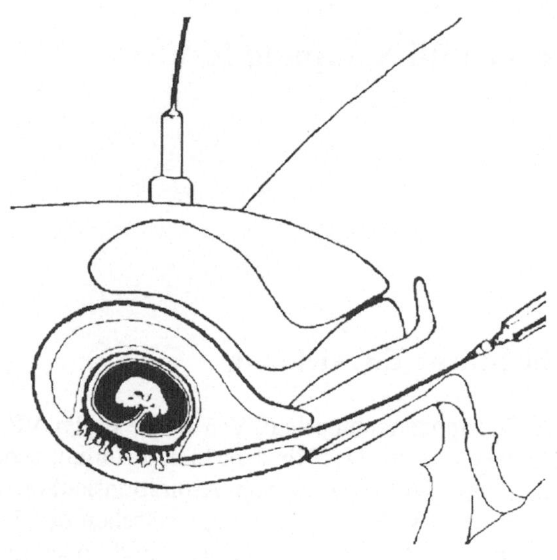

Abb. 4. transcervicales Chorion Villi Sampling (tcCVS), (modifiziert nach 353)

Bis Ende Juni 1988 waren dort 3004 nach CVS ausgetragene Einlings- und 36 Zwillingsschwangerschaften registriert (722). Insgesamt wurden in der Bundesrepublik Deutschland in 23 Arbeitsgruppen bis zum gegenwärtigen Zeitpunkt wahrscheinlich mehr als 8000 Chorionzottenbiopsien durchgeführt. Durch die Vorverlegung der pränatalen Diagnostik in das erste Trimenon durch die Chorionzottenbiopsie (Chorion Villi Sampling, CVS) werden neue Perspektiven eröffnet, da bei Müttern und Ärzten der späte Zeitpunkt der pränatalen Diagnostik bei der "klassischen" AC als besonders belastend empfunden wird. Bei einer Fruchtwasserentnahme um die 16. Schwangerschaftswoche und einer dreiwöchigen Frist für die Zellkultur wird bei der Auswertung leicht die 19. Schwangerschaftswoche erreicht oder überschritten.

4.2   Methoden

Transcervicale (tcCVS) Aspirationstechnik:

Zu Beginn erfolgt die sonographische Beurteilung des Uterus und seines Inhalts, Desinfektion des äußeren Genitales, der Scheide und Cervix mit einen breit wirkenden Antiseptikum. Dann folgt die Beurteilung des Cervikalkanals und Identifizierung des Os internum. Es wird jetzt der Katheter je nach Winkel zwischen Cervix und Uterusachse gebogen, um die Plazenta zu erreichen. Der Katheter wird unter kontinuierlicher Ultraschallsicht möglichst hoch ins Chorium frondosum sanft eingeführt. Hier findet die Aspiration von

Choriongewebe durch eine 20 ml Spritze mit Hilfe eines Vakuums von 5-10 ml statt (die Spritze ist mit 2-3 ml Hanks'schem Puffer gefüllt). Unmittelbare Kontrolle des aspirierten Materials und der Materialmenge (ca. 15 mg werden benötigt) unter dem inversen Mikroskop (Auflichtmikroskop). Es wird dabei die Verwendung eines hochauflösenden Ultraschallgeräts empfohlen, um die Vitalität der Schwangerschaft und die Amnionhöhle zu beurteilen und eine sichere und erfolgreiche Entnahme durch eine verläßliche Überwachung der Katheterspitze zu ermöglichen (80, 359).

Transabdominale (taCVS) Aspirationstechnik:

Zu Beginn erfolgt die sonographische Beurteilung des Uterus und der Plazenta. Es folgen die günstige Positionierung des Uterus durch Füllen oder Leeren der Blase, anschließend desinfizierende Maßnahmen. Durchführung einer "free-hand-needle" Technik: mit einer Spinalnadel 9 cm, 20 Gauge unter Führung eines 5-MHz-Ultraschallkopfes wird an maximal dicker Plazentastelle eingegangen. Wenn die Nadelspitze deutlich innerhalb der Plazenta gesehen werden kann, Ersetzen des Mandrins durch 30 ml Spritze, die ein Lüer'sches Ansatzstück besitzt und mit 3 ml Hanks'schem Puffer gefüllt ist. Das Choriongewebe mit Vakuum von 10 ml aspirieren unter vorsichtigem fächerförmigen Vorwärts - und Rückwärtsbewegen. In einer Sitzung sollten nicht mehr als zwei Nadelinsertionen durchgeführt werden (81). Es gibt hiervon eine Reihe Modifikationen, bei der dickere Nadeln (z.B. mit 18 Gauge) als Führung für dünnere (z.B. mit 20 Gauge) verwendet werden. Auf diese Weise läßt sich die Traumatisierung der Plazenta reduzieren, da die Insertionen weniger disseminiert und mehr lokal erfolgen.

Weltweit wurden etwa 82% aller Eingriffe im ersten Trimenon transcervical, etwa 18% transabdominal durchgeführt (67 288 Fälle), (379). Bei antevertiertem Uterus mit Fundusplazenta ist die transabdominale Punktion, bei retrovertiertem Uterus und Hinterwandplazenta die transcervicale Punktion einfacher durchzuführen. Nach einem randomisierten Vergleich zwischen 682 transabdominalen und 722 transcervicalen Punktionen fand sich eine leichte nicht signifikante Erhöhung der Abortrate bei dem transabdominalen Zugangsweg (379). In allen Hochrisikosituationen, d.h. bei erblichen Stoffwechselstörungen und anderen Mendel'schen Erkrankungen, die durch biochemische - oder DNA Analysen diagnostizierbar sind, sollte heute der Chorionbiopsie gegenüber der Amniocentese der Vorzug gegeben werden. Bei Verdacht auf Neuralrohrdefekte oder Defekte der ventralen Bauchwand sollte die AC angewendet werden, da hier die α - Fetoproteindiagnostik deutliche Vorteile bietet (363).

Die Chorionbiopsie wurde von Holzgreve bei 16 Zwillingsschwangerschaften durchgeführt. Allerdings empfielt sich der Einsatz des CVS bei multichorialer Schwangerschaftsanlage nur, wenn die Chorion frondosum - Lokalisationen topographisch eindeutig getrennt sind. Nur dann kann die ausschließliche

Gewebsentnahme von nur einem Chorion frondosum sonographisch verifiziert werden, da der bei Amniocentese verwendbare Indigokarmintest hier nicht einsetzbar ist (363).

In einer retrospektiv durchgeführten Videoanalyse von 205 CVS Operationen wurden Verhaltenskriterien erarbeitet, um das Risiko eines fetalen Abortes zu minimieren, das bei mehrfachen Punktionsversuchen erhöht ist. Dabei spielen die Route oder die Plazentalokalisation einzeln betrachtet keine Rolle. Jedoch werden bei mehrfachen Punktionsversuchen gehäuft eine **posteriore Plazenta** und **uterine Retroversion** beobachtet. Beim transabdominalen Zugang wurde die Nadel häufig **suboptimal**, z.B. senkrecht zur plazentaren Längsachse gehalten, was mehrfache Punktionsversuche nach sich zieht. **Ungenügende Penetration der Katheterspitze** "gerade durch die Oberfläche der Plazenta" trat bei vaginalem Zugang häufig auf und führte zu Wiederholungen. Insgesamt war die Ursache von mehrfachen Punktionen in **mangelhafter Lokalisierung** und **Orientierung** des Punktionswergzeugs zu suchen. Durch Plazierung der Nadelspitze in der Mitte der Plazentamasse läßt sich möglicherweise die Rate an Mehrfachpunktionen in Zukunft noch senken (690).

Tabelle 4. Gegenwärtig im Einsatz befindliche Methoden zur Chorionzottenentnahme (nach 82)

Methode:	Entnahmesystem:	Erstbeschreiber:
Transcervikale *Aspiration* unter Ultraschallführung	• Polyethylenkatheter (1.5 mm) mit biegbarem Mandrin (Portex)	Ward, *England*
	• Polyethylenkatheter (1.65 mm) mit biegbarem Mandrin (Deseret)	Golbus, *U.S.A*
	• Polyethylenkatheter (1.7 mm) mit schallreflektierendem Streifen und biegbarem Mandrin (Angiomed)	Holzgreve, *Deutschland*
	• Biegbare Silberkanüle (1.65 mm) mit Mandrin (Down)	Rodeck, *England*
Transcervikale *Biopsie* unter Ultraschallführung	• Starre Biopsiezange (2 mm), (Storz)	Dumez, *Frankreich*
Transcervikale *Biopsie* unter direkter Sicht	• Kanüle 3.0 × 4.7 mm, Fetoskop 1.7 mm und Biopsiezange (Olympus)	Gustavii, *Schweden*
	• Kanüle (4.0 mm) mit 2.7 mm-Biopsie-Endoskopsystem (Wolf)	Ghirardini, *Italien*
Transabdominale *Aspiration* unter Ultraschallführung	• Führungsnadel (1.2 mm) und Aspirationsnadel (0.7 mm)	Smidt-Jensen, *Dänemark*
	• Aspirationsnadel (0.9 mm)	Brambati, *Italien*

Tabelle 5. NIH-Studie: Randomisierter Vergleich zwischen transcervicaler und transabdominaler Chorionzottengewinnung (TA: transabdominal, TC: transcervical), (381)

Entnahmeerfolg: Insertionen	Randomisiert TA: (N=832)	Randomisiert TC: (N=859)	Nicht- randomisiert TA: (N=345)	Nicht- randomisiert TC: (N=1190)
1	86.9 %	85.1 %	80.6 %	82.4 %
2	12.1 %	14.3 %	17.4 %	16.0 %
3	1.0 %	0.6 %	2.0 %	1.7 %

Schwangerschaftsausgang in Korrelation zur Entnahmemethode, Kollektiv der beendeten Schwangerschaften (17.8.87-10.4.89)

Beendete Schwangerschaften	682	722	282	914
Schwangerschaftsabbrüche aufgrund der Diagnose	19	18	2	41
Schwangerschaftsabbrüche aus sonstigen Gründen	3	5	2	8
Fehlende Rückmeldung	1	1	8	2
Verbleibende Schwangerschaften	659	698	269	863
Spontanaborte ≤ 28. SSW	16	11	8	19
Spontanabortrate (in %)	2.4	1.6	3.0	2.2

4.3 Indikationen

Die Hauptindikation stellen die numerischen und strukturellen Chromosomenanomalien, wie die Mono- oder Trisomien dar. In zunehmendem Ausmaß kommen auch die Mendel'schen Erkrankungen, die autosomal und gonosomal vererbten Proteindefekte hinzu, die durch die *Polymerase Chain Reaction (PCR)* und andere molekularbiologische Verfahren diagnostiziert werden können. Bei der PCR genügt im Prinzip die DNA einiger Zellen, um eine Analyse durchzuführen (22, 25, 793). Ein "Nebenprodukt" des CVS ist die Feststellung des fetalen Geschlechts. Allerdings kann es in seltenen Fällen auch hier einmal zu Irrtümern kommen. Bei einer aus Altersgründen durchgeführten CVS Untersuchung ergab die 24h Inkubation und Langzeitkultur einen Karyotyp von 46,XX. In der 20. SSW wurde dann wegen IUFD eine Abortinduktion durchgeführt. Die anschließende Autopsie ergab einen männlichen Phänotypus. DNA Studien der fetalen Haut zeigten den fetalen Y Chromosomnachweis. Als Erklärung dieses Phänomens wurde die unentdeckte Anwesenheit eines degenerierten dizygoten weiblichen Zwillings angenommen (615). Eine alternative Erklärung wäre eine Kontamination des gewonnenen Zottengewebes mit Deciduamaterial.

4.4   Komplikationen

Die Fragen nach der Zuverlässigkeit der Diagnostik und den Risiken des Eingriffs lassen sich trotz der relativ großen Zahlen nicht sicher beantworten. Bezüglich numerischer Aberrationen ist die Diagnostik weitgehend verläßlich, jedoch muß die Möglichkeit von auf die Trophoblasten beschränkten Mosaiken beachtet werden. So stellt die Diagnose einer Trisomie 2 oder 16 als Mosaik durchaus kein seltenes Ereignis dar. Die Schwangerschaften sind in diesen Fällen häufig durch schwere intrauterine Wachstumsretardierung kompliziert. Bei der Entbindung imponieren die Neugeborenen allerdings häufig vollkommen normal. Postnatale Untersuchungen der Plazenta bestätigen die durch CVS gestellte Diagnose. Bei der Nabelschnurblutuntersuchung findet sich meist ein normaler Chromosomensatz (250). Wenn allerdings neben der Direktpräparation auch eine Langzeitzellkultur der Zotten durchgeführt wird, ist die diagnostische Sicherheit nach CVS der nach Amniocentese vergleichbar.

Ein Schutz gegen Fehldiagnosen auf Grund mütterlicher Zellkontamination stellt die neben einer Zellkultur simultan durchgeführte Direktpräparation dar. Auch sinkt die Häufigkeit kontaminierter Gewebsproben mit steigender Erfahrung des die Untersuchung durchführenden Teams, wie aus der in der folgenden Abb. zusammengefaßten Entwicklung im Münsteraner CVS-Programm klar ersehen werden kann:

Abb. 5. Kontamination mit mütterlichen Zellen (508)

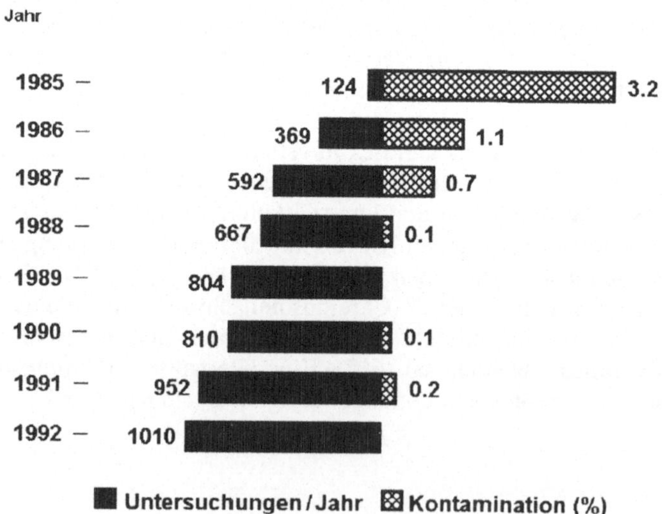

Tabelle 6. Zusammenfassung der Abortraten nach CVS (ta transabdominal, tc transcervical)

(n=):	Abortrate (unbereinigt):	Schwangerschaftswoche:	Literaturstelle:
998	2.3%		(345)
174	2.3%		(805)
1000	2.1%		(765)
3611	(Aborte bis 28. SSW)		(384)
alles ältere Mütter:	taCVS: 5.8%	vor 12. SSW	
	tcCVS: 6.2%	" " "	
	taCVS: 2.4%	nach 12. SSW	
alles jüngere Mütter:	taCVS: 1.8%	vor 12. SSW	
	tcCVS: 2.8%	" " "	
	taCVS: 1.7%	nach 12. SSW	

Zusammenfassend sind die Risiken in erheblichem Ausmaße dem Geschick des Untersuchers unterworfen und unterliegen Faktoren wie dem mütterlichen Alter sowie dem Schwangerschaftsalter zum Zeitpunkt des Eingriffs. Dabei **steigen sie mit höherem mütterlichen Alter an**. Die Abortrate schwankt zwischen 1.89 und 8% und liegt im Mittel etwa bei 3.5% (251). Allerdings handelt es sich hier um unbereinigte Zahlen von denen die Spontanabortrate von Frauen über 35 Jahren und darüber noch abgezogen werden muß. Hogge fand in einem Kollektiv von 998 Patientinnen eine fetale Verlustrate von insgesamt 2.3%. Ein gesteigertes Risiko für fetale Mißbildungen ließ sich in seinem Kollektiv nicht beobachten (345). Yang verzeichnete ebenfalls eine fetale Verlustrate von 2.3% in einem Kollektiv von 174 Patientinnen (805). Wass gibt sie mit 2.1% an. Er hatte selbstständig bei 1000 Patienten transcervicales CVS durchgeführt (765). In einer Studie, der die Analyse von 3611 CVS zugrundeliegt, lag das CVS Risiko (fetaler Verlust bis zur 28. SSW) bei dem transabdominalen (ta) Zugangsweg bei 5.8%, bei dem transcervicalen Zugangsweg (tc) bei 6.2%, wenn das CVS vor der 12. SSW durchgeführt wurde. Nach der 12. SSW sank das Risiko bei dem ta CVS auf 2.4% (alles ältere Mütter). Bei jüngeren Müttern blieb das fetale Risiko niedrig: ta CVS 1.8%, tc CVS 2.8% (vor der 12. SSW), ta CVS 1.7% (nach der 12. SSW), (384).

Weitere Daten stammen aus einer amerikanischen Studie in der sich 463 Patientinnen einem CVS unterzogen, von denen 436 (94%) analysiert wurden. In diesem Kollektiv wurden 18 selektive Schwangerschaftsunterbrechungen durchgeführt, es traten 27 fetale und neonatale Verluste auf, 391 Kinder überlebten. Davon fanden sich bei 13 Kindern (3.3%) schwere Kongenitale Anomalien, z.B.: *verkürzte deformierte Extremitäten, Lippen-Kiefer-Gaumenspalten, nasale Enzephalozele, Kraniosynostose, Omphalozele* mit assoziierten Defekten, *zweigeschlechtliche Genitalien* und *Maldeszensus Testis*. Die Extremitätenfehlbildungen der betroffenen vier Kinder waren alle sehr ähnlich und vergleichbar mit denen in der Literatur beschriebenen, die nach CVS auftraten. In drei Fällen war eine transcervicale, in einem eine transabdominale Chorionzottenbiopsie vorausgegangen. Die Eingriffe waren zwischen der 9. und 11. SSW vorgenommen worden. Hierbei wird die Möglichkeit einer vaskulären

Ätiologie diskutiert (162). Das CVS könnte **verringerte fetale Perfusion** oder **Thrombose** mit **anschließender Embolisierung** an der Entnahmestelle verursacht haben (97). Firth et al. beobachteten in einem Kollektiv von 289 Patientinnen, die CVS erhalten hatten, in 5 Fällen schwere Extremitätenanomalien, darunter *oromandibulare- und Gliedmaßenhypogenese* und *verkürzende Defekte der terminalen Extremitäten* (228). Das Risiko von Extremitätenmißbildungen wurde von anderen Untersuchern uneinheitlich beurteilt. Dabei wurden über 3000 ausgetragene Schwangerschaften analysiert. Bei vier Kindern kam es hierbei zu distalen Extremitätenmißbildungen, z.T. mit nur geringfügigen Veränderungen der digitalen Phalangen. Ein Kind war an der **Hanhart'schen Anomalie** erkrankt (**Hypoglossie**, **Hypodaktylie**). Bei weiteren 24 Fällen, bei denen es nach einem CVS zu Extremitätendefekten gekommen war, ließ sich in keinem Fall weder durch die Inzidenz der Erkrankung noch durch das vorrangegangene CVS ein erhöhtes Risiko für den Feten zweifelsfrei nachweisen (659). Inzwischen liegen Daten über 80 000 Schwangerschaftsausgänge nach Chorionzottenbiopsie vor, wobei sich in dieser großen Sammelstatistik kein Hinweis mehr findet auf eine Erhöhung terminaler Extremitätenfehlbildungen bzw. des Hanhart Syndroms (382).

Tabelle 7. Zusammenfassung der Häufigkeit und Art der diskutierten Fehlbildungen nach CVS

Patienten mit CVS: (n=)	fehlgebildete Kinder: (n=)	Art der Fehlbildung:	Literaturstelle:
436	13 (3.3%)	verkürzte deformierte Extremitäten Lippen-Kiefer-Gaumenspalten nasale Enzephalozele Kraniosynostose Omphalozele zweigeschlechtliche Genitalien Maldeszensus Testis	(97)
289	5 (1.73%)	oromandibuläre- und Gliedmaßenhypogenese verkürzende Defekte der terminalen Extremitäten	(228)
>3000	4 (<0.13%)	kleine Veränderungen der digitalen Phalangen	(659)
	1 (<0.03%)	Hanhart'sche Anomalie (Hypoglossie, Hypodaktylie)	

4.5   Zusammenfassung

Von zunehmenden Interesse. insbesondere für die Pädiater, ist die *pränatale Diagnostik von Stoffwechselkrankheiten und endokrinen Störungen.* Hier besteht berechtigte Hoffnung auf eine früh einsetzbare, ggf. schon intrauterin anwendbare Therapie. Prinzipiell sind nach bisherigen Erfahrungen alle biochemischen Defekte. die an Amnionzellkulturen erkennbar sind, auch aus Zellkulturen des Chorions zu diagnostizieren. In Einzellfall muß dies aber für jede Krankheit erneut bewiesen werden, da entwicklungsabhängige unterschiedliche Expression von Genen nicht ausgeschlossen werden kann.

Die eingriffsbedingten Risiken bei AC und CVS bezüglich der Fehl- und Totgeburten unterscheiden sich in mehreren Studien nicht signifikant. Am "Canadian Collaborative CVS Amniocentesis Trial" nahmen 2787 Frauen (Alter $\geq$ 35 Jahre) teil, die sich zum Zeitpunkt der Aufnahme in die Studie vor der 13. SSW befanden. Die Fehl- und Totgeburtenrate betrug im CVS Kollektiv 7.5%, im AC Kollektiv nur 7.0% (Unterschied statistisch nicht signifikant), (101). Auch bei der von den National Institutes of Health koordinierten und an 2959 Frauen in 7 Zentren durchgeführten Untersuchungen fand sich kein statistisch signifikanter Unterschied zwischen der CVS- und der AC Gruppe (618).

5 Plazentacentese

Dieser Begriff wird in der Literatur unterschiedlich gehandhabt. Die wohl häufigere Bedeutung ist die transabdominale ultraschallgesteuerte Punktion von plazentarem Gewebe im II. und III. Trimenon zum Zwecke einer fetalen Gewebediagnostik, z.B. einer Karyotypisierung oder bei erfolgloser Vordiagnostik (synonym der Plazentabiopsie). Sie ist sozusagen die verspätete Form der transabdominalen Chorionzottenbiopsie ("late CVS") und kann in der Regel nur transabdominal erfolgen. Inzwischen sind ca. 2000 solcher Plazentapunktionen im zweiten und dritten Trimenon international dokumentiert (364). Die Methode ist aber in jedem Stadium der Schwangerschaft anwendbar. Als Alternative zur fetalen Blutentnahme ist sie das rascheste Verfahren zur pränatalen Diagnostik im fortgeschrittenen Schwangerschaftsalter. Ein weiterer Vorteil besteht in dem geringeren Kontaminationsgrad mit mütterlichen Zellen im zweiten und dritten Trimenon. Vermutlich ist dies auf das größere Plazentavolumen und die leichtere Vermeidbarkeit der Dezidua zurückzuführen (253). Holzgreve verwendet hier eine einfache Spinalnadel von 20 Gauge (363). Diese Methode erfreut sich neuerdings zunehmender Beliebtheit, da sie von den Patientinnen gut toleriert wird, der "gynäkologische Stuhl" nicht bestiegen werden muß und es sich um die z.Zt. rascheste Form der Karyotypisierung handelt.

Ursprünglich wurde unter dem Begriff "Plazentacentese" das mehrfache Punktieren der Chorionplatte unter Ultraschallkontrolle verstanden. Die durch dieses Methode entstehenden fetalen Zottenverletzungen führen zu einer Freisetzung fetalen Blutes, aus dem dann beispielsweise eine Diagnostik von Hämoglobinopathien versucht wurde. Allerdings kommt es dabei in ca. 10% zum fetalen Verbluten. Daher wurde die Methode seit langem verlassen (103).

6 Fetal Blood Sampling (FBS)

6.1 Geschichtliche Entwicklung

Freda und Adamsons gelang 1964 der Zugang zur fetalen Blutzirkulation durch Hysterotomie (244). Wladimiroff entnahm 1977 unter Ultraschallkontrolle mit einer 20 Gauge Nadel Blut aus plazentaren Gefäßen (802). Damit war es möglich geworden, ohne direkte Sicht fetales Blut zu gewinnen. Die Pioniere der fetalen Blutgewinnung fetoskopierten und entnahmen unter direkter Sichtkontrolle Blut aus der Nabelschnur (470). Die **Fetoskopie** war schlecht wiederholbar und nicht ohne Risiken für den Feten. Andere Autoren führten **ultraschallgesteuerte Plazentacentesen** durch, bei der die Blutproben häufig mit Fruchtwasser oder mütterlichem Blut kontaminiert waren (103). Beide Methoden waren hauptsächlich für das zweite Trimester geeignet. Daffos kombinierte 1983 erstmalig die Vorteile beider Techniken (145, 146). Es gelang ihm, unter Ultraschallkontrolle direkt perkutan die Nabelschnur zu punktieren. Er darf mit Recht als der Taufpate des modernen "fetal blood sampling" (FBS) bezeichnet werden.

6.2 Methoden

Dem Eingriff voraus geht die Indikationsstellung, die Aufklärung über Nutzen, Risiken und den sich aus dem Untersuchungsergebnis ergebenden Konsequenzen. Die von Daffos durchgeführten 66 ersten Nabelschnurpunktionen wurden alle zwischen der 17. und 32. Schwangerschaftswoche vorgenommen. Mithilfe eines real-time Sector Scanners wird die Ansatzstelle der Nabelschnur an der Plazenta geortet. Unter Einhaltung aseptischer Kautelen wird mit 1%igem Xylocain eine Lokalanästhesie durchgeführt. Weder vor noch nach der Untersuchung werden β-mimetische Substanzen oder andere Medikamente verabreicht. Bei gefüllter Blase wird der aufgesetzte Schallkopf nun möglichst ruhig gehalten. Eine 10 oder 13 cm lange 20 Gauge Spinalanästhesienadel wird auf eine 2 ml Spritze mit 0,1 ml Natrium Citrat 3,8 %ig aufgesteckt. Einführung der Nadel durch eine Halterung am Ultraschallkopf. Später wurde von vielen Untersuchern auf eine starre Führung der Nadelspitze verzichtet und die "free-hand-needle" Technik eingeführt. Das von der Spitze der Nadel emittierte Echo läßt sich auf dem Monitor leicht verfolgen, insbesondere die Beziehungsaufnahme mit der Nabelschnur. Hobbins führte zusätzlich eine Rotation des Schallkopfes um 90° durch. Dabei konnte er die Nabelschnur in zwei Ebenen darstellen. Er verwendete den kleinsten in der Literatur beschriebenen Durchmesser (25 Gauge), (342). Benaceraff (51) hielt aber eine 22 Gauge-Nadel für erforderlich um auch längerdauernde Bluttransfusionen komplikationslos durchführen zu können. (Gelegentlich wird im Anschluß an eine diagnostische Nabelschnurpunktion bei Rhesusinkompatibilität in gleicher Sitzung eine fetale Bluttransfusion durchgeführt). Bei posteriorem Ansatz der Nabelschnur an der Plazenta (Hinterwandplazenta) wird die Nadel an einer fetusfreien Stelle durch die Amnionhöhle hindurchgeführt und die Punktionsstelle liegt ca. 1 cm von der Insertionsstelle der Nabelschnur entfernt. Bei Vorderwandplazenta wird die Nadel transplazentar in den Ansatz der Nabelschnur eingeführt. Die Amnionhöhle bleibt dabei unverletzt. Mit zunehmender Erfahrung kann der Widerstand bei der Punktion der Nabelschnur leicht erfühlt werden, wobei ein dauerhafter aber sanfter Druck erforderlich ist, um die Wharton'sche Sulze zu überwinden. Die zum Auffangen verwendeten Blutröhrchen enthalten adäquate Mengen an gerinnungshemmenden Additiva. Rhesus-negative Mütter bei Rhesus-positiven Kindern erhalten eine einmalige anti D - Immunglobulin Injektion. Die Dosis kann von der Menge der im Kleihauer Betke - Test gefundenen kindlichen Erythrocyten abhängig gemacht werden. Die durchschnittliche Punktionsszeit beträg etwa 10 Minuten und ist weniger von der Lage der Plazenta als vielmehr von dem Winkel abhängig, indem die Nadel die Nabelschnur punktiert. Ein steiler Punktionswinkel zeigt sich hierbei von Vorteil. Die Punktionsstelle in der Nabelschnur oder Plazenta ist nur dann sichtbar, wenn das zeitliche Intervall zum Schwangerschaftsabbruch kurz ist. In allen anderen Fällen läßt sich die Punktionsstelle nach der Geburt nicht mehr nachweisen, auch dann nicht, wenn die Punktion durch die Plazenta hindurch erfolgt. Das gesamte Prozedere wird von einer Videokamera aufgezeichnet, was *a posteriori* eine Kontrolle der Dauer der einzelnen Phasen sowie der Bewegungen des Feten erlaubt. Die Untersuchung wird prinzipiell ambulant durchgeführt und nach der Punktion eine CTG Registrierung angeschlossen.

Nicolaides verwendete eine modifizierte Technik, wobei er einen curved array Transducer einsetzte. Für die lokale Analgesierung verwendet er 1% Lidocain. Nach Punktion der Nabelschnur instilliert er 100-200 Mikroliter physiologische Kochsalzlösung. Die entstehenden Turbulenzen erlauben die sonographische Identifizierung des punktierten Gefäßes. Dies ist essentiell dafür, beispielsweise schlechte pH-und Blutgasdaten der Umbilikalvene zuordnen zu können und sie nicht fälschlicherweise für normale arterielle Werte zu halten. Außerdem kann man ultrasonographisch gesteuert Blut aus intervillösen mütterlichen Lakunen entnehmen wenn die Nadel bei Vorderwandplazenta transplazentar eingeführt wird. Bei Hinterwandplazenta erfolgt die Punktion der Nabelschnur nahe ihrem plazentaren Ansatz und die mütterliche Blutentnahme durch Vorwärtsschieben der Nadel durch die Nabelschnur bis in den retroplazentaren Spalt oder nach der Nabelschnurpunktion durch direkte Punktion der Plazenta (542).

Weiner benutzte 1988 eine ebenfalls geringfügig modifizierte Technik. Er verzichtet auf die Lokalanästhesie, verwendet aber bei verlängertem Procedere wie beispielsweise der fetalen Bluttransfusion neben einer starren Nadelführung des Ultraschallkopfes Lidocain, Diazepam und Pancuronium (0,3 mg/kg geschätztes Körpergewicht, Maximaldosis 0,6 mg), (s.a. unter der Verwendung von Pancuronium im Teil II. Kap. 12. Mehrlingsgravidität: "Fetofetales Transfusionssyndrom"). Pancuronium appliziert er entweder intramuskulär oder verabreichte es dem Feten per infusionem was zu einem schnelleren Wirkungseintritt führt und die Rate der Wiederholungs-Nabelschnurpunktionen reduziert. Die Blutentnahmen führt er mit 1 ml Tuberkulinspritzen durch, die keinerlei Antikoagulantien enthalten. Lediglich zur Bestimmung der fetalen Blutgase verwendet er heparinisierte Spritzen. Die von ihm durchschnittlich entnommene Blutmenge beträgt 4-6 ml (779). Die korrekte intraumbilicale Lage überprüfen Ludomirski und Weiner durch die simultane Anwendung eines Dopplers, welcher auch dazu verwendet werden kann, die fetale Herzrate und Nabelschnurperfusion während des Eingriffs zu überwachen. Die Gefahr der Dislokation der Nadel läßt sich dadurch weiter reduzieren, da der Ultraschallkopf von der Nadelspitze nicht zum fetalen Herzen bewegt werden muß (465). Forestier et al. empfehlen bei der Thrombozytenbestimmung eine 22 Gauge-Nadel und belassen den Mandrin bis sich die Nadelspitze in situ befindet. Dies führt zu verringerter Kontamination mit Amnionflüssigkeit (239).

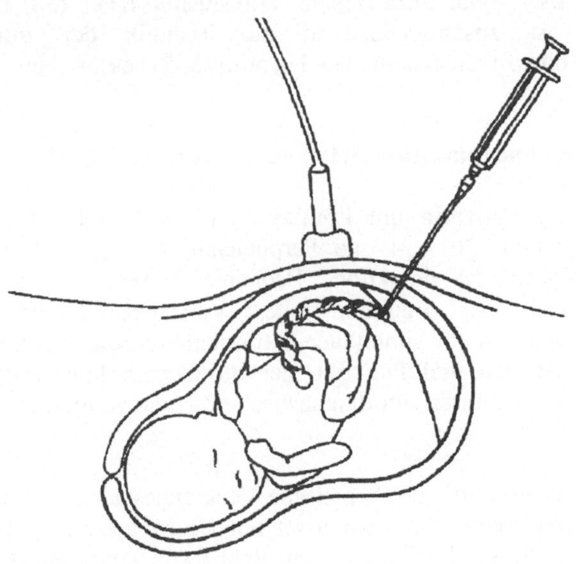

Abb. 6. Fetale Nabelschnur Blutentnahme (FBS, Cordocentese), (355)

Der Erstbeschreiber Daffos führte keine Nabelschnurpunktion vor der 17. Schwangerschaftswoche durch. Orlandi unterschritt diese Grenze und führte Nabelschnurpunktionen am Ende des ersten Trimesters bereits in der 13. SSW durch. Die Arbeit von Brenner gab ihm einen Anhalt für das fetale Blutvolumen und andere fetale Größen durch Extrapolierung von Daten höherer Gestationsalter. Aufgrund dieser Arbeit ist es nach theoretischen Vorüberlegungen möglich, 0.3-0.4 ml Blut zu entnehmen, was einem geschätzten fetoplazentaren Anteil von 6% entspricht, ohne den Feten in seinem Wohlbefinden zu beeinträchtigen (86). Für die Diagnosestellung Thalassämie reichte eine Blutmenge von 0,25-0,35 ml aus. Bei einer Patientin bestätigte sich die Verdachtsdiagnose Thalassämie und ein Abbruch wurde durchgeführt. Eine post mortem Untersuchung des Feten bestätigte die Diagnose. Alle anderen Patientinnen waren während einer dreiwöchigen Nachuntersuchung wohlauf. Die Vorteile dieser Ersttrimestercordocentese liegen auf der Hand: die β -Thalassämie läßt sich gelegentlich nur durch Hämoglobinkettenuntersuchung statt durch eine DNA Analyse diagnostizieren, besonders in Ländern mit sehr heterogenen und seltenen Mutationen. Diese Technik mag auch Neuland auf dem Gebiet der intrauterinen Transplantation erschließen, da - in diesem Gestationsalter durchgeführt - wahrscheinlich eine fetale Immuntoleranz besteht (576).

Als Alternativmethode bieten sich für die fetale Nabelschnurpunktion auch andere Stellen an. Hierfür kommen das kindliche Herz (Fetal Intracardiac Puncture,FIP), (786) oder die fetale intrahepatische Vene (Fetal Intra Hepatic Vein Puncture, IHV; Fetal Intra Hepatic Transfusion, IHT), (38, 159) in Frage. Stellvertretend ist zusammenfassend die Technik der intrahepatischen Venenpunktion oder -Transfusion nach Nicolini (555) beschrieben:

Intrahepatische Venenpunktion (IHV) oder - Transfusion (IHT):

Prämedikation der Patientin mit Lorazepam (4 mg) oral zwei Stunden vor Beginn, Papaveretum (20 mg) und Perphenazin (5 mg) intramuskulär eine Stunde vor Beginn der Punktion. Bequeme Lagerung der Patientin in Rückenlage, Wahl der Punktionsstelle. Vorschieben einer 20 Gauge Spinalanästhesienadel unter simultaner Ultraschallkontrolle in Richtung fetaler Bauchwand. Aufsuchen und Punktion der intrahepatischen Vene. Aspiration einiger ml reinen Fetalblutes. Für diagnostische Zwecke ist hiermit das Prozedere abgeschlossen.

Soll eine Transfusion in die intrahepatische Vene angeschlossen werden, so wird nun die Nadel mit einem Transfusionsset mit Dreiwegehahn verbunden, dabei wird die Nadel während der Transfusion nicht festgehalten und kann sich frei bewegen ("free-hand-needle" Technik). Dies Vorgehen gestattet dem Feten eine gewisse Bewegungsfreiheit, seine inneren Organe können sich im gewissem Umfang mitbewegen, wodurch innere Verletzungen nahezu ausbleiben:

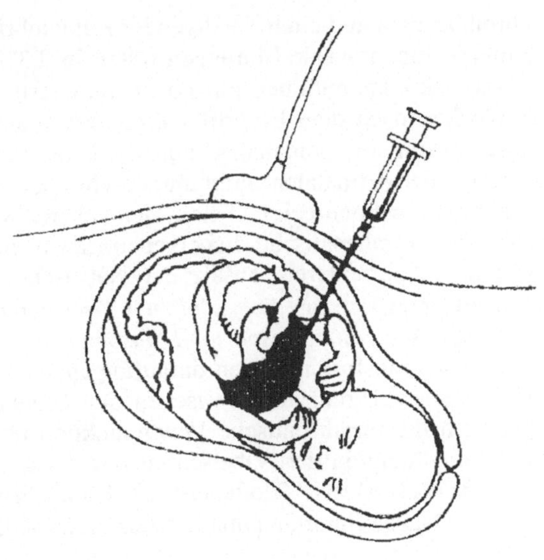

63 erfolgreiche IHV, 71 Punktionsversuche, 1 Fall von intraabdominaler Verletzung mit spontaner Resorption des Blutes. Durchführung der Blut oder- Plättchentransfusion (1-6 ml/Min). Intrahepatische Verwirbelungen der Transfusion sind selten im US nachweisbar. Am ehesten läßt sich diese im rechten Vorhof verfolgen. Nach Beendigung Entnahme einer kleinen Blutmenge zur Bestimmung des abschließenden Hämatokrit, der Thrombozytenzahl und des Säure-Basenstatus. Falls als zusätzliche Maßnahme eine intraperitoneale Transfusion (IPT) geplant ist, wird die Nadel nur aus dem Feten zurückgezogen und einige cm tiefer das fetale Abdomen wieder punktiert. Die Notwendigkeit einer erneuten Punktion der mütterlichen Bauchwand ist dabei nicht gegeben. Anschließend wird ein Routineultraschall des Feten durchgeführt. Sollte hierbei eine abdominale Flüssigkeitsansammlung beim Feten auffallen, bei dem zuvor kein Aszites beobachtet worden war, so ist von einer Nachblutung beim Feten auszugehen. Diese sollte bis zu ihrem Verschwinden durch Ultraschall kontrolliert werden. In den meisten Fällen wird der Fetus durch diese Komplikation nicht anämisch und er wird diese Erythrocyten ebenso wie bei einer intraperitonealen Transfusion resorbieren. Postpartal fand sich bei keinem der von Nicolini punktierten Feten ein Hinweis auf eine Einschränkung der kindlichen Leberfunktion.

Im Jahre 1990 stellte Nicolini eine weitere Arbeit mit den bisher zu diesem Thema veröffentlichten größten Fallzahlen vor. Darin führte er 214 intrahepati- sche Venenpunktionen an 177 Feten durch. In 72 Fällen wurde in der gleichen Sitzung eine intravaskuläre Transfusion versucht. Dabei wurde in 91,1% mehr als 1 ml reinen Fetalblutes gewonnen, in 89.9% der Transfusionen zufriedenstel-

lende Spiegel an Thrombozyten und ein befriedigender Hämatokrit erreicht. Eine
fetale Bradykardie und intraperitoneale Blutungen traten in 2,3% der Fälle auf.
Er hatte unter den low risk - Patientinnen nur einen intrauterinen Todesfall zu
beklagen, der drei Wochen nach dem Eingriff auftrat. Bei einer Patientin mit
Zwillingsschwangerschaft trat ein Spontanabort auf. Bei Feten mit Rhesus - oder
Kell Alloimmunisierung oder perinataler alloimmuner Thrombozytopenie betrug
die Überlebensrate 86%. Es wurden bei 13 Feten vier Leberenzyme untersucht,
nachdem bei ihnen eine intrahepatische Lebervenen-transfusion und Nabel-
schnurvenentransfusion am plazentaren Ansatz der Nabelschnur durchgeführt
worden war. Dabei handelte es sich um die *γ-glutamyl-Transpeptidase*, die *alka-
lische Phosphatase* und die *alanin-aspartat-Transaminase*. Hierbei traten
während der wiederholten Transfusion in den darauffolgenden 2 bis 5 Wochen
keine Unterschiede bei den Leberenzymen zwischen den beiden Gruppen auf.
Seiner Ansicht nach stellt die intrahepatische Venenpunktion und - transfusion
eine echte Alternative zur Punktion der Nabelschnur dar. Dieses Vorgehen soll
das Risiko des fetalen Blutverlusts, fetomaternaler Hämorrhagie, arterieller
Vasospasmen und das der Nabelschnurtamponade reduzieren (560).

6.3   Indikationen

Die Indikationen finden bei der Besprechung einzelner Krankheitsbilder Erwäh-
nung und werden dort diskutiert. Daher wird auf eine ausführliche Darstellung
mit Text an dieser Stelle verzichtet, eine Auswahl wird tabellarisch dargestellt.
Weitere Indikationen sind denkbar und werden sich sicher in der Zukunft
ergeben.

Tabelle 8. alphabetische Indikationen (Auswahl)

Blutgruppeninkompatibilität :	Rhesus, Kell und seltene Blutgruppen-Inkompatibilitäten
Chromosomenanalyse :	fragiles X korrelierte mentale Retardierung
	Mono-oder Trisomien, strukturelle Anomalien im
	Mosaikzustand der Amnionzellkultur oder des Fetalblutes
Fehlbildungen :	s.a. unter Chromosomenanomalien
fetale Krankheitsbilder	
mit chirurgischer	
Interventionsmöglichkeit :	Anomalien des fetalen Urogenitalsystems
	Sacrococcygealteratom mit beginnendem NIHF
	Hydrocephalus
	kardiale Anomalien
	Pleuraergüsse, Aszites
	Zwerchfellhernie mit korrespondierender Lungenhypoplasie
fetale Infektionen :	Toxoplasmose
	Rubella
	Cytomegalie
	Herpes Simplex
	Parvovirus B-19
Gerinnungsstörungen :	Hämophilie A und B
	Idiopathisch-thrombozytopenische Purpura
	kongenitale Amegakaryozytenthrombozytopenie
	Thrombozytopenie-Radiusaplasie-Syndrom
	von Willebrand-Jürgens-Syndrom
Hämoglobinopathien :	Sichelzellanämie
	Thalassämie
Hydrops fetalis :	Rhesusinkomptibilität
	Nicht immunologischer Hydrops fetalis (NIHF)
kombinierte Immundefekte :	Acquired Immune Deficiency Syndrome (AIDS)
	Chronic Granulomatous Disease (CGD)
	Purine Nucleoside Phosphorylase Deficiency (PNPD)
	Severe-Combined-Immune-Deficiency (SCID)
	Wiskott-Aldrich-Syndrom (WAS)
Medikamentengabe :	z.B. bei bekannter pränataler Hypothyreose Thyroxingabe
	über die Nabelschnur (Peroxidasemangel, autosomal rezessiv)
Mehrlingsgravidität :	Fetomaternales, maternofetales, fetofetales Transfusionssyndrom
Plazentainsuffizienz :	Hypoxie, Hypoglykämie und Malnutrition
selektiver Fetozid :	zwei-oder mehreiige Schwangerschaft
	Erkrankung einer Fruchtanlage
	höhere Mehrlinge ("Reduktion" bei > Vierlingen)
Stoffwechseldefekte :	Galaktosämie
	Homocystinurie
	Mucopolysaccharidose
	Metachromatische Leukodystrophie etc.
Terminschwierigkeiten:	verspätete Anmeldung bzw. versäumte Amniocentese
Vaterschaftsfeststellung :	Blutgruppenantigene, genetische Verfahren
Wachstumsstörungen :	symmetrisch, asymmetrisch, proportioniert, dysproportioniert

6.4   Komplikationen

6.4.1   Abort/IUFD-Rate

Die Inzidenz **fetaler Todesfälle** nach Cordocentese hängt von der Indikation und
den Fähigkeiten des Operateurs ab. Bei Feten, die z.B. aufgrund einer frühen
Wachstumsretardierung oder eines nicht immunologischen Hydrops eine Nabelschnurpunktion erhalten, ist die Prognose naturgemäß schlecht. Es ist eine hohe
fetale Mortalität zu erwarten, unabhängig davon, ob eine Nabelschnurpunktion
durchgeführt wurde, oder nicht. Aus diesem Grund ist es oft nicht möglich, zu
entscheiden, ob ein postoperativer Abort spontan aufgetreten oder auf den
Eingriff zurückzuführen ist. Daher ist die zu erwartende Mortalität von der
beobachteten zu subtrahieren, um das Eingriff bezogene Risiko zu erhalten.
Fetale Todesfälle traten nach Cordocentese in 3 von 310 Fällen auf (1%). Dabei
handelte es sich um low-risk Schwangerschaften (703). Daffos hatte in einer
Serie von 562 Fällen, die aufgrund der Toxoplasmosediagnostik durchgeführt
worden waren, 7 fetale Verluste (1,3%) zu beklagen (148). Die Spontanabortrate
in zweiten Trimester liegt wahrscheinlich unter 1%. Daher beträgt das für die
pränatale Diagnostik wichtige "procedure-related-risc" in erfahrenen Händen
höchstens 1% und ist damit nicht größer als das der AC. Wenn die Cordocentese
lediglich durchgeführt würde, um das kindliche Wohlbefinden festzustellen, läge
das Risiko unter 1%, da die Untersuchung in einem Gestationsalter stattfindet, in
dem eine Entbindung risikolos durchführbar ist, sollten unerwarteterweise fetale
Bradykardien, Blutungen oder Frühgeburtsbestrebungen auftreten.

Orlandi berichtete über Daten von 500 Nabelschnurpunktionen, die er zwischen
der 12. und 21. Schwangerschaftswoche durchführte. 110 Patientinnen unterzogen sich einem Schwangerschaftsabbruch aus medizinischen Gründen, weitere
20 wurden nicht in die Auswertung einbezogen, da sie nicht die
Nachuntersuchung wahrnahmen. Es traten in dem verbliebenen Kollektiv von
370 Schwangerschaften 16 Aborte auf (4.3%), 10 davon innerhalb von 3 Wochen
nach der Punktion (2.7%). 22 Patientinnen (5,9%) hatten eine Frühgeburt.
Nabelschnurblutungen waren in 13% der Fälle mit unauffälligem Verlauf und in
31% der Blutungen mit anschließendem intrauterinem Fruchttod zu beobachten.
Fetale Bradykardien wurden in 2,5% der ungestörten Schwangerschaften und in
12,5% der Fälle mit fetalen Verlusten gesehen. Die mittlere Eingriffszeit betrug
insgesamt 7 Minuten, in den Fällen mit Abort (16 Kinder) allerdings 14
Minuten. Bei den fetalen Verlusten überwiegen die Vorderwandplazenten mit
69% verglichen mit der Hinterwandlokalisation (31%). Schlüsselt man das
Schwangerschaftsalter zwischen der 12. und 21. Schwangerschaftswoche in vier
Untergruppen auf, so ergibt sich ein cut-off point ab der 19. Woche, nach der nur
noch sehr geringes Risiko für den Feten besteht. Das eingriffsbezogene Risiko
beträgt vor der 19. Woche konstant ca. 5% (576).

Tabelle 9. Erst-Trimester Cordocentese (576)

Zusammenfassung: Früh-FBS (12.-21. SSW)	n = 370
Aborte:	4.3%, 10/16 Patienten (10 Patienten 3 Wochen post punktionem)
Frühgeburt:	5.9%, 22 Patienten
Nabelschnurblutungen:	13% bei normalem Outcome 31% bei Blutung mit IUFD
Fetale Bradykardien:	2.5% bei normalem Outcome 12.5% bei "fetal loss"
mittlere Eingriffszeit:	7 Min. normalem Outcome 14 Min., 4.3% (16 IUFD)
Plazentalokalisation:	31% Hinterwand 69% Vorderwand
relatives Eingriff bezogenes Risiko:	≤ 19. SSW: 5% ≥ 19. SSW: ca. 1.4%

Bei Poly-oder Oligohydramnion, mütterlicher Adipositas permagna oder bei posterior oder versteckt liegender fetaler Nabelschnuransatzstelle ist bei der Nabelschnurpunktion mit Schwierigkeiten zu rechnen. Unter diesen Umständen kann man versuchen, die Mutter umzulagern, den Feten in seiner Lage zu verändern oder man muß die Nabelschnurpunktion aufschieben.

Die Rate an fetalen Verlusten einschließlich intrauterinem Fruchtod und Spontanaborten wird bei der Nabelschnurpunktion mit 1,9% angegeben (0.8% Fehlgeburten, 1.1% Totgeburten). Sie liegt damit wesentlich niedriger als bei der Fetoskopie (2-5%), (641). Nach Erreichen einer Fallzahl von 1695 fetalen Blutentnahmen gibt Daffos eine punktionsbezogene Verlustrate von 0.5% und eine komplette Verlustrate von 1.4% an. In 2% der Punktionen dauert die Blutung noch länger als zwei Minuten nach Zurückziehen der Nadel an. Jedoch scheint eine fetale Bradykardie nicht mit der Dauer der Blutung zu korrelieren, und die fetalen Risiken bestehen wohl eher in einer Thrombose der Nabelschnurgefäße als in einer Exsanguination des Feten. In der von Daffos bis 1985 durchgeführten Serie wurden ein intrauteriner Fruchttod und ein vorzeitiger Blasensprung beobachtet, beide Vorkommnisse konnten mit dem Punktionsereignis nicht in unmittelbaren Zusammenhang gebracht werden. Undichte Stellen der Amnionmembranen oder fetale Infektionen wurden nicht beobachtet. Frühgeburtlichkeit und fetale Wachstumsretardierung unterschieden sich nicht signifikant von dem Normalkollektiv abgesehen von der Tatsache, daß letztere Erkrankung eine Indikation zur Nabelschnurpunktion darstellte. An den Kindern wurden in keinem Falle Verletzungszeichen gefunden.

Die **Blutung** stellt wohl das größte Risiko für den Feten dar. In den meisten Fällen führt eine über zwei Minuten verlängerte Nachblutung am Ende der Punktion zu keiner fetalen Bradykardie. Außerdem zeigen sich in seriellen Untersuchungen an jeweils denselben Feten keine Senkung der fetalen Hämoglobinspiegel. Dies gilt erstaunlicherweise auch in den Fällen, in denen eine fetale Hämophilie oder Thrombopenie vorliegt. Möglicherweise sind für die intrauterine Gerinnung auch mütterliche Faktoren verantwortlich, z.B. thromboplastische Substanzen der Amnionflüssigkeit oder mechanische Faktoren wie die Wharton'sche Sulze.

Ney untersuchte an einem in vitro Modell den Einfluß der Amnionflüssigkeit und der Menge der Wharton' schen Sulze auf das Sistieren der Blutung nach Nabelschnurpunktion. Dabei zeigt sich eine beschleunigte Gerinnung in Amnionflüssigkeit verglichen mit physiologischer Kochsalzlösung. Der Umfang der Nabelschnur als Parameter für die Menge der Wharton'schen Sulze zeigt nur eine schwach positive Korrelation mit der Länge der Blutungszeit. Die Autorin führt die beschleunigte Gerinnung in Amnionflüssigkeit auf deren Gehalt an Thromboplastin und die Aktivierung des extrinsischen Weges der Blutgerinnung sowie auf die plättchen-aggregierende Aktivität der Amnionflüssigkeit in Anwesenheit von freiem Kollagen zurück (533). Jauniaux untersuchte 50 Nabelschnüre, bei denen die Punktion eine Stunde bis 20 Wochen zurücklag. In 37 Fällen ließ sich die Einstichstelle makroskopisch nachweisen, dabei war in einem Fall ein großes Hämatom sichtbar. Innerhalb von 48h nach Punktion tritt häufig ein das Gefäß umhüllendes kleines Hämatom ohne Auswirkungen auf die fetale Zirkulation auf. Nach einer Woche hat sich die Gefäßwand wieder partiell reformiert und nach 17 Wochen zeigt nur noch eine feine Fibrinstraße die ehemalige Punktionsstelle an. Arterien und Venen verhalten sich im Heilungsprozeß gleichartig. Eine Thrombose konnte nicht beobachtet werden (386). Andere Autoren (595) beobachten bei Transfusionen und Nabelschnurpunktionen unmittelbar nach Beendigung unklare Veränderungen der fetalen Herzschlagmuster. Als wahrscheinlichste Ursache werden durch mechanische Manipulation der Nabelschnur verursachte Gefäßspasmen oder intravaskuläre Blutdruckschwankungen dafür verantwortlich gemacht. Aufgrund der heute bei optimaler neonatologischer Versorgung nahezu 100%igen Überlebenschancen in diesem Gestationsalter entschlossen sich diese Autoren, jenseits der 34. SSW keine Nabelschnurtransfusionen mehr durchzuführen, da eine Totgeburt nach der Cordocentese in der 34. SSW auftrat. Das Auftreten einer einzigen Infektion in dieser Serie wurde als nicht ausreichend erachtet, um bei Eingriffen an der Nabelschnur generell eine Antibiotikaprophylaxe durchzuführen.

6.4.3 Infektionen

Wilkins berichtete 1988 über **Amnionitis** und lebensbedrohliches **akutes/adultes respiratory distress syndrome (ARDS)**, ein in Zusammenhang mit der Nabelschnurpuktion sehr selten beobachtetes Ereignis. Bei einer 30 jährigen 2.G 0.P war in der 20. Schwangerschaftswoche bei unauffälligem Ultraschallbefund aufgrund positiver IgG und IgM Toxoplasmose Titer die Nabelschnurpunktion indiziert worden. Nach drei erfolglosen Punktionsversuchen wurde eine Probe aus dem Fruchtwasser entnommen und die Sitzung abgebrochen. Drei Tage später gelang bei erneuter Nabelschnurpunktion nach dem vierten Punktionsversuch die Gewinnung von 3.5 ml fetalen Blutes. Weitere sechs Tage später kam es bei der Patientin zu Kopfweh, Schüttelfrost, Myalgien und septischen Temperaturen. Die erneut durchgeführte AC ergab als Erreger des Amnioninfektionssyndroms grampositive pleomorphe Keime, die später als Corynebacterien B1 identifiziert werden konnten. Zu keinem Zeitpunkt wurden weder bei der Mutter, noch bei dem Feten positive Toxoplasmose Erregernachweise gefunden. Die Blutkulturen waren immer negativ. Die Schwangerschaft wurde umgehend beendet. In postpartalen Verlauf zeigte die Patientin bilaterale interstitielle Infiltrate der Lunge im Sinne eines adulten respiratory distress syndrome. Intubation nach O_2 Abfall, Beatmung für 6 Tage, dann restitutio ad integrum. Das ARDS wird durch ein Endotoxin, daß eine Schädigung der kapillären Alveolarmembranen hervorruft, verursacht (144). Irritierend war hier die Tatsache, daß zu keinem Zeitpunkt ein Endotoxin nachgewiesen werden konnte (auch nicht durch Inokulation von Mäusen mit positiven Seren aus der AC). Das klinische Bild der Amnionitis glich hier eher dem Bild wie es nach ausgedehnten Manipulationen bei CVS in einem Fall beschrieben wurde mit grippeähnlichen Symptomen und hohem Fieber (377). In den kontrollierten CVS-Serien (Canada und U.S.A.) fand sich aber kein Hinweis auf ein erhöhtes Infektionsrisiko nach Eingriffen.

Jeder unspezifische Hinweis auf Infektion innerhalb von zwei Wochen nach einem invasiven Eingriff sollte daher sorgfältigst untersucht werden, obgleich es sich um seltene Komplikationen handelt. Sicherlich erhöhen eine verlängerte Eingriffszeit und wiederholte Punktionsversuche das Risiko einer fetalen Infektion beträchtlich. Daran sollte sich das Verhalten des Untersuchers orientieren (798).

Vorzeitiger Blasensprung und Amnionitis treten wahrscheinlich mit einer ähnlichen Häufigkeit wie nach AC auf. Ihre Risiken lassen sich in Abhängigkeit vom plazentaren Sitz durch transplazentare Punktion bei der die Amnionhöhle nicht eröffnet wird, weiter reduzieren. Theoretisch birgt jede Cordocentese das Risiko einer maternofetalen Infektion, wenn die Mutter Träger eines Hepatitis B oder HIV-Virus ist. In der Literatur wurde allerdings bisher kein derartiger Fall beschrieben.

6.4.4 Plazentalösung

Feinkind berichtete 1990 von einem Fall **vorzeitiger Plazentalösung**. Bei der 30 jährigen Patientin wurde in der 24. SSW erstmalig eine linksseitige Hydronephrose des Feten (Ø 2 cm) festgestellt und aufgrund der vermuteten positiven Korrelation mit Chromosomenanomalien der Patientin die Nabelschnurpunktion angeboten. Den nächsten Termin, bei dem dann FBS durchgeführt wurde, nahm die Patientin erst wieder in der 39. SSW war. Die Plazenta befand sich im Fundus, wobei deren Vorderrand auf die vordere Gebärmuttervorderwand überging. Da sich die Nabeschnurinsertion nicht darstellen ließ, wurde für die Punktion eine freie Schlinge gewählt, die auf der Hinterwand relativ fixiert erschien. Die Nadel mußte einige Male neu dirigiert werden, da die fetalen Bewegungen sehr lebhaft waren. Der Punktionsweg ging dabei durch den vorderen Anteil der Plazenta. Nach Erreichen der Gebärmutterhöhle waren einige tetanische Kontraktionen der Gebärmutter tastbar. Die Gesamtdauer des Eingriffs betrug 7 Minuten. Im weiteren Verlauf kam es zu einer 10 minütigen Bradykardie von 70 bpm, weshalb eine Notsektio durchgeführt wurde. APGAR 3/5/7, sofortige Intubation. Bei der Untersuchung der Plazenta zeigte sich dann eine randständige ca. 1,5 cm lange Verletzung an der Ansatzstelle der Eihäute. Frische Blutgerinnsel an der mütterlichen Seite der Plazenta wurden als Hinweis auf eine marginale Abruptio Plazentae gedeutet. Die mehrfachen Manipulationen der Nadel im Randbereich der Plazenta wurden als Ursache der Laceration und Abruptio gedeutet. Folgende Konsequenzen wurden gezogen:

Tabelle 10. Standardtechnik bei FBS und Risikominimierung (modifiziert nach 223)

- die Passage der Plazenta an einer dünnen Stelle sollte möglichst vermieden werden
- bei ausgiebigen fetalen Bewegungen Sedation mit Diazepam oder Pancuronium
- exzessive Manipulationen mit der Nadel sind zu unterlassen
- Nadelgröße: 22 Gauge (20-27 Gauge), Länge: 8-15 cm
- "free-hand-needle" Technik verwenden
  (gestattet Mitbewegungen bei der Punktion fetaler Organe)
- bei rh negativen Müttern Rhesusprophylaxe obligatorisch
- möglichst steilen Winkel zur Nabelschnur wählen (erleichtert die Penetration)
- Vorderwandplazenta: transplazentaren Zugangsweg wählen, Amnionhöhle nicht eröffnen
- Hinterwandplazenta: Nadel an fetusfreier Stelle durch Amnionhöhle führen,
  ca. 1 cm vor Insertionsstelle der Nabelschnur punktieren
- Instillation von 200-300 µl 0.9% NaCl zur Identifikation des punktierten Gefäßes anhand der im US entstehenden Verwirbelungen bei unklarer Zuordnung von Blutgasen zu Vene/Arterie
- fetales monitoring im Anschluß sollte routinemäßig durchgeführt werden und in einem Bereich stattfinden, der eine Notsektio gestattet

6.5   Zusammenfassung

Die Nabelschnurblutentnahme ist eine heute gut etablierte Methode der antenatalen Überwachung und Diagnostik des Feten. Hauptindikationen sind u.a. Blutgruppeninkompatibilitäten, die rasche Karyotypisierung bzw. virale Infektionskrankheiten und Toxoplasmose. Eine zunehmende Rolle spielt auch das fetale Befinden im Sinne von Veränderungen des Säure-Basenhaushalts, Veränderungen der metabolischen Situation des Feten bei intrauteriner Wachstumsretardierung bzw. Plazentainsuffizienz und Messungen fetaler Medikamentenspiegel, beispielsweise bei mütterlicher oder fetaler Digitalisierung aufgrund eines Hydrops fetalis. Eine wichtige Rolle kann das FBS auch bei der Diagnostik und Therapie des feto-fetalen Transfusionssyndroms spielen. Therapeutische Ansätze finden sich bei der Transfusion korpuskulärer Blutbestandteile sowie bei der intraumbilikalen Gabe von Medikamenten. Zukünftige Überlegungen betreffen den Einsatz von durch die Nabelschnur eingeführten Schrittmachern, den noch gezielteren Einsatz von Medikamenten und die fetale substituierende Alimentation bei IUGR durch die Nabelschnur. Die wichtigste Komplikation ist die länger als zwei Minuten andauernde Blutung, gefolgt von Veränderungen des fetalen Herzschlagmusters. Außerdem kommen Aborte bzw. intrauterine Todesfälle mit einer gesamten Verlustrate von ca. 1.4% nach der 19. SSW vor ($\leq$ 19. SSW ca. 5%). Infektionen und die vorzeitige Plazentalösung sind insgesamt sehr seltene Ereignisse. Die Nabelschnurvenenthrombose oder große Hämatome der Nabelschnur sind Raritäten.

Die Analyse fetaler Zellen aus der maternalen Zirkulation wird, wenn einmal technisch für Routineuntersuchungen verfügbar, eine wenig invasive Form der pränatalen Diagnostik darstellen. Unter den fetalen Zellen, deren Übertritt in die mütterliche Zirkulation theoretisch denkbar ist, sind Lymphozyten, Throphoblasten und nukleirte Erythrozyten (764). Bei der Anwendung konventioneller Methoden wie der Zytologie und Analyse von Interphase oder Methaphase Chromosomen ist die Häufigkeit fetaler Zellen im Maternalblut bisher deutlich überschätzt worden (367). Die Größenordnung des feto-maternalen DNA-Quotienten liegt bei $1:10^5$ bis $1:10^6$ oder noch darunter (254). Daher sind Verfahren notwendig, um die fetalen Zellen vor der Analyse anzureichern. Hierbei kamen bisher das "fluorescence-activated cell sorting" (FACS), (334, 376), das "magnetic-activated cell sorting" (MACS) und die diskontinuierliche Dichtegradientenzentrifugation zur Anwendung (367). Das MACS zeigte sich hilfreich bei der Anreicherung spezifischer Lymphozyten-Subgruppierungen. Diese Technik ist, bei der Verwendung des Transferrin Rezeptors, aber so unspezifisch, daß sogar in Nabelschnurblut nur ca. 25% der nukleirten Erythrozyten gelabelt werden konnten (255). Die Fluoreszenz in situ Hybridisierung und die Anreicherung unter der Verwendung des Transferrin Rezeptor Antigens, das auf fetalen nukleierten Erythrozyten häufiger als auf maternalen vorkommt, stellen Techniken dar, deren alleinige Anwendung bisher zu keiner ausreichenden Anreicherung fetaler Erythrozyten geführt hat (367). Bianchi et al. und andere Arbeitsgruppen verwenden die Polymerase-Chain-Reaction (PCR), (456) und die Y-Antigen Sequenzanalyse bei männlichen Feten (63).

Gegenwärtig wird in Münster durch Gänshirt-Ahlert und Holzgreve et al. an der Automatisierung der Anreicherung fetaler DNA aus Maternalblut gearbeitet. Das früher auftretenden Problem der geringen fetalen DNA-Menge könnte, bei ausreichender Reinheit, durch die PCR gelöst werden. Im Augenblick steht eine Routineanwendung jedoch noch nicht zur Verfügung.

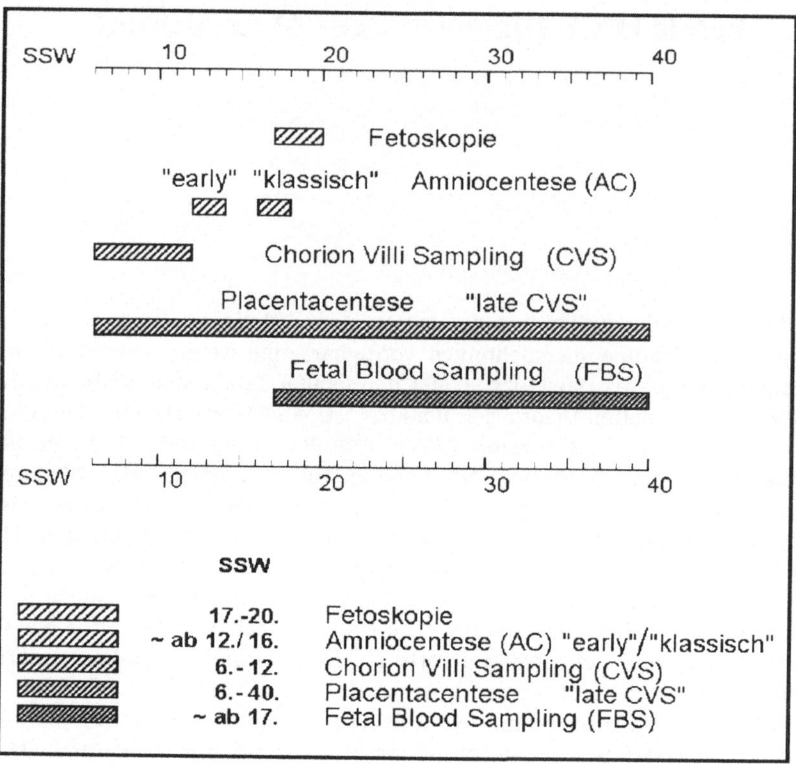

Abb. 8. günstigster Zeitpunkt für die Methoden

≥ 11. Methode, empfohlene Anwendung, Zeitpunkt, Eingriff-spezifisches Risiko und Komplikationen der pränatalen Diagnostik

	Empfohlene Anwendung:	Zeitpunkt:	Eingriff-spezifisches Risiko (IUFD/Abort):	Komplikationen:
Embryo- und Fetoskopie	sonografisch nicht verifizierbare Fehlbildung: "fetale Visualisierung". Hautbiopsien bei Genodermatosen, Leberbiopsien (auch US gesteuert möglich) Laserablation oberflächlicher Plazentaanastomosen (Zwillingstransfusionssyndrom)	ideal 17.- 20. SSW, da meist ausreichend Fruchtwasser vorhanden, Kind noch nicht zu groß, um ausreichende Visualisierung durchführen zu können	3.4% (315) 1.4% (357)	passagerer FW Abgang "leakage problems" Verletzung von Fet, Plazenta und Mutter Abortgeschehen
Amniocentese (AC) "klassische" AC "Früh"-AC	häufigstes Verfahren der pränatalen Diagnostik der Chromosomen-aberrationen, Stoffwechseldiagnostik, "Früh"- AC schließt die diagnostische Lücke zwischen CVS und "klassischer" AC	in Abhängigkeit von der Ausbeute lebender Zellen "klassische"AC: 16. SSW "Früh"- AC: ~ ab 12. SSW	0.5-1% (251) 0.2-1.3% (315)	Amnionitis (sehr selten)
Chorion Villi Sampling (CVS) taCVS tcCVS	Verdacht auf Chromosomen-aberration oder angeborene Stoffwechselerkrankung mit Wunsch nach frühzeitiger Diagnostik	6.-12. SSW	ca. 2.3% (345, 805)	oromandibuläre und Gliedmaßenhypogenese *Hanhart'sche* Anomalie (Hypoglossie, Hypodaktylie) wurde diskutiert
Plazentacentese	z.B. als zweite diagnostische Maßnahme, schnelle verläßliche Methode	in jedem Stadium der SS anwendbar, im II. und III. Trimenon entsprechend dem taCVS ("late CVS")	ähnlich taCVS	Aborte ca. 1%
Fetal Blood sampling (FBS)	Chromosomendiagnostik, Rh-Inkompatibilität, biochemische Diagnostik, Diagnose-sicherung bei plazentarem Mosaik	17. SSW bis Ende der Schwangerschaft (davor im experimentellen Stadium)	1% (703) 1.3% (148) 1.4% ≥ 19. SSW (576) 5.0% ≤ 19. SSW (576)	Nabelschnurblutung, -venenthrombose, -hämatom, Abruptio plazentae, Frühgeburt, Bradykardien

TEIL II Krankheitsbilder

1 Blutgruppeninkompatibilität

1.1 Rhesusinkompatibilität

Schwangerschaften, die durch eine Rhesusinkompatibilität kompliziert sind, zeigen vom unauffälligen Verlauf bis zum fetalen Hydrops oder intrauterinem Fruchttod eine breite Variabilität. Ohne Behandlung würden etwa die Hälfte der Kinder bei der Geburt gesund erscheinen oder nur eine leichte Anämie aufweisen. Etwa ein Drittel würde unter Hepatosplenomegalie, mäßiggradiger Anämie und fortschreitender Gelbsucht leiden, in deren Folge ein Kernikterus oder eine schweren Behinderung auftreten. Die verbleibenden Feten wären bei Überleben schwer hydropisch bzw. würden ante- oder postpartal versterben. In der letzten Gruppe beginnt sich der Hydrops in der Regel in der 20. bis 30. Schwangerschaftswoche zu entwickeln (78). Studien mit gleicher Fragestellung berichten über 23% Totgeburten bei betroffenen Schwangerschaften (14).

Allgemeine Leitlinien zur Behandlung der Rhesusinkompatibilität:

Korrektur der fetalen Anämie durch intrauterine Bluttransfusionen, Entbindung des Feten zum optimalen Zeitpunkt, wobei die Risiken der Frühgeburtlichkeit gegen die der intrauterinen Bluttransfusion abgewogen werden müssen.

Vor Beginn einer Therapie ist sorgfältig die Vorgeschichte vorangegangener Schwangerschaften zu erheben. Dann folgt die Bestimmung der mütterlichen hämolytischen Antikörpertiter, der Konzentration des Bilirubins in der Amnion-flüssigkeit durch photometrische Verfahren (bei 450 nm [ΔA_{450}]) bzw. die direkte Bestimmung des Hb aus Fetalblut. Nach einigen fetalen Bluttransfusionen bei Rhesusinkompatibilität zeigt sich, daß die Erythropoese (Retikulozyten) in der Regel komplett supprimiert ist (558). All diese Verfahren mit Ausnahme der fetalen Hb bzw. Hämatokritbestimmung sagen jedoch wenig darüber aus, ob und wann Handlungsbedarf besteht. Beispielsweise ist der ΔA_{450}-Wert unzuverlässig bei der Alloimmunisierung aufgrund von Kell Antikörpern. Sie verursachen weniger die Hämolyse der Erythrocyten sondern scheinen die Erythropoiese zu unterdrücken (55). Insbesondere bei Abwesenheit eines Hydrops fetalis vermögen weder Ultraschall noch Doppleruntersuchungen verläßlich zwischen leichter und schwerer fetaler Anämie zu unterscheiden.

Die Einführung der Anti-D Prophylaxe hat die Inzidenz der an Rhesus Inkompatibilität erkrankten Feten sehr vermindert. Nicht davon profitieren allerdings Kinder, deren Väter rh-negativ sind und deren Anämie auf irreguläre Antikörper zurückzuführen ist. Hier sind andere Verfahren erprobt worden, z.B. die wiederholte Plasmapherese. Als experimentelles Behandlungsverfahren ist die Stammzelltransplantation zu nennen, die im Teil II. Kap. 4. Fetale Erkrankungen mit chirurgischer Interventionsmöglichkeit: "Fetale hämatopoietische Stammzelltransplantation" aufgeführt ist.

Mütterliche Serum-IgG-Rhesusantikörper sind durch eine Kombination aus passiver Diffusion und aktivem Transport plazentagängig und legen sich an die Antigenbindungsstellen der fetalen Erythrozytenmembranen. Die Zellen werden im retikuloendothelialen System sequestriert. Dies führt zu einer extravaskulären Hämolyse. Daraus resultiert die Anämie und kompensatorische Erythropoiese, die zugleich medullär und extramedullär stattfindet. Es entwickelt sich eine Hepatomegalie. Kernhaltige, unreife rote Blutzellen (Erythroblasten) und Retikulozyten werden in die fetale Blutbahn ausgeschüttet. Die Fetoskopie hat es zuerst ermöglicht, das hämatologische (538) und biochemische (540) Profil des isoimmunisierten Fetus zu untersuchen, womit mehr Licht auf die Pathophysiologie dieser Erkrankung fiel. So sind beim Fetus im mittleren Schwangerschaftsdrittel sowohl die Entwicklung des Hydrops als auch die Stimulation der aktiven Erythropoiese, erkennbar an Retikulozytose und Erythroblastämie, mit einem Hämoglobinwert von 4 g/dl oder noch weniger verbunden. Umgekehrt ist, da der primäre Stimulus für die gesteigerte Erythropoiese die Gewebshypoxie ist, der Fetus wahrscheinlich in der Lage, die Gewebeversorgung, möglicherweise durch hämodynamische Anpassungsmechanismen, aufrechtzuerhalten. Die fetale Kompensationsfähigkeit ist erschöpft, wenn der Hämoglobinwert auf 1/3 des Normalwertes erniedrigt ist. Ein fetaler Hydrops kann aus einem hypovolämischen Herzversagen entstehen mit sekundärer Erhöhung des venösen und kapillären hydrostatischen Drucks oder aus hypoxischer oder arteriolärer Dilatation und erhöhter Kapillarpermeabilität.

Der fetale Zustand verschlechtert sich zusätzlich durch den niedrigen onkotischen Druck aufgrund der Hypoproteinämie, die auf reduzierter Synthese als Folge der Leberdysfunktion und auf extravaskulärem Eiweißverlust durch einen hypoxischen Endotheldefekt beruht, s.a. Teil II, Kap. 10. Hydrops fetalis: "Hypoproteinämie", (362).

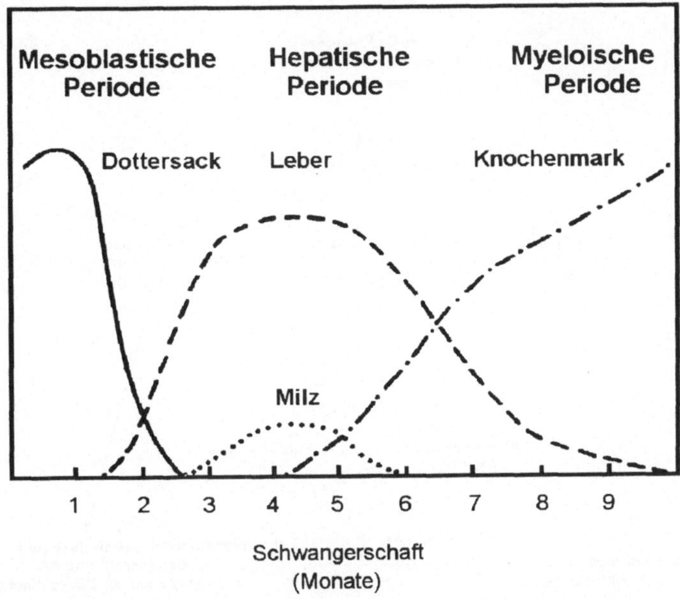

Abb. 9. Stadien der Hämatopoiese in Embryo und Fetus (577)

1.2   ABO - und HLA Inkompatibilität

ABO Inkompatibilitäten als Ursache einer nicht-rhesus bedingten Hämolyse sind selten. Intrauterine Behandlungen sind jedenfalls nicht erforderlich. Dies liegt wahrscheinlich daran, daß ABO-Antigene beim Feten weniger als Rhesus-Antigene exprimiert werden. Mütterliche anti-Lewis-Antikörper werden in der Schwangerschaft zwar gebildet, werden aber aus dem selben Grund nur selten Ursache einer Hämolyse. Mütterliche Antikörper (AK) gegen Histokompatibilitätsantigene (HLA) sind häufig. Sie sind in der ersten Schwangerschaft schwach ausgeprägt, bilden sich aber in folgenden Schwangerschaften stärker aus (171). Dabei gibt es keine Hinweise, daß die plazentagängigen IgG AK für den Feten in irgendeiner Weise schädlich sind.

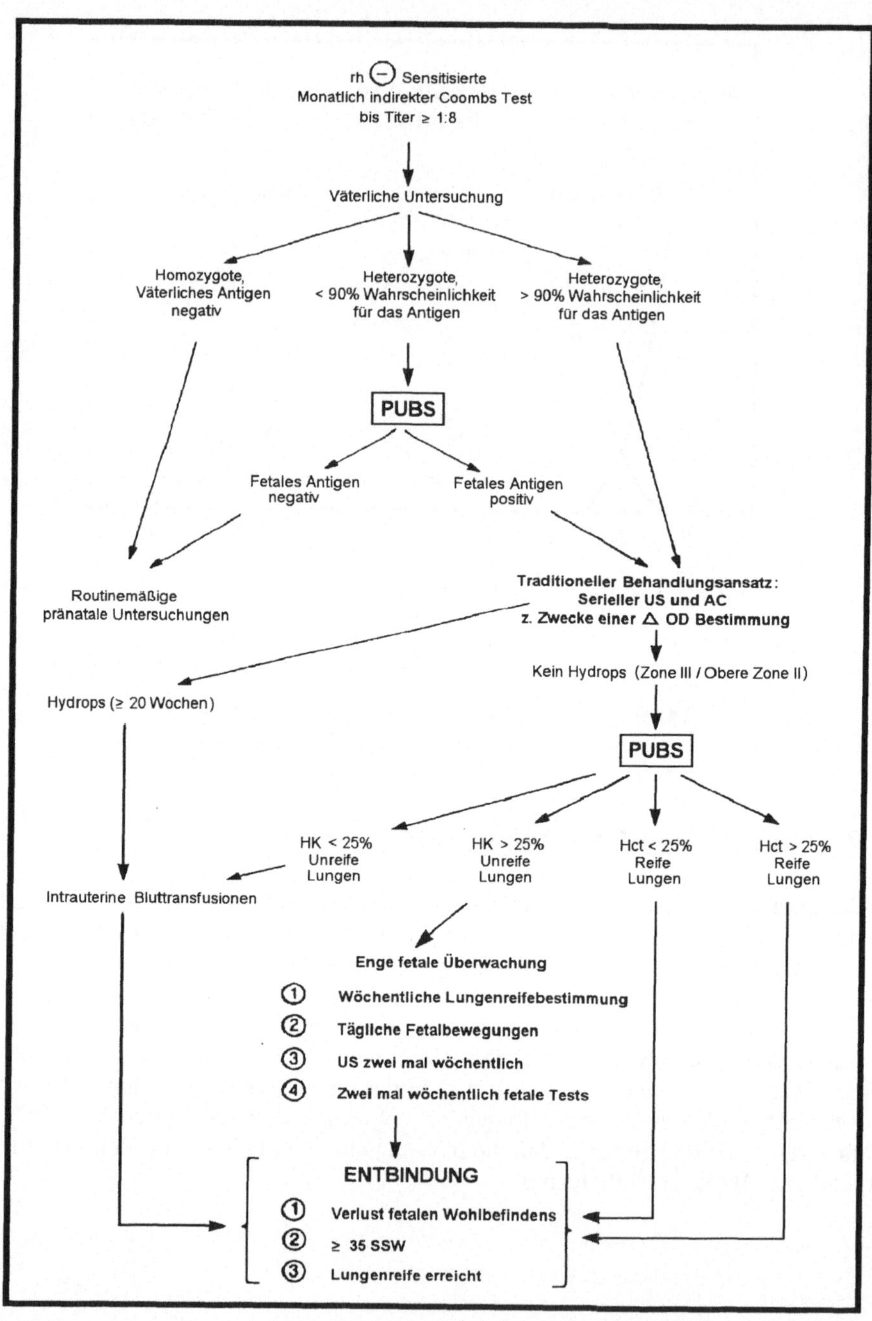

Abb. 10. Vorschlag für das Management der Isoimmunisierung in der Schwangerschaft. PUBS: percutaneous umbilical blood sampling; US: Ultraschall; HK: Hämatokrit (617)

54

1.3 Fetale Bluttransfusionen

Die ersten intrauterinen intravasalen fetalen Bluttransfusionen zur Behandlung der schweren Rhesusinkompatibilität wurden in den 60iger Jahren durchgeführt. Freda und Adamsons punktierten 1964 die fetale Femoralarterie (244), Asensio 1966 die Vena saphena magna (30) und Selen 1966 Gefäße der Chorionplatte, die durch Hysterotomie zugänglich geworden waren (675). Diese Techniken der offenen fetalen Transfusion führten zu hoher fetaler Mortalität, da häufig Frühgeburten zu verzeichnen waren, und wurden 1963 von Liley im weiteren Verlaufe zugunsten der weniger invasiven perkutanen intraperitonealen Zugangswege verlassen (450). Trotz der Nachteile hatten die initialen Techniken den Vorteil, akkurate Daten über die Schwere der Anämie und den Grad der Erkrankung zu liefern. Während der nächsten zwei Jahrzehnte trugen Verfeinerungen der Technik der intraperitonealen Transfusion dazu bei, daß dramatische Verbesserungen in der Überlebensrate erreicht werden konnten: 69% durch Clewell 1981 (124), 71% durch Berkowitz und Hobbins 1981 (54), 92% durch Harman 1983 (317) und 84% durch Scott 1984 (673). Die entscheidenden Determinanten, die über das Überleben des Feten entscheiden, sind der **Zustand** des Feten **bei der ersten Transfusion** und der **Zeitpunkt**, zu dem diese durchgeführt wird. Die Überlebenschancen eines Feten, der bereits in einer frühen Schwangerschaftswoche hydropische Veränderungen aufwies, sind schlecht, da der auftretende Ascites möglicherweise die adäquate Resorption der transfundierten Erythrocyten verhindert (249). So wendete sich das Interesse wieder mehr dem intravaskulären Zugangsweg, z.B. durch die Umbilicalvene 1981 und 1984 bei Rodeck (56, 631) oder 1982 durch den intrahepatischen Anteil der Umbilicalvene bei Bang (38) und 1985 bei de Crespigny (159) zu. In jüngerer Vergangenheit wurde die Cordocentese von Berkowitz, Nicolaides und Grannum für intravaskuläre Austauschtransfusionen verwendet (56, 57, 301, 548, 640). Grannum schlug dabei eine Austauschtransfusion vor, um eine Volumenüberlastung der Feten zu vermeiden. Berkowitz hingegen war der Ansicht, daß der Fet in der Lage sei, direkte Transfusionen ohne Probleme zu tolerieren. Das zu Beginn der 80 Jahre aufkommende Interesse am FBS (fetal blood sampling) bzw. PUBS (percutaneous umbilical blood sampling) führte zunächst zu einem vermehrten Interesse an der intravaskulären Punktion. In einer von Nicolaides durchgeführten Serie mit 21 Patienten, von denen 11 hydropisch waren, betrug die Überlebensrate 95% nach insgesamt 96 erfolgreichen Transfusionen (548). Der Vorteil besteht darin, daß die Methode 4-5 Wochen früher als bei der intraperitonealen Applikation eingesetzt werden kann. Außerdem wird die Resorption nicht durch möglicherweise vorhandenen fetalen Aszites behindert.

Moise stellte 1989 als erster eine Arbeit vor, in der er die verschiedene Verfahren der fetalen Bluttransfusion systematisch miteinander vergleicht (510). Die untersuchten Techniken waren die *direkte intravaskuläre Transfusion*, die *intraperitoneale Transfusion*, eine Kombination aus *intravaskulärer Austauschtransfusion und intraperitonealer Transfusion* und eine Kombination aus *direkter intravaskulärer Transfusion und intraperitonealer Transfusion*. Dabei zeigt sich der schnellste Hämatokritabfall bei der alleinigen Verwendung der intravaskulären Technik (p<0.001). Die günstigste Kombination besteht in der Verwendung der intravaskulären mit der intraperitonealen Technik. Dabei spielt es keine Rolle, ob lediglich Blut zugeführt oder ob eine Austauschtransfusion vorgenommen wird. Allerdings ist die Austauschtransfusion mit einer verlängerten Eingriffszeit verbunden. Dies erhöht das Risiko einer Nadeldislokation mit konsekutivem Hämatom der Nabeschnur, dabei ist auch das Infektionsrisiko erhöht. Bei gleichbleibendem Hämatokritabfall zwischen den Transfusionsintervallen sollte daher der reinen Transfusion in Kombination mit der intraperitonealen Transfusion der Vorzug gegeben werden. Zwischen den Transfusionsintervallen kann so ein stabiler Hämatokrit geschaffen werden, der weniger Transfusionen erforderlich macht.

1.3.1 Methodik

Die Bluttransfusion via Cordocentese ist ein ambulanter Eingriff. Sie wurde früher unter fetoskopischer Kontrolle durchgeführt und kann heute mithilfe der Ultraschallsicht erfolgen (38, 57, 543, 627, 628). Zunächst wird eine fetale Blutprobe gewonnen und der fetale Hämatokrit bestimmt. Beträgt dieser weniger als 2 Standardabweichungen unterhalb des für diese Schwangerschaftswoche bekannten Normwertes, wird die Nadelspitze in der Nabelschnur belassen und frisches konzentriertes Blut, das mit dem mütterlichen kompatibel ist, über eine 10 ml Spritze in die fetale Zirkulation infundiert. Die fetale Herzfrequenz und der Fluß des infundierten Blutes werden kontinuierlich durch Ultraschall überwacht. Nach Abschluß der Transfusion werden noch einmal 2-3 ml fetalen Blutes für eine abschließende Hämatokritbestimmung entnommen.

Tabelle 12. Mortalitätsraten von Feten mit Rhesus Inkompatibilität nach intrauterinen Bluttransfusionen, nach Rodeck (645)

Anzahl der Transfusionen:	324
Anzahl der Feten:	99
Überlebensrate:	
(hydropische ÷ nichthydropischen Feten)	78-95%
Fetale Mortalitätsrate:	~ 1Fet/SSW z. Zeitpunkt der 1. Transfusion

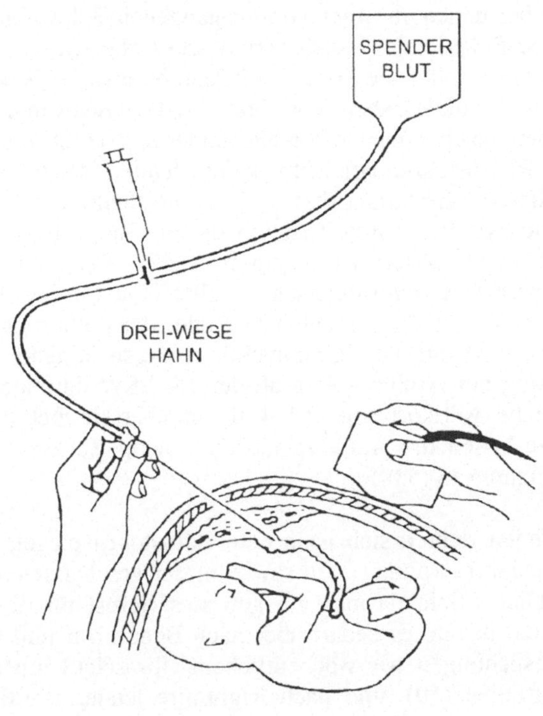

Abb. 11. fetale Bluttransfusion nach Nicolaides (547)

Wenn möglich soll der Zugang zur fetalen Zirkulation transplazentar und nicht transamniotisch gewählt werden um das Risiko einer Dislokation der Nadel und damit einer Amnionruptur sowie einer intraamnialen Blutung so gering wie möglich zu halten (Medical Research Council Working Party, 1978). Jedoch ist bei dem transplazentaren Zugangsweg die Gefahr einer fetomaternalen Blutung etwas größer, was wiederum zu einer erhöhten mütterlichen Boosterung führen kann.

Tabelle 13. Überlebensraten von Feten mit Rhesus Inkompatibilität nach intrauterinen Bluttransfusionen, nach Holzgreve (361)

nichthydropische Feten:	25/27	(92%)
hydropische Feten:	17/23	(71%)
gesamt:	42/50	(84%)

1.3.2   Zeitpunkt der Transfusion

Bei Patientinnen, bei denen in einer vorangegangenen Schwangerschaft fetale
oder neonatale Todesfälle, fetale Transfusionen oder Geburten schwer betroffener
Babys aufgetreten sind, sollte die erste Cordocentese etwa 10 Wochen vor dem
damaligen Zeitpunkt, nicht aber vor der 17.-18. Schwangerschaftswoche
durchgeführt werden. Nach Angaben von Nicolaides & Rodeck traten in mehr als
100 Fällen der Rhesusinkompatibilität keine fetalen Hydropsformen oder
Todesfälle vor diesem Gestationsalter auf, wahrscheinlich weil das fetale
retikuloendotheliale System zu unreif ist um die mit mütterlichen Antikörpern
beladenen fetalen Erythrozyten zu zerstören (547). Bei Patientinnen ohne
vorangegangene betroffene Schwangerschaft sollte eine Cordocentese durchgeführt werden, wenn der Fet Aszites entwickelt oder der mütterliche Antikörperspiegel höher als 20 IU/ml ist. Regelmäßige Untersuchungen einschließlich
Ultraschall-Screening auf Ascites sollen ab der 18. SSW durchgeführt werden,
wenn der mütterliche Antikörperspiegel 4 IU/ml überschreitet (77). Oberhalb
dieser Altersgrenze lassen die Antikörperspiegel wenig Rückschlüsse über den
Grad der fetalen Anämie zu (539).

Weitere Transfusionen richten sich nach dem Hämatokritspiegel, der am Ende
der letzten Transfusion gewonnen wird sowie an der geschätzten Abnahme von
ca. 1% HK/Tag. Dieses Schema mag ein gewisses Gerüst für die Planung der
nächsten Transfusion bieten, es bedarf aber nach Benacerraf und Frigoletto der
zusätzlichen Untersuchungen wie wöchentlichem Ultraschall um das Auftreten
von Ascites festzustellen (50), und nach Rightmire fetaler Blutflußmessungen
(623), um intrauterinen Todesfällen zuvorzukommen. Ziel ist es, den fetalen
Hydrops zu vermeiden indem der fetale Hämatokrit oberhalb des kritischen
Spiegels von einem Drittel des auf das Gestationsalter bezogenen Mittelwertes
gehalten wird (538). Nach einem Intervall von zwei Wochen sollte nach der
ersten Transfusion immer noch eine weitere folgen, da die Höhe des Hb Abfalls
nie vorhersehbar ist (558). Wenn der geschätzte fetale Hämatokritspiegel
niedriger als 20-25% gefallen ist, sollte auf jeden Fall eine Cordocentese und
Hämatokritbestimmung durchgeführt werden. Mit steigender Anzahl an Transfusionen nimmt die Höhe der Rh negativen Erythrozyten, die durch die Antikörper
nicht angegriffen werden, zu und es können die folgenden Transfusionen in
größeren Intervallen erfolgen. Eine weitere Therapie entfällt wenn der Fet nicht
anämisch ist (z.B. Rh negativer Fet). Tritt im Ultraschall fetaler Aszites auf, so
ist eine Transfusion früher als zu dem nach der obigen Formel geschätzten
Zeitpunkt durchzuführen.

1.3.3 Ort der Punktion

Von Rodeck wurde der Vorschlag gemacht, Bluttransfusionen in die Umbilicalarterie vorzunehmen:

- die einmalige Plazentapassage soll das saure Spenderblut oxygenieren und puffern bevor es in den Feten gelangt,
- im Falle einer thrombotischen Okklusion der Umbilikalarterie ist das Ergebnis nicht so fatal wie bei der Thrombose der Umbilikalvene (56).

Anders als bei der Fetoskopie ist jedoch die Punktion der Umbilikalarterie bei der Cordocentese wesentlich schwieriger, so daß häufiger die Umbilikalvene aufgrund ihres größeren Durchmessers punktiert wird. Dies hat allerdings auch Vorteile:

- der transfundierte Blutfluß läßt sich ultrasonographisch leicht verfolgen, wodurch eine Dislokation der Nadel in die Wharton'sche Sulze ausgeschlossen werden kann. Eine Blutinjektion von nur 0.5 ml Blut in die Wharton'sche Sulze kann bereits die Nabelschnurtamponade und den kindlichen Tod herbeiführen.
- Bei intraarteriellen Transfusionen läßt sich wesentlich häufiger eine fetale Bradykardie beobachten, vermutlich ein Resultat der muskelstärkeren Wand der Arterie und den dadurch häufiger auftretenden Gefäßspasmen.

1.3.4 Transfusionsvolumen

Freda (245) gab 1965 folgende Formel zur Berechnung der zu applizierenden Gesamtmenge an:

$$\textbf{(Schwangerschaft in Wochen - 20)} \times \textbf{10 ml}$$

Die Menge des zu transfundierenden Blutvolumens kann genauer unter Berücksichtigung des geschätzten fetoplazentaren Blutvolumens (549), des fetalen Hämoglobin oder Hämatokrit vor Transfusionsbeginn und des Hämatokrit des transfundierten Blutes nach einem von Nicolaides und Clewell angegebenen Diagramm bestimmt werden (550). Dadurch kann eine Übertransfusion vermieden werden, die den Tod des Fetus als Folge des intraperitonealen Druckanstiegs über den venösen Druck hinaus und eine nachfolgende Behinderung der Plazentadurchblutung verursachen würde (142).

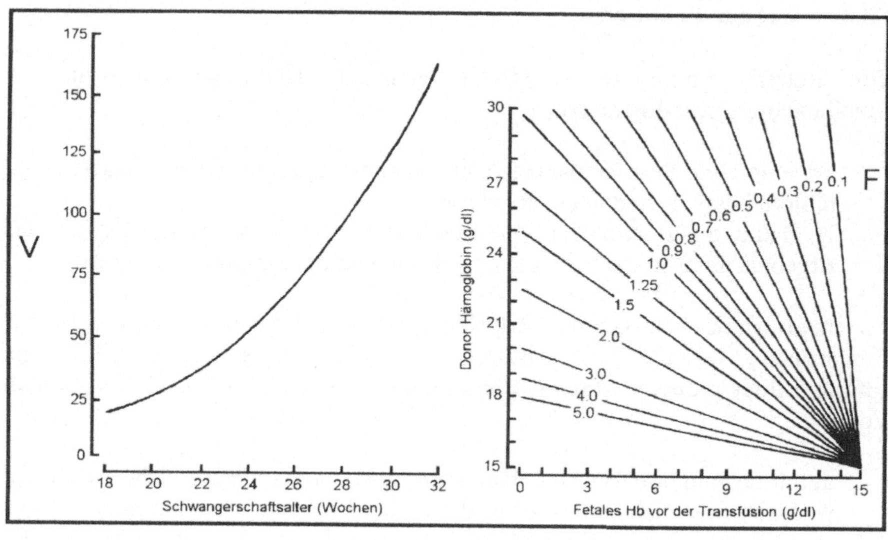

Abb. 12. Normogramm, um das Volumen des Spenderblutes in ml zu berechnen, das erforderlich ist, um die fetale Anämie zu korrigieren (550)

Der **V** Faktor wird mit dem **F** Faktor multipliziert. Beispiel: für einen Feten der 24. SSW beträgt der V Wert 50 (linker Teil der Abb.). Wenn die Konzentration des fetalen Hämoglobins vor der Transfusion 5 g/dl beträgt und das Hb des Spenderblutes 26 g/dl hoch ist (daraus ergibt sich ein F Wert von 0.9, rechter Teil der Abb.), dann sind 45 ml Spenderblut erforderlich, um ein fetales Hb post transfusionem von 12.5 g/dl zu erzielen (Normwert für das Schwangerschaftsalter), (550).

Berechnung:

H_F = fetale Hb Konzentration vor der Transfusion;
V_F = fetoplazentares Blutvolumen ;
H_D = Donorbluthämoglobinkonzentration :
V_D = Donorblutvolumen ;
H_{Fn} = fetoplazentare Hämoglobinkonzentration nach der Transfusion (mittlerer Normwert auf das Schwangerschaftsalter bezogen).

Die gesamte fetale Hämoglobinmasse beträgt vor der Transfusion: $H_F \times V_F$, die gesamte Hb-Masse des Donorblutes beträgt: $H_D \times V_D$. Wenn das fetale Volumen nach der Transfusion $V_F + V_D$ beträgt, dann wird die gesamte fetale Hämoglobinmasse nach der Transfusion $H_{Fn} (V_F + V_D)^* = (H_F \times V_F) + (H_D \times V_D)$ sein (* unter der Annahme, daß sich das Spenderblut vollständig mit Fetalblut vermischt). Daher ist: $V_D = V_F (H_F - H_{Fn})/(H_{Fn} - H_D)$.

Die schrägen Linien **F** im rechten Teil der Abb. 12 wurden gezeichnet, indem die obige Formel wie folgt dargestellt wurde: $V_F / V_D = (H_{Fn} - H_D)/(H_F - H_{Fn})$.

Außerdem wurde von folgenden Annahmen ausgegangen:

(1) der H_{Fn} -Wert beträgt 15 g/dl,
      (mittlerer Normwert in der 40. SSW),
(2) die H_F -Werte betragen 1-15 g/dl,
      (Bereich möglicher Konzentrationen vor der Transfusion), und
(3) die H_D -Werte betragen 15-30 g/dl
      (Bereich möglicher Donorblutkonzentrationen).

Die **F** -Werte repräsentieren die Fraktionen fetoplazentaren Blutvolumens, die erforderlich sind, um nach der Transfusion durch Konserven bekannter Konzentration ein fetales Hb von 15 g/dl zu erzielen.

Für den individuellen Feten, der eine Bluttransfusion benötigt, wird der **V** -Wert mit dem **F** -Wert multipliziert, der in der rechten Abb. an der Ordinate abgelesen wird. V ist das angepaßte fetoplazentare Blutvolumen, das durch Multiplikation des mittleren fetoplazentaren Blutvolumens mit dem mittleren normalen gestationsalter-bezogenen Hämoblobin geteilt durch 15 gewonnen wird:
$(V = V_F \times H_{Fn} / 15)$.

Im Anschluß wird das erzielte Ergebnis durch eine weitere fetale Hämatokritbestimmung verifiziert (550).

Einige Zentren verwenden statt des Hämoglobinwertes den Hämatokrit, für den auch Diagramme zur Berechnung des erforderlichen Transfusionsvolumens zur Verfügung stehen. Der HK wird in der Regel im Coulter Counter aus dem Hb unter Zuhilfenahme des MCV und der Erythrozytenzahl errechnet, oder durch Zentrifugation bestimmt. Der Faktor drei bietet einen groben Anhalt für die Umrechnung zwischen Hk und Hb. In der Anästhesie ist bei Transfusionen häufig der rheologische Aspekt wichtig. Daher wird hier vor Transfusionen häufig der Hk zugrunde gelegt. Der durchschnittliche HK eines Erythrozytenkonzentrates liegt im Bereich zwischen 65-85%.

1.3.5   Transfusionsraten

Die Transfusionsgeschwindigkeit kann ohne Nebenwirkungen auf die fetale
Herzfrequenz bis zu 10-15 ml/Min. betragen. Dies ist die Maximalgeschwindig-
keit, mit der manuell konzentriertes Spenderblut durch eine 15 cm lange 20
Gauge Nadel verabreicht werden kann. So kann die fetale Anämie durch "top-up"
Bluttransfusionen ohne langwierigen Austausch bewältigt werden. Verlängerte
Eingriffszeiten mit erhöhten Komplikationsraten an Infektionen, Verletzungen
durch gesteigerte fetale Bewegungen, Tamponade, Vasospasmen oder Blutung
können so weitgehend vermieden werden.

1.3.6   Gestationsalter und Entbindungsmodus

Transfusionen müssen nicht auf das zweite und frühe dritte Trimester beschränkt
werden, sie können bis zur Entbindung durchgeführt werden. So kann häufig ein
Kaiserschnitt in einem frühen Gestationsalter, verbunden mit längerem
Aufenthalt auf einer Kinderintensivstation vermieden werden. Je höher das
Gestationsalter, desto einfacher sind die Transfusionen in der Regel
durchzuführen, da der Durchmesser der Umbilicalvene immer größer wird. In
Abhängigkeit von der fetale Lungenreife und in enger Abstimmung mit dem
Neonatologenteam, das Erfahrung mit den speziellen Problemen im Umgang mit
der Rhesuserkrankung haben sollte, wird die Entbindung meist um die 32.-34.
Schwangerschaftswoche geplant (360).

2 Chromosomenanalyse

2.1 Mono-oder Trisomien

Unter Mono- oder Trisomien versteht man das monosome oder trisoide Auftreten einzelner Autosomen. An dieser Stelle sollen nur die Trisomie 13 (Patau-Syndrom), die Trisomie 18 (Edwards-Syndrom) und die Trisomie 21 (Down-Syndrom) erwähnt werden. Als mit dem Leben vereinbare Chromosomen-anomalie gilt hiervon nur die Trisomie 21, bei der die lebenslimitierenden Faktoren bisher meist kardiale Komplikationen bzw. Organfehlbildungen sind. Heute erreichen Personen mit Down-Syndrom häufig Lebensalter, die das dreißigste Lebensjahr überschreiten. Patienten mit Trisomie 13 oder 18 leben nach der Geburt meist nur einige Tage, Wochen oder ganz selten Monate (ca. 5%). Beim 45 XO-Syndrom (Turner-Syndrom) handelt es sich um eine gono-somale Anomalie mit normaler Intelligenz und weitgehend normaler Entwick-lung. Das typische Aussehen dieser Frauen, die steril sind, ist eine gewisse Kleinwüchsigkeit und häufig ein Pterygium colli. Erwähnt seien noch die gonosomalen Aneuploidien (Abweichungen des normalen Chromosomensatzes) des X (Triplo-X) - oder Y Chromosoms (Klinefelter-Syndrom). Alle anderen Mono-oder Trisomien sind mit dem Leben nicht vereinbar und gelangen in der Regel nicht zur Geburt. Für weitergehende Details sei auf die einschlägigen Fachbücher verwiesen.

2.2 Tri-, Tetra - oder Polyploidie

Von Tri-, Tetra - oder Polyploidie spricht man, wenn nicht einzelne Chromo-somen, sondern der ganze Chromosomensatz verdrei - oder vervielfacht wurde. In der Regel sind derart schwerwiegende chromosomale Störungen nicht mit dem Leben vereinbar. Bei den Triploidien gibt es zwei scharf definierte unterschied-liche Phänotypen (partielle Blasenmole bzw. Hypotrophie-Sequenz), die mit den unterschiedlichen paternalen bzw. maternalen Ätiologien (Dispermie bzw. meiotische Nondisjunction) korrelieren (161, 188).

2.3 Verspätete Anmeldung bzw. versäumte Amniocentese

Die zytogenetische Analyse fetaler Lymphozyten ist in der Lage, innerhalb von drei Tagen nach FBS verläßliche Karyotypen zu liefern (297), (AC: 2-4 Wochen). Diese schnelle Karyotypisierung verkürzt die oft mit angstvoller Erwartung verbrachte Wartezeit und kann Abnormalitäten des Chromosomensatzes zu einem späten Zeitpunkt so schnell diagnostizieren, daß im Krankheitsfalle oft noch eine Beendigung der Schwangerschaft möglich ist. Als Alternative dient die Plazentabiopsie, die während der ganzen Schwangerschaft durchgeführt werden kann. Diese Technik kann unter gewissen Umständen sogar in wenigen Stunden ein Ergebnis liefern (544).

2.4 "Fragiles X-Syndrom"

Die Häufigkeit wird mit etwa 1:1000 männlichen Lebendgeburten angegeben. Diese am nach dem Down-Syndrom zweithäufigste zytogenetisch verursachte Form der mentalen Retardierung wird durch eine brüchige Stelle im langen Arm des X-Chromosoms verursacht (Xq 27.3). Klinisch gehen ein **langes Gesicht** mit **langen Ohren** und **perseverierender Sprache** einher. Die fragile Stelle des Chromosomes liegt bei dem Gen, das die mentale Retardierung verursacht. Die für die Frühdiagnostik gegenwärtig am erfolgversprechenste Technik besteht in einer zytogenetischen Analyse fetaler Lymphozyten (775, 776). Cytogenetische Untersuchungen der Amnionflüssigkeit zeigten in einem Kollektiv von 148 Patientinnen mit gesicherter Familienanamnese, (davon 91 Mädchen) zwei falsch negative Fälle (1.35%) bei 11 korrekt diagnostizierten fra(X) positiven Fällen. Durch CVS Untersuchungen zeigten sich im einem Kollektiv von 21 Patientinnen drei falsch negative Ergebnisse bei Knaben. Die "falsch negative" Diagnose wurde durch restriction fragment length polymorphisms (RFLP) gestellt, eine zusätzlich angewendete molekularbiologische Methode. Eine wichtige Rolle spielen die Inkubationsmedien, z.B. das Chang Medium, bevor durch Thymidin (THY) oder 5-Fluorodeoxyuridin (5 FUdR) die Induktion des fragilen X Chromosoms stattfindet (387). Auch für die pränatale Diagnostik bei Mädchen existiert jetzt ein zuverlässiges Verfahren. Etwa ein Drittel der weiblichen Neugeborenen, die heterozygot für das X Chromosom sind [fra(X)], zeigen in der weiteren Entwicklung eine mentale Beeinträchtigung. Aufgrund dieser Beobachtung setzen die meisten Mütter nach der Diagnosestellung die Schwangerschaft fort. Carrier-Mädchen (n=43) wurden einem kognitiven Test unterzogen, um den IQ zu bestimmen. Dabei zeigten sich 55.8% mental beeinträchtigt (IQ<85). Von diesen zeigten 72% eine mentale Retardierung (IQ<70%). Dieses Ergebnis liegt deutlich über dem Wert, der ursprünglich angenommen wurde. Es ist anzunehmen, daß Kinder mit einem Anteil von >2% fragilem X Chromosom im FBS auch in der AC und im CVS positiv sind. Weitere Untersuchungen stehen allerdings noch aus, so daß zum gegenwärtigen Zeitpunkt noch keine ultimative Beratung der Eltern erfolgen kann (141).

Tabelle 14. Verteilung <u>autosomaler</u> "fragile sites" aus Kulturen für die pränatale Diagnostik des fragilen X- Chromosoms (430)

	(n=)	Häufig beobachtete **autosomale** "fragile sites" bzw. "chromosome breaks/gaps"
AF (amniotic fluid sample)	100	3p14, 6q26, 7q32
CVS (chorionic villus sample)	19	9q32, 3q27, 8q22
PUBS (fetal umbilical cord blood)	5	3p14, Xq22, 16q23

Schlußfolgerungen:

- Die Diagnostik des fra(X) kann im Rahmen einer AC gestellt werden, wenn ein geeignetes erfahrenes Labor zur Verfügung steht und die Limitierungen durch diese Methodik bekannt sind und berücksichtigt werden.
- Inzwischen ist die molekulargenetische Diagnostik des fragilen X-Syndroms durch molekularbiologische Techniken so sicher geworden, daß eine Diagnostik nach CVS zur Methode der ersten Wahl geworden ist (729). Wenn möglich sollten im CVS negative Ergebnisse durch die Analyse anderer Gewebe verifiziert werden.
- Multiple Ansätze bei der Diagnostik des fragilen X-Syndroms können die Verläßlichkeit der Diagnose maximieren (682).

2.5   Mosaike

Wenn in einer Amnionzell-oder Plazentabiopsiekultur mehr als ein Karyotyp gefunden wird, spricht man von Mosaiken mit den sich daraus ergebenden erhöhten Risiken einer körperlichen oder geistigen Behinderung. Breed beobachtete in einem Kollektiv von 2103 Patientinnen, die ein CVS erhalten hatten, in 26 Fällen (1.2%) echte chromosomale Mosaike. Dabei konnte nur in einem Fall die Diagnose beim Feten bestätigt werden. Von den verbleibenden 24 Schwangerschaften endeten 4 in Spontanaborten (84). In der 9.-12. Schwangerschaftswoche werden durch CVS auf die Plazenta beschränkte Mosaike in intakten Schwangerschaften (confined placental mosaicism, CPM) mit einer Häufigkeit von 2% diagnostiziert. Hierbei handelt es sich meist um chromosomale Trisomien. Diese Tatsache korreliert positiv mit dem Auftreten von IUGR oder Spontanaborten im zweiten oder dritten Trimester. Von 54 Spontanaborten stellten sich 11 (22%) als embryofetales oder plazentares Mosaik heraus. In 34 Plazenten aus ausgetragenen Schwangerschaften mit durch CVS diagnostiziertem Mosaik (CPM), ließ sich in 17 Fällen der identische Mosaizismus nachweisen. Hierbei fanden sich 6 Fälle von IUGR, einer mit IUFD. Es besteht eine direkte Korrelation zwischen durch CVS diagnostizierter plazentarer Aneuploidie und der Befundbestätigung durch postpartale Plazentauntersuchung (399, 400). Bei einer weiteren Patientin wurde in der 23. SSW wegen Verdacht auf IUGR und beidseitiger fetaler Hydronephrose ein CVS durchgeführt. Das Ergebnis zeigte eine Trisomie 9 in allen untersuchten Zellen. Die Amniozyten und fetalen Blutlymphozyten zeigten normale Chromosomensätze. Das in der 37. SSW entbundene Kind imponierte phänotypisch bis auf die pränatal erkannte leichte Hydronephrose unauffällig. Wiederholte Untersuchungen der Plazenta bestätigten den Befund (47,XY,+9). Der fetale Chromosomensatz und Biopsien der Amnionmembranen hingegen waren normal (46,XY). Auch bei diesem Auftreten von CPM lag eine IUGR vor (26). Über einen ähnlichen Fall mit Trisomie 21 der Plazenta und chromosomal normalem Kind berichteten Hammer et al. (309). Normale oder abnormale Chromosomensätze, die nicht Mosaike enthalten, reflektieren nahezu immer die fetale chromosomale Konstitution. Das Auftreten falsch negativer Resultate ist beschränkt auf Zytotrophoblastenzellen, die die fetale Chromosomenanomalie nicht repräsentieren. Die Diagnose eines plazentaren Mosaikes erfordert zwingend die Diagnosesicherung durch AC, FBS und Ultraschall, bevor die Schwangerschaft beendet werden darf, da das plazentare Mosaik nur selten mit einem echten fetalen Mosaik korreliert (507). Zytogenetische Fehldiagnosen nach Chorionzottenbiopsie können bei gleichzeitiger Anwendung der Direktpräparation und Zellkultur mit gleicher Sicherheit wie nach Amniocentese verhindert werden.

Tabelle 15. Beispiele für fetale, plazentare und zelluläre Mosaike (408)

	CVS (Chorionvilli)	AC (Fw.-Zellen: Lymphozyten, Fibroblasten)	Diagnose
Fall 1:	46,XY	69,XXY	**ausgebliebene II. meiotische Teilung** 1 väterlicher, 2 mütterliche Chromosomensätze
Fall 2:	46,XX/47,XX +mar de novo	46,XX	somatische Chromosomen/Chromatid **Deletion** **Non-Disjunction** des homologen Chromosomen
Fall 3:	46,XY/46XY, 19q+de novo	46,XY	somatische **Translokation** (Chimärismus unwahrscheinlich, da Mosaik auf ein Gewebe beschränkt)

Von Pseudomosaiken ist die Rede, wenn nur eine Zelle den abweichenden Chromosomensatz aufweist. Oft wurde der gewonnene Karyotyp mit mütterlichen Zellen, extraembryonalem Gewebe wie Throphoblastenzellen oder Zellen fetaler Membranen kontaminiert. Viele Techniken haben bisher versucht, echte von Pseudomosaiken zu . unterscheiden. Die Fetalblutanalyse hat sich für dieses Problem als ebenfalls geeignete Untersuchungsmethode herausgestellt (297).

3   Fehlbildungen

Das Risiko für die **Trisomie 21** steigt mit zunehmendem Alter (Mutter), (allgemeines Risiko; mütterliches Alter 20-24 Jahre: 0.03-0.06%; 30-34 Jahre: 0.1-0.16%; 35-37 Jahre: 1.6%; 38-40 Jahre: 2.0%; 41-43 Jahre: 5%; 44-46 Jahre: 9.1%; 47-48 Jahre: 18.8%). Bei vorausgegangenem Kind mit entsprechender Fehlbildung liegt das Wiederholungsrisiko für **Neuralrohrdefekte** bei 2-5% (allgemeines Risiko: 0.1-0.2%) und für **Herzfehler** bei 2-4% (allgemeines Risiko: 0.4-0.8%), (134, 452, 565, 662, 721).

Untersuchungen hinsichtlich einer fetalen Anomalie richten sich an klar definierten Zielen aus. Eine standardisierte Examination der fetalen Anatomie sollte vor allem folgende Organe berücksichtigen:

* Gehirn (Ventrikel, Kleinhirn), Rückenmark und Spinalkanal
* fetales Herz (Vierkammerblick)
* Nieren und Harnblase
* Magen
* Bauchwand
* Zwerchfell
* Extremitäten
* Nabelschnur (3 Gefäße)

Bei genauer Anwendung dieses Vorgehens kann sich eine Aufklärungsrate von bis zu 70% ernsthafter stuktureller Anomalien ergeben, die später beim Neugeborenen gefunden werden (649). Sollten sich bei der Routineultraschalluntersuchung Hinweise auf eine Fehlbildung zeigen, so ist eine schnelle Karyotypisierung indiziert (541). Zu diesen eher versteckten Zeichen gehören ein **auffälliges Gesicht**, eine **verdickte Nackenfalte** ("nuchal edema") der Feten und **Malformationen der Hand**. Besteht der Verdacht auf eine Trisomie 21 so sollte im Ultraschall besonders auf **lose Hautfalten im Nacken, Clinodaktylie, Hypoplasie der mittleren Phalanx der fünften Finger, Sandalenfurche** am Fuß und **Herzfehler** geachtet werden. Eine Karyotypisierung sollte auch durchgeführt werden, wenn das Risiko eines intrauterinen Fruchttodes im Rahmen der entdeckten Fehlbildung hoch ist, da die post mortem auftretende Autolyse die genetische Diagnosestellung erschweren kann.

Die Cordozentese kann sich auch im dritten Trimester als hilfreich erweisen, nicht behandelbare oder nicht mit dem Leben vereinbare fetale Erkrankungen vor der Entbindung zu diagnostizieren, um die Patientin vor unnötigen schwangerschaftserhaltenden Maßnahmen (z.B. Tokolyse) oder operativen Entbindung zu bewahren. Eine Karyotypisierung kann ferner helfen, die Entscheidung für Eingriffe wie vesicoamniotische oder thoracoamniotische Shunts zu erleichtern, oder die Geburt so zu leiten, daß postpartale operative Eingriffe, wie bei Exomphalos oder Zwerchfellhernie erforderlich, besser geplant werden können (703).

3.1   Analatresie

Sie tritt z.B. als ein Erscheinungsbild der *VATER*-Sequenz (vertebral defects, anal atresia, tracheal-esophageal-fistula und atresia, renal und radial defects) bzw. im Zusammenhang mit der Trisomie 18 oder dem 13q-Syndrom auf (696).

3.2   Duodenalatresie

Unter den Chromosomenanomalien findet sie sich häufig bei Trisomie 21.

3.3   Exomphalos

Der Exomphalus ist eine Läsion, die sich gut einer postpartalen Korrektur zuführen läßt. Häufig ist diese Läsion Teil des *Beckwith-Wiedemann-Syndroms* (Exomphalos-Makroglossie-Gigantismus-Syndrom). Handelt es sich um einen isolierten Defekt, so liegt die Überlebensrate sogar bei 96-100% (327, 466, 525). In dem von Nicolaides beobachteten Kollektiv von 35 Patienten zwischen der 16. und 36. Woche fand sich in 54% ein abnormaler Chromosomensatz, in den meisten Fällen eine Trisomie 18 (547). Anders als bei der Omphalozele, bei der sich aus unbekannten Gründen der physiologische Nabelbruch nicht zurückbildet, liegt bei der Gastroschisis niemals ein Bruchsack vor. Die Bauchorgane sind durch einen Bauchwanddefekt, der stets rechts neben der normal inserierenden Nabelschnur liegt, bereits intrauterin vorgefallen und es können sich wie bei einer intrauterin rupturierten Omphalozele die Zeichen einer fetale Peritonitis zeigen (563). Zusätzliche Fehlbildungen wie bei der Omphalozele sind ungewöhnlich, die Primärversorgung entspricht der der Omphalozele.

3.4   Hydrozephalus

Unter einem Hydrozephalus versteht man eine pathologisch vermehrte Flüssig-
keits-bzw. Liquoranreicherung im Schädel. Die systematische Pathologie unterscheidet den Hydrozephalus externus mit Erweiterung des
Subarachnoidalraumes, den H. internus mit Erweiterung des Ventrikelsystems,
den H. communicans, einer Kombination aus H. externus und internus mit
erhaltener Verbindung zwischen beiden. Weitere Einteilungen ergeben sich aus
der Pathogenese: H. aresorptivus (z.B als postmeningitische Komplikation), H.
occlusus (Verlegung innerer oder äußerer Liquorgänge durch Blutgerinnsel,
Tumor oder Mißbildungen), H. hypersekretorius, H. e vacuo (primäre
Hirnatrophie mit kompensatorischer Erweiterung der Ventrikelräume, ohne
intraventrikuläre Drucksteigerung). Bei Feten sind unter den häufigsten
Ursachen eines Hydrozephalus fetale Infektionen zu suchen. Häufig ist der
Hydrozephalus auch Folge einer Spina bifida. Postpartal stehen die
intrazerebralen Hämorrhagien an erster Stelle. Behandlungsansätze und
Behandlungskriterien s.a. unter Teil II. Kap. 4. Fetale Erkrankungen mit
chirurgischer Interventionsmöglichkeit: "Zentral-Nerven-System".

3.5   Obstruktive Uropathie und Nierenfehlbildungen

Dabei handelt es sich im Wesentlichen um Harnabflußstörungen auf Höhe des
Nierenbeckens, bei der Ureterenenmündung oder durch Urethralklappen, die in
Abhängigkeit vom Schwangerschaftsalter, in dem sie erstmalig auftreten, zu
unterschiedlich schwerer Schädigung der betroffenen Niere mit Nierendysplasie
führten. Die Behandlungsindikationen sind weiter unten aufgeführt.

3.6   Pleuraergüsse

Bei Durchführung einer Shuntoperation zwischen Amnionhöhle und Pleuraerguß
läßt sich häufig die pulmonale Hypoplasie vermeiden, s.a. unter Teil II. Kap. 4.
"Pleura". Auftreten auch bei Chromosomenanomalien, z.B. Trisomie 21.

3.7   Wachstumsretardierung

Von intrauteriner Wachstumsretardierung, Intra-Uterine-Growth-Retardation,
(IUGR) bzw. Small-for-Gestational-Age (SGA) Feten spricht man, wenn das
Geburtsgewicht bzw. das intrauterine Schätzgewicht unter der 10. Perzentile des
vergleichbaren Gestationsalters liegt. Sie stellt ein häufiges Erscheinungsbild
vieler Chromosomenanomalien dar, z.B. bei Trisomie 13, 18, gelegentlich bei
Trisomie 21 und bei Triploidie (119). Wachstumsretardierte Feten (SGA) tragen
zu einem großen Teil zur perinatalen Mortalität und Morbidität bei. IUGR-Feten
haben ein hohes Risiko der subpartalen Asphyxie (760). Häufiges Auftreten von

SGA Feten wird auch bei kongenitalen Infektionen beobachtet, z.B. bei Toxoplasmose, Cytomegalie, oder anderen Virusinfektionen, s.a. unter Teil II. Kap. 16. Wachstumsstörungen.

3.8   Zwerchfellhernie

Diese Läsion, die isoliert aber auch in Kombination mit anderen Fehlbildungen auftritt, kann heute bereits während der Schwangerschaft diagnostiziert werden. Aus tierexperimentellen Untersuchungen an Lämmern liegen ausreichend Daten vor, die belegen, daß die Versorgung der Hernie in Utero zu vollständiger Erholung der Lunge führen kann (606). In einigen Fällen läßt sich eine begleitende Polyhydramnie beobachten. Da aus den Daten der *International Survey of the Antenatal Diagnosis of Diaphragmatic Hernia* aber nicht klar hervorgeht, welche Kinder zusätzlich andere Fehlbildungen aufweisen, kann keine Aussage gemacht werden, ob die Polyhydramnie ein negativer Prognosefaktor ist (6). Die Problematik wird weiter unten ausführlich diskutiert.

3.9   Zystisches Hygrom

Darunter versteht man Fehlbildungen des lymphatischen Systems, die isoliert auftreten können, aber meist in Verbindung mit einem Hydrops fetalis vorkommen. Die gekammerten zystischen Hygrome des mittleren Trimenons müssen von den einfachen ödematösen Schwellungen im Halsbereich während des ersten Trimenons unterschieden werden. Unter diesen Feten mit einfachen ödematösen Schwellungen im Halsbereich finden sich einige, die ein erhöhtes Risiko für Aneuploidie besitzen. Feten mit normalem Karyotyp zeigen in der Regel nach der 18. SSW eine spontane Rückbildung ihrer Nackenödeme (388). Nicolaides fand bei zystischen Nackenhygromen von 46 Feten in 82% Chromosomenanomalien, davon waren 90% 45 XO (Turner-Syndrom), s.a. unter Teil II. Kap. 10. Hydrops fetalis (547). Ob Nackenödeme des ersten Trimenons für die Früherkennung von Chromosomenanomalien ein geeignetes Merkmal darstellen, wird gegenwärtig intensiv an großen Fallzahlen erforscht.

4 Fetale Erkrankungen mit chirurgischer Interventionsmöglichkeit

4.1 Offene Fetalchirurgie

4.1.1 Allgemeines

Die Diagnostik und Behandlung chirurgisch behandelbarer fetaler Anomalien, z.B. der *Zwerchfellhernie*, der *bilateralen Hydronephrose*, des *Sakrokokzygealteratoms*, des *Chylothorax*, *einfacher Formen der fetalen Herzerkrankungen* und der *zystisch-adenomatoiden Malformation der Lunge*, hat sich erst während des letzten Jahrzehnts entwickelt. Dabei spielten verbesserte Methoden der bildgebenden Verfahren und der fetalen Überwachung, ein gereiftes Verständnis der fetalen Physiologie und Pathophysiologie und die Entwicklung neuer geeigneter Operationstechniken eine entscheidende Rolle. Dies führte zur Veränderungen des Entbindungszeitpunkts, der Art der Entbindung und der pränatalen Behandlung. Jede im Tierversuch neu entwickelte Operationstechnik muß sich der kritischen Frage unterziehen, ob das mit dem Eingriff verbundene Risiko für die Mutter und den Feten akzeptabel ist und in einem tragbaren Verhältnis zu dem für den Feten zu erwartenden Nutzen steht. Nur die Entwicklung **strenger Richtlinien**, welche Feten mit einer Anomalie von einer intrauterinen Therapie profitieren werden, gestattet den Einsatz dieser doch mit erhöhten Risiken behafteten Behandlungsart. Von äußerster Wichtigkeit ist die Tatsache, daß die weitere Reproduktionsfähigkeit der Frau erhalten bleiben soll. Longaker et al. berichteten aus einem Patientengut von 17 Frauen, die sich einer intrauterinen Chirurgie unterzogen. Die Gestationsalter zum Zeitpunkt der Operation lagen zwischen 18 und 28 Wochen, im Durchschnitt bei 24 Schwangerschaftswochen. Dabei traten keine Todesfälle oder schwere mütterliche Komplikationen auf. In 8 Fällen kam es in Folge zu normaler Schwangerschaft, so daß die Fertilität nicht eingeschränkt erschien. Schwierigkeiten bereiteten postoperative uterine Kontraktionen und Frühgeburtsbestrebungen. Es traten keine Wundinfektionen oder Chorioamnionitiden auf (461). Die **Hysterotomie** und die später darauf **obligat folgende Sectio caesarea** stellen natürlich - wie jeder chirurgische Eingriff - ein zusätzliches Risiko dar, das nur nach sorgfältiger Nutzen-Risikoanalyse eingegangen werden darf. Ein solcher Eingriff ist nur zu rechtfertigen, wenn 1. der Spontanverlauf der Erkrankung und ihre Pathophysiologie bekannt sind und hinlänglich verstanden werden, 2. die pränatale Diagnostik eine akkurate Angabe über die Art und Ausdehnung der Erkrankung machen und zusätzliche Fehlbildungen ausschließen kann, die

Prognose eingeschätzt werden kann, so daß nur schwerst betroffene Feten dem Risiko einer intrauterinen Korrektur ausgesetzt werden sollten, 3. die in utero Korrektur im Tierversuch eine wirkliche Verbesserung des fetalen Zustandes herbeigeführt hat und 4. die mütterlichen Risiken nach Beurteilung der Gesamtsituation als gering angesehen werden können. Weiterhin stellt sich die Frage, ob nicht die vorgezogene Entbindung mit postpartaler chirurgischer Korrektur das bessere Verfahren darstellt (324).

Tabelle 16. Feten, die von vorzeitiger Entbindung mit ex utero Korrektur profitieren können (324)

Obstruktive Hydronephrose
Gastroschisis oder rupturierte Omphalozele
Intestinale Ischiämie oder Nekrosen, z.B. nach Volvulus, Mekoniumileus etc.
Komplex der durch amniotische Bänder verursachten Malformationen
Große Omphalozele
Sakrokokzygealteratom, zervikales Hygrom, zervikales Teratom

Eine Reihe von Anomalien führen aber in der intrauterinen Entwicklung zu irreversiblen Schäden, z.B. die Zwerchfellhernie oder die chronische Stauung des fetalen Urogenitalsystems mit konsekutiver Lungenhypoplasie. Eine normale Lungenentwicklung ist manchmal nur nach intrauteriner Dekompression zu erzielen.

Intrauterine Wunden heilen nahezu narbenfrei. Hierzu ergeben sich Forschungs-ansätze zur Wundheilung und Narbenbildung, die auch auf das Gebiet der Allgemeinchirurgie Auswirkungen haben dürften (5, 432, 459). Im Folgenden sind in Kürze die wichtigsten Fakten der offenen Fetalchirurgie zusammengefaßt.

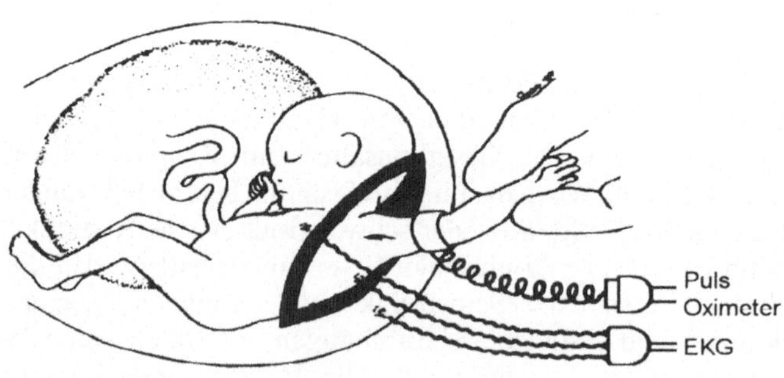

Abb. 13. Pulsoximeter zur Feststellung der Sauerstoffsättigung, fetales EKG (324)

4.1.2 OP-Techniken

Anästhesie

- Präoperativ **Indomethacin** 100 mg Spp. (Prostaglandinsynthesehemmer als Wehenhemmung), Epiduralkatheter zur postoperativen Analgesie,
- Inhalationsanästhesie mit O_2 und **Halothan** (Fluothan) zur fetalen und mütterlichen Anästhesie und zur uterinen Muskelrelaxation.

Operation

- Monitoring: Blutdruckmanschette, großlumige iv. Kanülen, Blasenkatheter, EKG, Pulsoximeter,
- Lagerung: mütterliche leichte Linksseitenlagerung, um V. Cava Kompressionssyndrom zu vermeiden,
- Schnittführung: Unterbauchquerschnitt, uterin: Lokalisation und Richtung variabel, so weit von der Plazenta entfernt als nur irgend möglich, von dem Feten wird nur der Teil aus der Inzision eleviert, auf den unbedingt Zugriff bestehen muß, der Hauptteil verbleibt in utero,
- Blutstillung: spezielle Maßnahmen zur Stillung der uterinen Wundränder, resorbierbare Staplernähte, Elektrokauter, spezielle Wundklemmen, manuelle Kompression während der Inzision, *Durchführung des spezifischen fetalen Eingriffs*, Fruchtwasser (incl. 1g **Nafcillin Na**), durch physiolog. NaCl gestreckt, reinstillieren,
- Uterine Nähte: resorbierbare Staplernähte (Metallklammern führen in Folge zu eingeschränkter Fertilität), 3-lagig, Fibrinkleber (zur Vermeidung amniotischer Lecks).

Postoperatives Management

- Postoperative **i.v. Tokolyse: Partusisten** bzw. **Ritodrin** (β-Sympathomimetika), **Magnesiumsulfat, Indomethacin,**
- Postoperative Antibiotikatherapie: perioperativ bis 3. postoperativer Tag **Cephalosporine,**
- Nachbehandlung: **orale Tokolyse** <u>kontinuierlich</u> bis zum Erreichen der elektiven Sectio caesarea: **Partusisten, Ritodrin** bzw. **Terbutalinsulfat** (mangelnde Kompliance bei der Tabletteneinnahme führt zu Frühgeburtlichkeit).

 Bisher am Feten durchgeführte offene Operationen (Harrison, Stand Februar 1991), (461)

Indikation zur offenen Fetalchirurgie:	Fallzahlen durchgeführte Operationen:	Erfolgsraten:	Komplikationen: (Fetektomie)
bilaterale Hydronephrose	7	7	$\varnothing$
angeborene Zwerchfellhernie	8	5	3 (inoperabel)
Sacrokokzygealhämatom	1	1	1 ("Mirror"-Syndrom)
zystisch-adenomatoide Malformation der Lunge	1	1	1 ("Mirror"-Syndrom)

Das Ziel der offenen Fetalchirurgie sollte eine komplette und vollständige Korrektur der Anomalie sein, um die fetalen Chancen zu maximieren. Bei mangelhaftem Erfolg des Eingriffs und Fortsetzung der Schwangerschaft ist die Mutter durch die erhöhten Risiken des ersten Eingriffs und der obligat folgenden Sectio caesarea einer andauernden Bedrohung ohne erkennbaren Nutzen für den Feten ausgesetzt ("alles oder nichts"- Gesetz), (324).

Das Sakrokokzygealteratom und einige andere Malformationen können intrauterin oder durch vorgezogene Entbindung behandelt werden. Beim Sakrokokzygealteratom stellen die massive arterio-venöse Shuntbildung, die Plazentamegalie und der fetalen Hydrops die Indikation zur offenen Fetalchirurgie dar. Befindet sich der Fetus in stabilem Zustand kann die Korrektur sicher postpartal, z.B. nach vorgezogener Sectio caesarea, erfolgen.

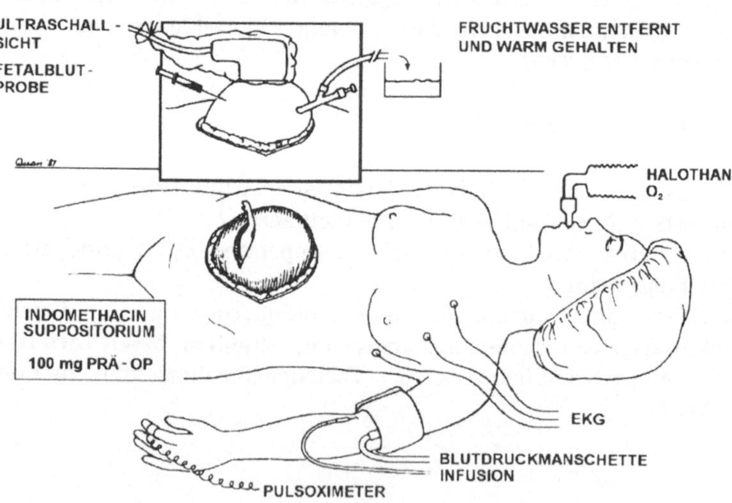

Abb. 14. Mütterliche Lagerung und Monitoring für die offene Fetalchirurgie, nach Harrison (324)

Tabelle 18. Feten, die von offener Fetalchirurgie profitieren (324)

Malformation:	Wirkung auf die Entwicklung:	in utero Behandlung:
Urethraobstruktion	bds. Hydronephrose, Pulmonale Hypoplasie → Nieren- und Ateminsuffizienz	Blasenshunting
angeborene Zwerchfellhernie	Pulmonale Hypoplasie → Ateminsuffizienz	Defektverschluß
Chylothorax	Pulmonale Hypoplasie → Ateminsuffizienz	Thorako-amniotischer Shunt
Sakrokokzygealteratom	massive arterio-venöse Shuntbildung → Plazentamegalie, Hydrops	Entfernung
Cystisch-adenomatoide Malformation der Lunge	Pulmonale Hypoplasie, Hydrops	Entfernung

4.2 Pleura

4.2.1 Shuntanlage

Der fetale *Hydrothorax* kann bei **Chylothorax, pulmonalen Tumoren, Infektionen** oder **idiopathischem Hydrops** vorkommen. *Pleuraergüsse* können durch pulmonale Läsionen hervorgerufen werden, u.a. **cystische und adeno-matoide Malformationen, extralobäre pulmonale Sequestration** oder **Mediastinaltumoren.** Große Ergüsse führen zu Schluckschwierigkeiten des Feten und damit zum Polyhydramnion. Die Vena cava Obstruktion und die Herzkompression verursachen einen kongestiven Hydrops. Die perinatale Mortalität überschreitet 50% und ist höher, wenn außerdem ein **Hydrops** vorliegt (49, 592). Ein Chylothorax läßt sich erst postpartal diagnostizieren, da die cha-rakteristischen Chylomikronen erst nach enteraler Ernährung auftreten. Angeblich soll der Chylothorax pränatal durch erhöhte mononukleäre Zellzahlen im Aspirat diagnostizierbar sein (>80% Lymphozyten), (324). Rodeck sah jedoch weder bei den Lymphozytenzahlen noch in der Lipoproteinelektrophorese Unterschiede im Pleuraaspirat von pränatalen Feten, bei denen postpartal ein Chylothorax festgestellt wurde verglichen mit Hydrothoraces anderer Ursache (647). Die Mortalität von Kindern mit Pleuraergüssen ist hoch, da durch die se-kundäre Kompression der Lunge leicht eine **pulmonale Hypoplasie** komplizie-rend hinzutritt. Sie entsteht, wenn während der 17.-24. SSW in der kanalikulären Phase eine Kompression der Lunge besteht. Daher ist der frühestmögliche Zeitpunkt für eine Entlastung extrem wichtig. Im dritten Trimester ist die persi-stierende pulmonale Hypoplasie häufig nicht mehr reversibel. Wurden ein - oder beidseitige Katheter eingelegt, kam es häufig zu Katheterdislokationen (460, 643). Wiederholte Punktionen werden von einigen Untersuchern in ihren Auswirkungen als gleichwertig beschrieben. Die meisten Fälle werden im dritten Trimester diagnostiziert, so daß häufig die Entbindung alternativ in Frage kommt. Wird der Hydrothorax unmittelbar vor der Entbindung ultraschallge-steuert punktiert, so ist dafür Sorge zu tragen, daß ein erfahrenes Neonatolo-genteam für die Reanimation bereitsteht (661). Eingelegte Shunts müssen nach der Entbindung sofort abgeklemmt werden, da sonst die Gefahr eines Pneumothorax besteht.

4.3 Urogenitalsystem

Bei der Behandlung fetaler durch Flüssigkeitsansammlungen verursachter Raumforderungen mithilfe von Shunts haben sich drei Schwerpunkte ergeben: das ableitende Harnsystem, die Gehirnventrikel und die Pleurahöhlen. Nach anfänglichem Enthusiasmus für diese neuen Techniken müssen sie angesichts der Langzeitergebnisse allerdings wieder in Frage gestellt werden. Die Eingriffe dauern in der Regel länger als fetale Blutentnahmen und sind mit einem wesentlich höheren Risiko für Infektionen behaftet. Wenn es zu Infekten kommt, können sie auch zur mütterlichen Sepsis führen im Extremfall mit der Notwendigkeit der Hysterektomie. Daher sollte vor Beginn der chirurgischen Behandlung sehr sorgfältig eine Nutzen-Risikoanalyse durchgeführt werden.

4.3.1 Spezielle offene Fetalchirurgie

Es gibt drei Ebenen im fetalen genitourinären System, auf deren Höhe eine Obstruktion auftreten kann: Abgang des Ureters aus dem Nierenbecken, Mündung des Ureters in die Blase sowie infolge von Urethralklappen (posterior urethral valves, PUV). Sie können zu der Entwicklung einer erweiterten Blase, dilatierten Ureteren und zur Hydronephrose führen. Der Grad der Nierenschädigung ist abhängig vom Schwangerschaftsalter, in dem die Obstruktion auftritt und davon, wielange die Schädigung besteht. Studien an fetalen Lämmern haben Ergebnisse erbracht, die den bei Menschen beobachteten gleichen. Bei einer Ligatur von Lämmerureteren während der ersten 70 Tage der Schwangerschaft, (die übliche Schwangerschaftsdauer beträgt 150 Tage), ähneln die entstandenen geschrumpften kleinen Nieren den dysplastischen menschlichen Nieren. Bei Anlage einer Ligatur in der zweiten Schwangerschaftshälfte resultiert nur eine Hydronephrose (44). Harrison fand ähnliche Auswirkungen auf die Niere sowie pulmonale Hypoplasie in der Gruppe, in der die Ligatur später erfolgt war. Eine spätere Entlastung des gestauten Urogenitalsystems macht die Auswirkungen auf die Lunge und die Nieren teilweise reversibel (323, 324). Die hypoplastische Lunge wird als Folge des Oligohydroamnions gesehen, ohne daß die Pathogenese genau bekannt ist. Eine Übertragung der Ergebnisse dieser Arbeiten auf den Menschen lassen vermuten, daß Obstruktionen, die vor der 26. Woche auftreten, spezifische renale Schäden nach sich ziehen. Um die 20. Woche sind das gesamte Sammelsystem und 30% der Nephrone angelegt. Obstruktionen vor diesem Zeitpunkt führen durch erhöhten Druck im ableitenden Harnsystem zu abnormaler parenchymatöser Entwicklung durch ungenügende Differenzierung des Gewebes (319). Das Resultat besteht in **zystischer Dysplasie und geschrumpften fibrotisch aussehenden Nieren.** Sowohl Zysten als auch geschrumpfte Nieren lassen sich im Ultraschall identifizieren. Außerdem ist regelmäßig eine ausgeprägte **Oligohydramnie** zu beobachten. Eine alternative embryologische Therorie führt die renale Dysplasie nicht auf die PUV zurück, sondern sieht in den veränderten Nieren und den Urethralklappen dieselbe Ursache, nämlich die abnormale laterale Anlage des Wolff' schen Ganges (723).

Da die Korrektur der PUV nach der Geburt ein relativ einfacher Eingriff ist, bietet sich der Versuch an, die Obstruktion bereits in utero mit einem Bypass zu versorgen. Es besteht dabei die Hoffnung, die pulmonale Hypoplasie zu vermeiden und das fetale Überleben postpartal zu ermöglichen (319). Die grundlegende Technik für derartige Eingriffe wurde ausgiebig an Tierversuchen getestet. In fetalen Lämmern verursacht eine Obstruktion der ableitenden Harnwege eine renale Dysplasie und pulmonale Hypoplasie (282). Eine frühe Dekompression vermag jedoch diese Folgeschäden zu verhindern (283, 324). An einem Kaninchenmodell wurde die Beziehung zwischen der Amnionflüssigkeit und der Lungenentwicklung untersucht. Dabei zeigt sich, daß für eine normale Lungenentwicklung eine ausreichende Fruchtwassermenge Vorraussetzung ist. Eine mechanische Kompression des Thorax von außen bei Oligohydramnie, bei Zwerchfellhernie von innen oder von der Abdomenseite her kann die normale Lungenentwicklung behindern (524). Aus Bypass-Operationen ziehen nur Feten einen Nutzen, deren Nieren- und Lungenschädigung trotz schweren Oligohydramnions noch reversibel ist und deren Nieren eine ausreichende Residualfunktion besitzen (324). Feten mit **Erweiterung** des Urogenitalsystems **ohne Druckerhöhung**, Feten mit **einseitiger Hydronephrose** und kontralateraler ausreichender Nierenfunktion und Feten mit **ausgeprägter Dysplasie** sollten von der Fetalchirurgie ausgeschlossen werden, da sie mit einer funktionstüchtigen Niere nicht vital bedroht sind bzw. von chirurgischen Maßnahmen nicht profitieren. Feten mit zusätzlichen Malformationen besitzen eine Multimorbidität. Möglicherweise sollte bei infauster Prognose hier mit den Eltern auch die Möglichkeit des Schwangerschaftsabbruches diskutiert weden.

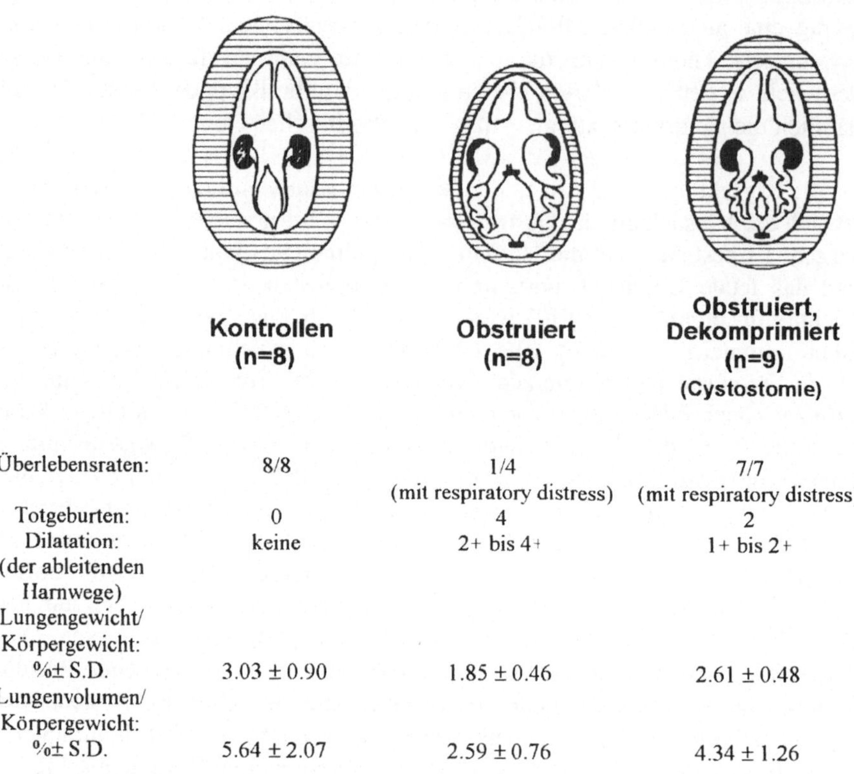

	Kontrollen (n=8)	Obstruiert (n=8)	Obstruiert, Dekomprimiert (n=9) (Cystostomie)
Überlebensraten:	8/8	1/4 (mit respiratory distress)	7/7 (mit respiratory distress)
Totgeburten:	0	4	2
Dilatation: (der ableitenden Harnwege)	keine	2+ bis 4+	1+ bis 2+
Lungengewicht/ Körpergewicht: %± S.D.	3.03 ± 0.90	1.85 ± 0.46	2.61 ± 0.48
Lungenvolumen/ Körpergewicht: %± S.D.	5.64 ± 2.07	2.59 ± 0.76	4.34 ± 1.26

Abb. 15. Zusammenfassende Daten aus urogenitalen Obstruktionsversuchen bei Lämmern (324)

- Gesunde Kontrollämmer überlebten alle, hatten normal entwickelte Lungen und schlanke Ureteren,
- Lämmer mit Obstruktion wiesen eine hohe Mortalitätsrate auf, hatten kleine Lungen und massiv dilatierte Ureter,
- Dekompression in utero verbesserte das Überleben signifikant, verbesserte die Lungengröße und reduzierte die Ureterendilatation,
- zwei dekomprimierte und vier Lämmer mit Obstruktion wurden vor dem geplanten Entbindungstermin durch Kaiserschnitt vorzeitig per vaginam entbunden, so daß die Überlebensrate nicht festgstellt werde konnte (324).

Nachdem die Diagnose der fetalen Nierenabflußbehinderung gestellt ist, hängt die weitere Prognose im wesentlichen vom funktionalen Status der fetalen Nieren ab. Hinweise dafür lassen sich im Ultraschall, in der fetalen Urinproduktion und in der biochemischen Zusammensetzung des Urins finden. **Kortikale Zysten** sind leicht im Ultraschall zu diagnostizieren, ihr Auftreten ist hochspezifisch jedoch wenig sensitiv. Das Auftreten **sonographisch hyperdenser renaler**

Parenchymalreale ist nicht so spezifisch aber sensitiver. Tritt im Ultraschall eine Hydronephrose auf so kann man von einer normalen fetalen Nierenfunktion ausgehen, wenn im Ultraschall keine Hinweise für eine zystische Dysplasie zu finden sind (290). Die **fetale Urinproduktion** ist die ungenaueste der drei Methoden. Wladimiroff und Campbell entwickelten Methoden, um das Blasenvolumen rechnerisch zu bestimmen (801). Andere Untersucher implantierten Blasenkatheter und hielten eine stündliche Urinproduktion von größer als 2 ml für ausreichend. Jedoch infizierten sich viele Feten, die Methode wurde daher wieder verlassen. Als weitere Methode wird die Uringewinnung aus der fetalen Blase beschrieben, wobei die Bestimmung der **Elektrolyte** und der **Osmolalität** Aussagen über die Funktionstüchtigkeit der Niere zulassen (290). Die Konzentration von Na, Cl und die Osmolalität korrelieren dabei mit der Ausscheidungsfunktion der Nieren zum Zeitpunkt der Geburt. Dabei werden folgende Werte bei irreversibler renaler Schädigung gefunden:

Na >100 mM/L, **Cl** >90 mM/L, **Osmolalität** >210 mOsm/L (285).

Diese Werte berücksichtigen allerdings nicht die Veränderungen der fetalen Harnelektrolyte im Verlauf der Schwangerschaft (644) und sind auch nicht in allen Fällen verläßliche Prädiktoren (796). Die Sensitivität und Spezifität eines erhöhten Na Wertes, die auch histologisch sicherbare Diagnose einer renalen Dysplasie anzuzeigen, wird mit 80% angegeben (561). Grannum demonstrierte allerdings eine 100%ige Korrelation zwischen normalen Elektrolyt-bzw. Osmolalitätswerten und normaler renaler Nierenfunktion zum Zeitpunkt der Geburt (bzw. der Abwesenheit der renalen zystischen Dysplasie bei der Autopsie), (302). Die fetalen Nierenwerte lassen sich leicht durch ultraschallgesteuerte Blasenpunktion bestimmen.

4.3.2 Shuntanlage

Liegt unter Verwendung der obigen Kriterien die Gefahr einer Nierenschädigung vor, so können der "Harrison-double-pigtailed-fetal-bladder" Shunt eingesetzt werden. Es handelt sich um einen Polyethylenkatheter mit einem beidseitigen Pigtail, der die fetale Blase mit der Fruchthöhle verbindet. Multiple Perforationen an jedem Ende verringern die Gefahr einer Blockade. Die Katheterapplikation erfolgt unter kontinuierlicher Ultraschallkontrolle und erfordert Asepsis sowie eine Lokalanästhesie. Die meisten Katheter werden durch eine Nadel, die in die Blase vorgeschoben wird eingeführt bzw. die Nadel dient als Führungsdraht. Hat das eine Ende seinen korrekten Platz innerhalb der Blase erreicht so wird der Draht entfernt und das andere Ende kommt innerhalb der Amnionhöhle zu liegen. Das Risiko fetaler Verluste mit Blasenshunt wird mit bis zu 40% angegeben (184).

Die offene Fetalchirurgie sollte vor der 28. SSW durchgeführt werden, da sonst die Chancen der Nieren, sich ausreichen zu regenerieren, geringer sind. Eines dieser alternativen Verfahren, das allerdings hohe Risiken für Mutter und Kind in sich birgt, besteht im direkten Offenlegen des fetalen Abdomens durch Hysterotomie. Die Marsupialisation der Blase ermöglicht eine kontinuierliche Urinableitung unter Umgehung der hinteren Urethralklappen. Der obligate Einsatz tokolytischer Substanzen verhindert die vorzeitige Wehentätigkeit. Über die fetale Vorverlagerung zur Plazierung von Kathetern zur Bestimmung der fetalen Urinproduktion und biochemischen Harnanalyse wurde von Harrison et el. und Shalev et al. berichtet (322, 681). Durch das hohe Infektionsrisiko bleibt dieses Verfahren allerdings begrenzten Fällen vorbehalten. Nach der 28. SSW sollte dann das Legen eines Shunts favorisiert werden, da vorher häufig Obstruktionen und Dislozierungen des Katheters zu beobachten sind (324).

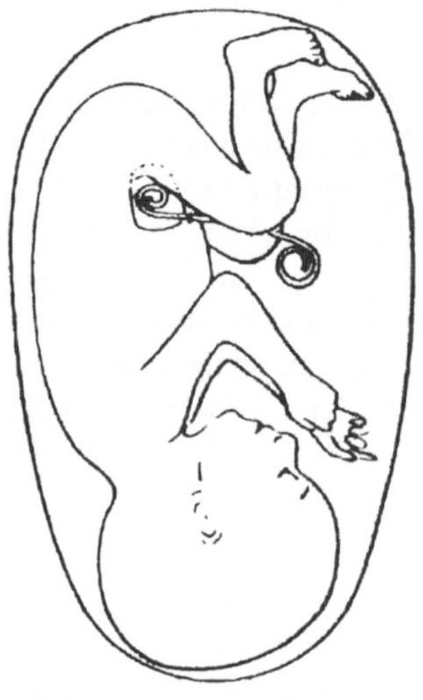

Abb. 16. "Harrison-double-pigtailed-fetal-bladder" Shunt (131)

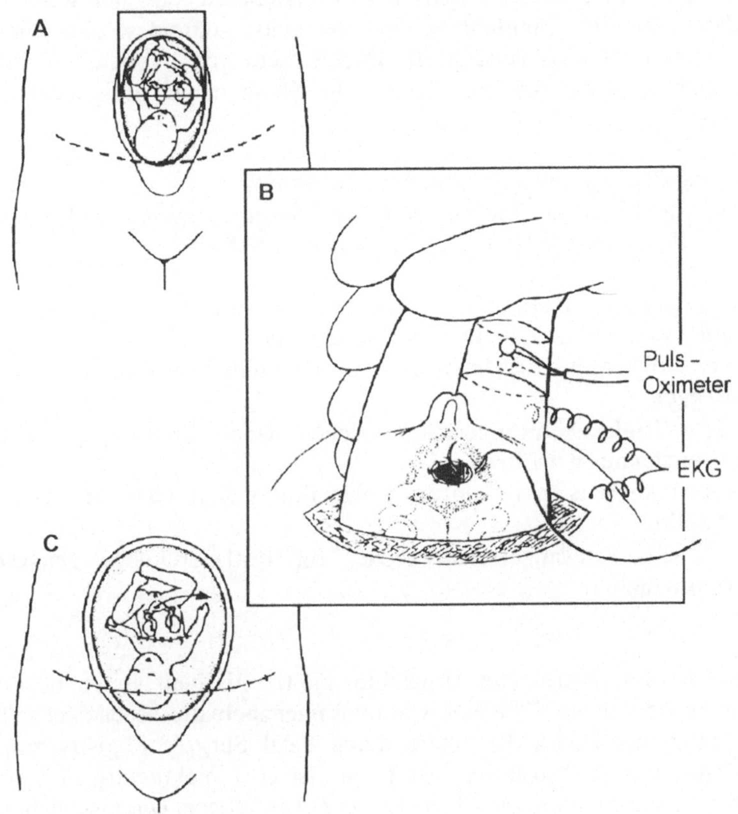

Abb. 17. A: Bilaterale *Hydronephrose*, *Megacystis* und *Oligohydramnion* in der ca. 24. SSW.
Unter intraoperativer Ultraschallsicht wird eine Hysterotomie durchgeführt, die das fetale
Abdomen exponiert, wobei die Plazenta umgangen wird und Störungen der
Nabelschnurzirkulation sorgfältig vermieden werden. **B**: EKG und Pulsoximeter liegen zur
Kontrolle, während die Blasenmarsupialisation zur Anlage einer vesikoamniotischen Fistel
durchgeführt wird. **C**: Postoperativer Situs, uterine und abdominale Nähte, der Pfeil zeigt den
Weg des fetalen Urins an, der zur Wiederauffüllung der Amnionflüssigkeit beiträgt (139, 324)

Die Auswahlkriterien obiger Autoren für die Shunteinlage bei den Feten waren
folgende:

- Entbindung von Feten in lebensfähigem Alter anstatt Anlage eines Shunts.
- Konservatives Management bei partieller oder unvollständiger Obstruktion
  mit einseitig normaler Nierenarchitektur.
- Kontraindikation für die Shuntanlage: strukturelle oder chromosomale
  Anomalien.

Bei der Betrachtung dieser Kriterien wird ersichtlich, daß nur wenige Kinder Kandidaten für eine Shuntanlage sind, da meist zumindest eine Niere ihren Dienst in ausreichender Weise erfüllt. In einer Serie von 200 Feten mit bilateraler Hydronephrose betrug die Rate der für die Shunteinlage geeigneten Fälle nur 2.5% (458).

Behandlungskriterien für <u>vesicoamniotische Shunts</u>:
(nach den Richtlinien der *International Fetal Surgery Registry,*(321)
gegründet 1982 in Santa Barbara, Kalifornien, U.S.A)

- Oligohydramnion oder abnehmendes Fruchtwasser
- Berücksichtigung zusätzlicher Fehlbildungen
- Karyotypisierung, Ergebnis muß vor Behandlungsbeginn nicht zwingend vorliegen
- ≤ 32 vollendete Schwangerschaftswochen (danach Entbindung erwägen)
- Einverständnis der Eltern
- Gruppenkonsens innerhalb des Behandlungsteams über die Behandlungsindikation
- $\geq$ 22.-23. Schwangerschaftswoche, vor Kathetereinlage Nachweis der Urinproduktion

Bei Kindern mit obstruktiver Uropathie, multizystischen Nieren oder leichter Hydronephrose wird in 17% eine Chromosomenanomalie beobachtet (547). Die Interpretation der Daten des International Fetal Surgery Registry zur Shuntbehandlung bei der obstruktiven Uropathie ist eher mehrdeutig (476). Aus 21 Zentren wurden 73 Fälle berichtet. Bei der sorgfältigen Durchsicht der Dokumente ergibt sich der Verdacht, daß die Empfehlungen des Kommittes nicht einheitlich befolgt wurden. In elf der behandelten Fälle wurde ein Abbruch durchgeführt, bei fünfen wegen irreversibler renaler Dysplasie und bei weiteren sechsen wegen chromosomaler Anomalien. Von den geborenen Kindern überlebte gerade die Hälfte, dabei war die häufigste Todesursache die pulmonale Hypoplasie. Nur eines dieser Kinder verstarb an Nierenversagen. Zusammenfassend überlebte ca. die Hälfte der Kinder mit intrauterinem Shunt, wobei keine Aussage darüber gemacht werden kann, ob die überlebenden Kinder von der Therapie profitierten. Diese Ergebnisse fordern dringend eine kontrollierte klinische Studie, um aussagefähigere Daten zu dieser Problematik gewinnen zu können.

4.4 Zentral-Nerven-System

4.4.1 Shuntanlage

Die intrauterine Behandlung der Ventrikulomegalie wurde initial mit großem Enthusiasmus begrüßt, da man sich davon eine Verbesserung der neurologischen Ergebnisse der betroffenen Kinder erhoffte. Dies ist einer relativen Ernüchterung gewichen und muß heute differenzierter gesehen werden. Wesentlich war auch hier die Erarbeitung von Selektionskriterien.

Die Resultate der Behandlung von an Hydrozephalus erkrankten Kindern lassen sich wie folgt zusammenfassen: bei moderatem Hydrozephalus kommt es zu einer signifikanten eingriffbezogenen Mortalität. Die überlebenden Kinder zeigen in über 40% bei kurzfristiger Nachbeobachtung schwere Behinderungen. Die Gründe für diese enttäuschenden Ergebnisse werden von den Untersuchern in unzureichender Selektierung der Patienten gesehen. Kinder mit **Ventrikulomegalie** oder **Holoprosenzephalie** hatten bei den ersten pränatalen Behandlungsversuchen in Denver Eingang gefunden. Fehlfunktionen durch **Dislokation** der Shunts waren weitere Gründe. Nicht standardisierte prätherapeutische Hirndruckmessungen führten zu Shuntimplantationen bei Feten, die möglicherweise an einem Hydrozephalus e vacuo litten, d.h. nicht an erhöhtem Hirndruck. Dieses Vorgehen führte zu keiner Verbesserung der Ergebnisse. Die Forschergruppe aus Denver berichtet über 16 Patienten, die einer intrauterinen Shuntbehandlung unterzogen wurden. Vier Mütter erlitten einen Abort, sechs Feten wurden totgeboren, ein Kind starb unmittelbar postpartal, zwei als Kleinkinder. Von den drei Überlebenden schienen sich zwei völlig normal zu entwickeln, ein Kind zeigte leichte Zeichen der Behinderung. Die Autoren interpretierten die Daten dahingehend, daß Kinder, die ohne Intervention wahrscheinlich sterben würden, von einer intrauterinen Therapie profitieren, wobei die Rate der schweren Behinderung etwa bei 50% liegt (126). Der Denver Shunt wurde mittlererweile vom Markt genommen, er mag aber für die Blasenshunt-Anlage noch eine gewisse Indikation besitzen. Die meisten Spezialisten auf dem Gebiet der intrauterinen Therapie des Hydrozephalus haben sich aus diesem Gebiet zurückgezogen. Dies mag voreilig sein, da mittlererweile bessere Selektionskriterien erarbeitet wurden, die für diesen Eingriff geeigneten Patienten auszuwählen. Michejda führte offene fetalchirurgische Untersuchungen an fetalen Affen mit Hydrozephalus durch, bei denen sie den Shunt nach außen ableitete und beließ (offenes System). Durch Festnähen an der Galea aponeurotika ließ sich die Gefahr der Dislokation weiter reduzieren. Die Kaiserschnittentbindung wurde dann allerdings zur Pflicht, um die Meningitisgefahr zu umgehen (494, 495). Glick kam zu ähnlichen Resultaten (284).

Die initialen Kriterien, die die Plazierung eines Shunts innerhalb des Ventrikelsystems als diskutabel erscheinen lassen, sind (496):

- Ventrikulomegalie ohne Hinweis auf multiple Fehlbildungen
- Unreife des Feten (<30 Wochen) und Einlingsschwangerschaft
- sonographische Hinweise auf progressive Ventrikelerweiterung mit Mantel-
  verdünnung
- Information und Einverständnis bezüglich des experimentellen Charakters
  der Behandlung
- Elterliches Einverständnis für Langzeitnachsorgeuntersuchungen

Weitere Kriterien, die für ein präpartales Abpunktieren des Hydrozephalus
sprechen sind:

- erleichterte Entbindung
- geringere psychische Belastung für die Eltern aufgrund des verbesserten
  kindlichen Aussehens

Behandlungskriterien für <u>ventrikuloamniotische</u> Shunts:
(nach den Richtlinien der *International Fetal Surgery Registry*, (321, 607)

- Progressive ventrikuläre Dilatation und abnehmende Manteldicke
- Fehlende andere signifikante Anomalien
- Normaler Karyotyp
- Lungenunreife, Gestationsalter kleiner als 32. SSW
- Infektabklärung
- Für die Therapie und langfristige Nachsorge motivierte Patienten bzw.
  deren Eltern
- Gruppenkonsens innerhalb des Behandlungsteams über die Behandlungs-
  indikation

Die meisten Zentren berichten über ein Shuntsystem, daß dem des Erstbeschrei-
bers Clewell ähnelt, wobei ein Einwegventil verwendet wird, um den Reflux des
Fruchtwassers in das Ventrikelsystem zu verhindern (125). Wie vom
International Fetal Surgery Registry berichtet wird, zeigen so behandelte Feten
keine besseren postpartalen Ergebnisse. Deshalb sollen Feten mit Hydrozephalus
zunächst sehr sorgfältig auf die **spezifische zentralnervöse Läsion** und die
Anwesenheit zusätzlicher Anomalien hin untersucht werden. Besondere
Beachtung finden dabei die *offene Spina Bifida*, *Enzephalozele*,
Holoprosenzephalie oder das *Dandy-Walker-Syndrom*. Jede dieser Erkrankungen
beeinflußt die Prognose des Hydrozephalus. Generell wird eine Karyotypisierung
durchgeführt. Zeigen wiederholte Ultraschalluntersuchungen eine **schnelle
Progredienz** der Ventrikelerweiterung, wird eine Lungenreifungsinduktion
durchgeführt und die Entbindung angestrebt (475, 476). Die direkte eingriff-

bezogene Mortalitätsrate liegt in den wenigen durchführenden Zentren unter optimalen Bedingungen bei 10%. Insgesamt wird von 7 Todesfällen (18%) bei 39 Shunteinlagen berichtet. "Normale" Entwicklungen wurden in nur 11 von 39 Fällen gesehen (476).

4.5   Zwerchfellhernie

4.5.1   Spezielle offene Fetalchirurgie

Die intrauterine Zwerchfellhernie führt zu einer Verlagerung von Viszera in den Thorax mit möglicher Inkarzeration der Leber. Die so entstehende Kompression der Lunge kann in frühen Entwicklungsstadien zu irreversibler Lungenhypoplasie führen. Rechtsseitige Zwerchfellhernien werden auch im Zusammenhang mit fetalem Hydrops beschrieben, da daraus eine Behinderung der fetalen Nabelschnurzirkulation mit Kongestion und plazentarem Ödem resultieren kann. Nach konventioneller postpartaler Chirurgie werden in diesem Zusammenhang die Überlebensraten mit 50% angegeben (21). Allerdings berichten Neonatologen auch über 55-80% bzw. 78-90% Überlebensraten der zur Geburt kommenden Kinder mit angeborener Zwerchfellhernie unter Einsatz aller modernen Therapieverfahren einschließlich der oszillierenden Ventilation und der extrakorporalen Membranoxygenierung (6, 326. 438, 726). Harrison spricht dagegen von einer "versteckten Mortalität", da die schwer betroffenen Feten häufig gar nicht erst in ein entbindungsreifes Alter bzw. postpartal zum Kinderchirurgen kommen. Trotz des Einsatzes moderner neonatologischer Intensivmedizin rechnet Harrison mit einer Mortalitätsrate von 50-80% (461), was nicht unwidersprochen blieb (726).

Der Grad der Lungenhypoplasie bestimmt wesentlich das fetale Überleben. Das Volumen und der Zeitpunkt des Auftretens der viszeralen Hernie bestimmen das Ausmaß der Lungenhypoplasie. Wichtige Parameter sind hierbei das **Lungenge-wicht- und -volumen**, die **Compliance** und die **Größe des pulmonalen Gefäß-bettes**. Studien am Modell fetaler Lämmer zeigen, daß die intrauterine Korrektur der Zwerchfellhernie die Hemmung des Lungenwachstums beseitigt und in einer normalen Lebendgeburt resultieren kann (318). Dabei wird ein aufblasbares Ballonsystem durch offene Fetalchirurgie in die eine Thoraxhälfte implantiert. In einer Gruppe blieb es bis zum Termin aufgeblasen, die Kinder verstarben nach dem Kaiserschnitt an Ateminsuffizienz. In der Kontrollgruppe wurde der Ballon in einem späteren Schwangerschaftsstadium wieder entlastet. Dies Vorgehen sollte eine intrauterine Korrektur imitieren. Es traten wesentlich bessere Ergeb-nisse auf (324).

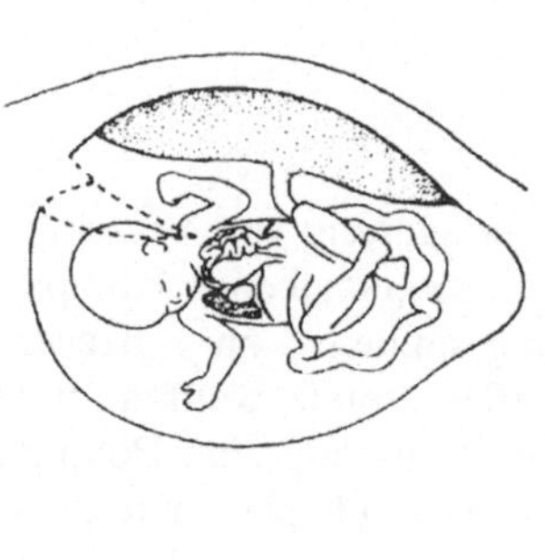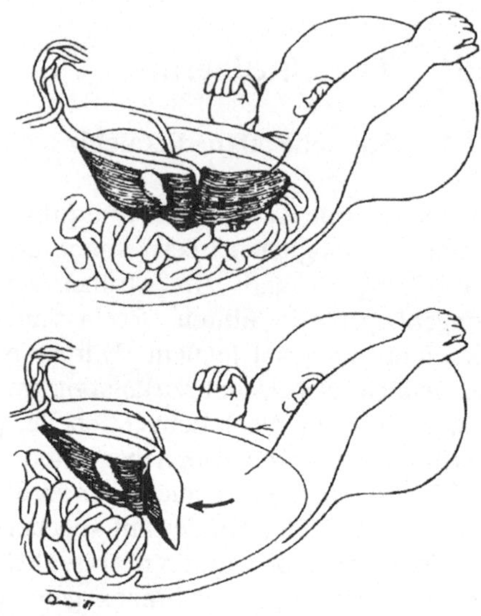

Abb. 18. Zwerchfellhernie *links:* Zugangsweg bei Vorderwandplazenta, *rechts:* thorakal inkarzerierte Leber und ihre Reposition, s.a. Verlauf der Umbilicalvene zur Leberpforte (326)

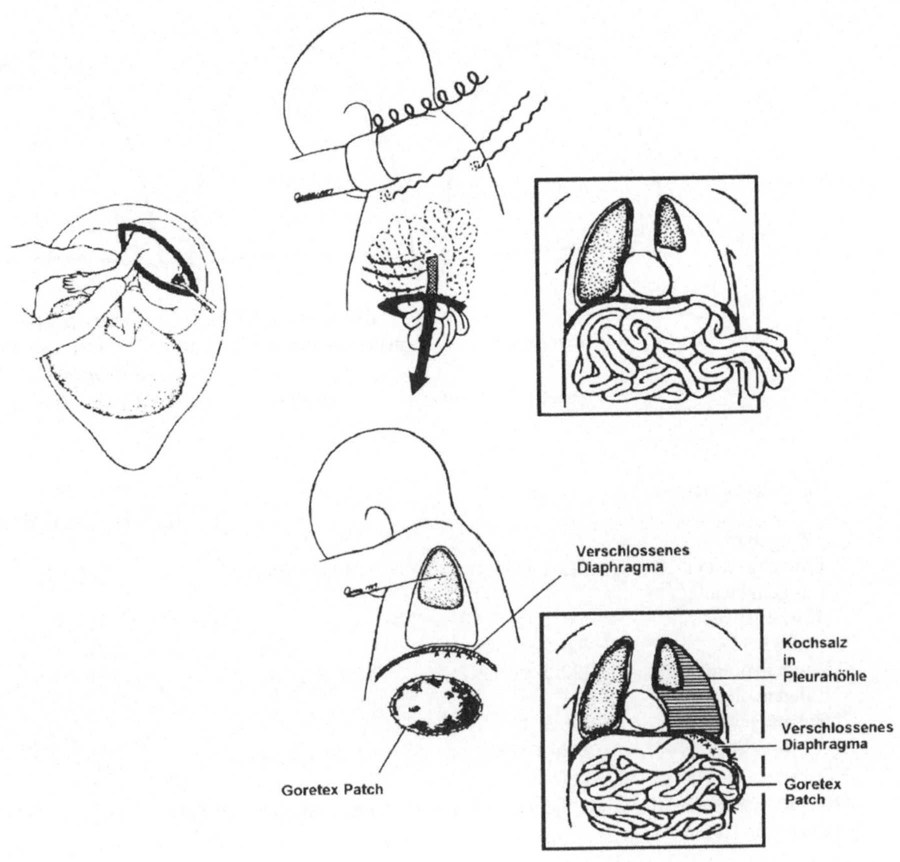

Abb. 19. Zwerchfellhernie *links:* fetale Exponierung, *rechts:* Geglückte intrauterine Korrektur einer Zwerchfellhernie. Primäre Entlastung durch Subkostalschnitt, Verschluß des Zwerchfells, Abdomenerweiterung durch patch, um die Eingeweide ohne Druckerhöhung dem intraabdominalen Volumen anzupassen. Thorakale Auffüllung mit Kochsalzlösung (324, 326)

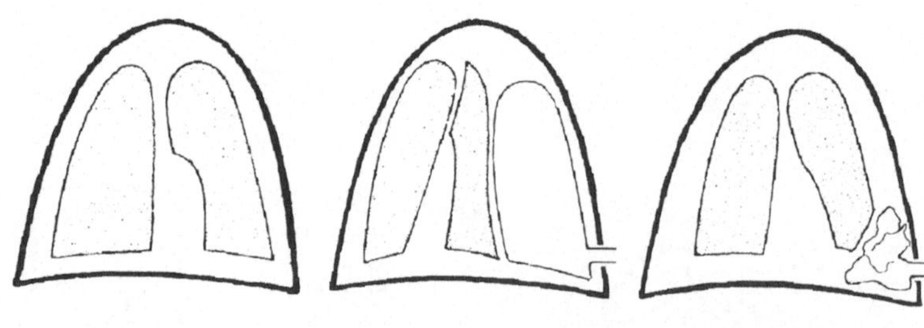

	Kontrollen (n=6)	Simulierte CDH, aufgeblasener Ballon (n=7)	´Korrigierte´ CDH, nach 120 Tagen abgelassener Ballon (n=8)
Überlebensraten:	6/6	0/6	5/5 (mit respiratory distress)
Totgeburten:	0	6	0
Lungengewicht:	123.2 ± 25.4	49.6 ± 6.6	79.1 ± 6.0
Lungengewicht/ Körpergewicht: %± S.D.	3.42 ± 0.30	1.71 ± 0.3	2.26 ± 0.14
Lungenvolumen:	222.5 ± 47.9	58.8 ± 7.6	151 ± 10.0
Lungenvolumen/ Körpergewicht: %± S.D.	6.24 ± 0.84	2.37 ± 0.12	4.55 ± 0.32

Abb. 20. Zusammenfassende Daten aus Zwerchfellhernien bei Lämmern. CDH: Congenitale Diaphragma Hernie (324)

Harrison und Soper demonstrierten an Primaten die Technik und Durchführbarkeit der fetalen Chirurgie (7, 320, 710). Zunächst mußten einige Schwierigkeiten überwunden werden. Der einfache Verschluß der Zwerchfellhernie führte zu intraabdominaler Druckerhöhung mit lebensbedrohlicher Einschränkung des venösen Rückfluß in der Nabelschnur. Daher wurde das Zwerchfell mit einem Patch verschlossen und durch einen hautgedeckten Goretex-Patch der abdominalen Bauchwand ergänzt, der ein ausreichendes Mitwachsen der Bauchwand gestattete. So konnte ausreichend Volumen im Abdomen geschaffen werden, um wieder alle Viszera aufzunehmen, ohne die Funktion der Nabelschnur zu beeinträchtigen. Die Befreiung der Leber aus einer thorakalen Einklemmung stellte sich als besonders schwierig heraus. Beim Abknicken der Umbilikalvene konnte es zu reduziertem venösen Rückstrom mit dem Risiko eines fetalen Kollapses oder sogar fetalen Todesfällen kommen. Daher gilt die präoperative Diagnose bezüglich einer hepatischen intrathorakalen Inkarzeration als obligat (324).

Auch hier sollten strengste Selektionskriterien angelegt werden, bevor die Indikation zur offenen Fetalchirurgie gestellt werden darf. Ein Ausschluß chromosomaler und kardialer Anomalien sollte unbedingt erfolgen. Bei Auftreten zusätzlicher Fehlbildungen ist das Prozedere gemeinsam mit den Eltern vollkommen neu zu überdenken. Theoretisch kann die Operation ab der 18. SSW durchgeführt werden. Harrison empfiehlt die 20.-30. SSW, da dann die Lunge noch eine ausreichende Regenerationsfähigkeit besitzt. Bei der Operation zu diesem relativ frühen Zeitpunkt in der Schwangerschaft werden auch im weiteren Verlauf weniger Probleme mit drohender Frühgeburtlichkeit beobachtet. Nach der 32. SSW kann die vorgezogene Entbindung mit postpartaler kinderchirurgischer Versorgung favorisiert werden (324).

Nach einem Jahrzehnt der Entwicklung der chirurgischen Techniken operierte das Team von Harrison acht menschliche Feten im späten zweiten Trimester (325, 326). Von vier erfolgreich operierten Feten starb einer an einer intestinalen Komplikation, einer durch einen postpartalen Unfall, die verbleibenden zwei überlebten. Daher scheint die in utero Korrektur der Zwerchfellhernie in sorgfältig ausgesuchte Fällen nur in dafür spezialisierten Zentren durchführbar zu sein, wahrscheinlich z.Zt. nur an der University of California in San Francisco.

4.6 Management fetaler Tumoren

4.6.1 Sakrokokzygealteratom

Die meisten fetalen Tumore werden zum Zeitpunkt der Geburt diagnostiziert, wenn die chirurgischen Korrekturmöglichkeiten gut und das maligne Potential gering sind. Eine Diagnose vor der 30. SSW führt zu der häufigen Beobachtung einer massiven Größenzunahme, eines fetalen Hydrops und einer Plazentamegalie. Die fetale Prognose ist schlecht. Große arteriovenöse Fisteln führen viel Blut von der Plazenta weg, es kann zur "high output cardiac failure", der hyperdynamischen Form der Herzinsuffizienz kommen (439). Auch tritt hier das *Mirror-Syndrom* häufiger auf. Dieses bisher wenig verstandene Syndrom hat seinen Namen daher, daß die mütterliche Physiologie die fetale wiederzuspiegeln scheint. Große fetale Tumoren verursachen gelegentlich **Plazentamegalie, Hydrops** und **IUFD**. Solche Feten weisen eine **Hypertension, periphere und pulmonale Ödeme** und **Störungen** der **gastrointestinalen und Nierenfunktion** auf. Möglicherweise kommt es zur Freisetzung vasoaktiver Verbindungen dieser so gestörten Plazenta, die bei der Mutter *präeklamptische Zustände* mit **Erbrechen, Hypertonie, Ödemen** und **Proteinurie** verursachen. Auch nach fetalchirurgischer Korrektur solcher intrauteriner Tumore mußten sich zwei von sechs Müttern im Anschluß der intensivmedizinischen Behandlung eines Lungenödems unterziehen (324). Nur die Entbindung durch Sectio führte zu dauerhafter Heilung. Das Auftreten dieser Komplikation stellt eine Kontraindikation zur offenen Fetalchirurgie dar (232, 433, 439).

Wird die Diagnose erst nach der 30. SSW. gestellt, ist die Prognose günstiger. Solche Fälle sollten, wenn der Tumordurchmesser >5 cm beträgt, nach Erreichen der Lungenreife durch Kaiserschnitt entbunden werden, um Dystokie, Tumorruptur und Blutung in den Tumor zu umgehen (232).

4.6.2 Pulmonale zystisch-adenomatoide Malformation

Der Begriff kongenitale zystisch-adenomatoide Malformation der Lunge repräsentiert ein Spektrum von Erkrankungen, die sich durch makro (> 0.5 cm) und mikrozystische (< 0.5 cm) Läsionen der Lunge auszeichnen. Makrozystische Läsionen können mehrere Zentimeter groß werden und sind im US als **Zysten** zu erkennen. Mikrozystische Läsionen stellen sich im US meist als solide **echogene Masse** dar. Die fetale Prognose wird im Wesentlichen durch Faktoren wie **Lungenhypoplasie, Vena Cava Obstruktion, kardiale Kompression** durch die extreme **Mediastinalverlagerung** und den entstehenden **Hydrops** bestimmt (292). Als Therapieversuche wurden die Einlage eines "double-pigtail" Katheters" zwischen einer großen Zyste und der Amnionhöhle mit postpartaler Korrektur sowie experimentelle offene fetalchirurgische Resektionsmaßnahmen, bei denen kompensatorisches Lungenwachstum der Gegenseite auftreten konnte, beschrieben (8).

4.7 Transplantation fetaler Zellen

Die Transplantation von Zellen stellt eine attraktive Alternative zur Transplantation von ganzen Organen dar, wenn nur eine Teilfunktion des Organs ungenügend arbeitet. Bei der Verwendung junger fetaler Spenderzellen ist mit einer guten Ansiedelung zu rechnen, auch die graft-versus-host-disease (GVHD) tritt so gut wie nicht auf. Gleichzeitig ist der Fetus ein idealer Empfänger für allogene fetale Zellen, da er sie im frühen Gestationsalter nicht abstoßen kann. Theroretisch wurde über die Verwendung fetaler Zellen bei der Substitution von Defekten hämatologischer Zellinien und bei der Unterstützung angeborener Enzymdefekte auf beiden Seiten der Bluthirnschranke nachgedacht. Für einige Fragestellungen existieren Modelle im Tierversuch, für andere konnten bereits klinische Erfahrungen gesammelt werden. Bei Erwachsenen spielt die Verwendung fetalen Gewebes bei der Transplantation **pankreatischer Inselzellen, dopaminerger Neurone** und **Leberzellen** eine zunehmende Rolle, da fetale Zellen andere immunogene Eigenschaften zu haben scheinen. Fetale dopaminerge Neurone scheinen auch in der Lage zu sein, sich zu teilen und neuronale Verbindungen einzugehen. Damit besitzen sie Eigenschaften, die erwachsene Nervenzellen bekanntermaßen verloren haben. Über den Feten als Empfänger wurden bezüglich Erkrankungen wie der Ornithin-transcarbamoylase-defizienz oder Gerinnungsfaktormangelzustände wie bei der Hämophilie nachgedacht. Vorraussetzung wäre eine Frühdiagnose und Therapie in einem frühzeitigen Gestationsalter (140).

4.7.1 Fetale Hämatopoietische Stammzelltransplantation

Viele kongenitale hämatologische Krankheiten sind postpartal durch Knochenmarkstransplantation behandelbar. Meist fehlt jedoch ein HLA kompatibler
Spender. Außerdem benötigt der Empfänger lebenslange Immunsuppression. Die
Transplantation zu einem Zeitpunkt, an dem die Bildung einer "selbst"- und
"fremd"- Erkennung noch nicht abgeschlossen ist, würde die Suche nach einem
HLA kompatiblen Spender erübrigen, da auch fremde Zellen toleriert werden
könnten. Solche "prä-immunen" fetalen hämatopoetischen Spenderzellen
könnten in dem "prä-immunokompetenten" fetalen Empfänger eine permanente
Hämatochimera bilden. Selbst die partielle Expression transplantierter
hämatopoetischer Stammzellen könnte ausreichen, die klinische Manifestation
defekter Zellen zu verbessern oder zu beseitigen. Durch FBS, CVS, AC oder
Biopsie könnte die Diagnose so frühzeitig gestellt werden, daß die
Transplantation noch rechtzeitig durchgeführt werden könnte. Bei der
Rhesusinkompatibilität kommt es zur Opsonierung und Sequestration fetaler rh-
positiver Erythrozyten durch mütterliche Rh-AK. Für die Behandlung steht die
Transfusion rh-negativer ABO-kompatibler Erythrozyten zur Verfügung. Ein
experimenteller Ansatz zur Therapie der Rhesusinkompatibilität ist die
Knochenmarkstransplantation rh-negativer Spender. Dabei geht man von der
Überlegung aus, daß zu einem bestimmten Zeitpunkt der Schwangerschaft
transplantierte Stammzell-Verbände vom Feten immunologisch toleriert werden
und sich u.U. sogar im fetalen Knochenmark ansiedeln. Die rh-negativen
Erythrozyten, die von den übertragenen Stammzellen gebildet werden, wären
dann durch Rh-AK nicht mehr hämolysierbar und die auftretende Hämolyse bzw.
Anämie wäre nicht so schwerwiegend. So könne vielleicht das Auftreten eines
Hydrops fetalis verhindert werden (23, 233).

Tabelle 19. Kongenitale hämatologische Krankheiten, die durch postpartale
Knochenmarkstransplantation behandelbar sind und u.U. einer hämatopoetischen Stammzelltransplantation in utero zuführbar wären (140)

β -Thalassämie
Sichelzellanämie
Wiskott-Aldrich-Syndrom
Chronische Granulomatöse Erkrankung
Kostman-Syndrom
Infantile maligne Osteopetrosis
Chediak-Higashi-Syndrom
Maroteaux-Lamy-Syndrom
Severe-combined-immunodeficiency-syndrome (SCID)

In einem Großtiermodell (Schaf) konnte dieser theoretischen Ansatz bereits nachvollzogen werden. Die Arbeitsgruppe um Crombleholme implantierte einem Lamm an der Grenze vom ersten zum zweiten Trimester (45.- 65. Tag bei einem Gestationsalter von 145 Tagen) intraperitoneal fetale hepatische Zellsuspensionen. Dabei wurden weder Immunosuppressiva verwendet noch kam es zum Auftreten einer graft-versus-host-reaction. Zum Zeitpunkt der Entbindung einen Monat später betrug der prozentuale Anteil des "transplantierten" Hämoglobins dauerhaft bis zu 11% (140). Da die Immunologie und Physiologie des Schafes sehr von der menschlichen differiert, wurde das Experiment in nichthumanen Primaten (Macaca mulatta) wiederholt. Die Ergebnisse waren mit denen im Schafmodell vergleichbar. In diesem Modell ließ sich eine dauerhafte Toleranz erzielen, wenn die Transplantation **vor dem 68. Gestationstag** durchgeführt wurde, was etwa dem **Zeitraum um die 17. SSW beim Menschen** entspricht.

Das Auftreten eines permanenten Chimerismus in der Natur ist aus der gemeinsamen plazentaren Zirkulation bei zweieiigen Zwillingen bekannt (451, 578). Leider wissen wir noch nichts darüber, zu welchem Zeitpunkt und durch welche Mechanismen diese Toleranz verloren geht.

4.8 Kardiale neonatale Xenotransplantation (Hypoplastisches Linksherzsyndrom)

Viele Formen der angeborenen Herzerkrankungen können heute bereits intrauterin mit hoher Sicherheit diangostiziert werden (418). Es gibt experimentelle Untersuchungen, die fetale Pulmonalstenose intrauterin ohne kardialen Bypass durch Ballondilatation zu operieren (43, 694). Verbesserte Hypothermie- und Bypasstechniken könnten die offene fetale Herzchirurgie eines Tages durchführbar machen (4, 622).

Von L. Bailey wurde 1984 erstmalig die xenogene Herztransplantation eines Pavianherzens bei einem Neugeborenen mit hypoplastischem Linksherzsyndrom (HLHS) durchgeführt. Das HLHS stellt ein Spektrum durchweg letaler kongenitaler Malformationen dar. Es wird in etwa 7.5% der symptomatischen Herzerkrankungen, die im ersten Lebensjahr gefunden werden, diagnostiziert. Die meisten Patienten versterben innerhalb des ersten Lebensmonats trotz neonataler Intensivtherapie. Dieses Neugeborene war der jüngste Patient, dem bisher ein fremdes vollständiges Organ implantiert wurde, in diesem Fall sogar über Speziesgrenzen hinweg (34).

Es wurden verschiedene immunologische Tests vor der Transplantation durchgeführt, um die Kompatibilität festzustellen. Bei der Patientin wurde eine vollständige **HLA-Typisierung** durchgeführt, die Untersuchung wurde auch bei den Eltern durchgeführt und bestätigte die Tests. Mithilfe der gleichen Reagentien und Methoden wurde nun aus einer Reihe von potentiellen Pavianspendern derjenige herausgesucht, der die größte immunologische Kompatibilität aufwies. Im **lymphozytotoxischen Crossmatching** war das Patientenserum mit Pavianlymphozyten bei verschiedenen Temperaturen kompatibel. Bei der **Mixed Lymphocyte Culture (MLC)** wurden xenogene Ansätze zwischen Patientin und potentiellen Spendern und allogene Ansätze zwischen Patientin und deren Eltern und weiteren nichtverwandten Erwachsenen durchgeführt. Dabei war die Immunantwort der Patientin gegenüber xenogenen und allogenen Lymphozyten als schwach zu bezeichnen. Die Ergebnisse in ABO-, HLA-Tests und lymphozytotoxischen Crossmatching ergaben keinen eindeutigen idealen Spender. Daher wurde derjenige Spender ausgewählt, der bei der Patientin in der MLC die geringeste Immunantwort hervorrief, der also der schwächste Stimulator war. Dann wurde präoperativ noch die **T-Lymphozyten Helfer/Suppressor** Ratio bestimmt und ein **Cytoimmunologisches Monitoring (CIM)** durchgeführt. Die Kontrollwerte für das CIM stellten randomisierte Nabelschnurblutproben Neugeborener dar (34, 308).

Am 20. postoperativen Tag starb "Baby Fae" unter dem Bild des Herzversagens. Es fanden sich eine minimale *zellulär* vermittelte Abstoßungsreaktion, histologische Zeichen einer Transplantatschädigung durch **ABO-Hämagglutinine**, durch **spezies-spezifische zytotoxische AK** und eine milde Lipidemulsion-induzierte kardiotoxische Cyclosporinwirkung. Da die Speziesgrenzen sehr nah beieinander lagen, entsprach das Bild dem einer Abstoßungsreaktion xenogener, wenn nicht sogar allogener Transplantation, bei der die ABO-Blutgruppe überquert wurde. Die Blutgruppe des Mädchens war O Rh positiv, diese Blutgruppe findet sich aber bei Pavianen nur mit einer Häufigkeit von ca. 1:436. Da ein geeigneter humaner, oder blutgruppenkompatibler xenogener Spender nicht vorhanden war und die Patientin bereits beatmungspflichtig geworden war, wurde als Überbrückungsmaßnahme eine xenogene Transplantation über die ABO-Blutgruppengrenze hinweg vorgenommen. Operationstechnisch gesehen war die Maßnahme durchführbar. Trotz immunsupressiver Therapie mit Cyclosporin und Methylprednisolon trat aber eine **humoral vermittelte Abstoßungsreaktion** auf, die letztlich den Tod herbeiführte (34).

5   Fetales Immunsystem

Der Fetus trägt Antigene mütterlichen und väterlichen Ursprungs in sich. Fetale Antigene von der väterlichen Seite sind an der Bildung von Geweben beteiligt, die für die Mutter fremd sind. Der Fetus wird aber von der Mutter nicht in einer Art und Weise abgestoßen, wie der mütterliche Organismus es mit Haut- oder Nierentransplantaten tun würde. Die Mechanismen, die den Feten und die Plazenta von Abstoßung bewahren, lassen sich in zwei Gruppen einteilen:

1.   uterine - , plazentare - und
2.   mütterliche Mechanismen.

Wahrscheinlich spielen in vivo mehrere Mechanismen eine Rolle, so daß der Ausfall einer von ihnen den Fortbestand einer eingetretenen Schwangerschaft nicht gefährdet.

Tabelle 20. Mütterlicher Immunstatus in der normalen Schwangerschaft (117)

Humorale Immunität:	Verhalten/Ergebnisse:
• Serum Immunglobuline:	normal, aber in der Spätschwangerschaft durch Hämodilution verdünnt
• Antikörper - Antwort:	normal
• Zirkulierende Immunkomplexe und absolute B-Zell Werte:	normal (bis auf das erste Trimester)
Zelluläre Immunität:	
• Absolute T-Zellwerte:	normal (bis auf das erste Trimester)
• Mitogene Stimulierbarkeit (PHA):	normal
• MLR (mixed lymphocyte reaction) zwischen Eltern/Mutter und Fetus:	verringert
• Antigen - Transformation:	verringert
• Mendel-Mantoux Test:	verringert

5.1 Allgemeines

5.1.1 Entwicklung des fetalen Immunsystems

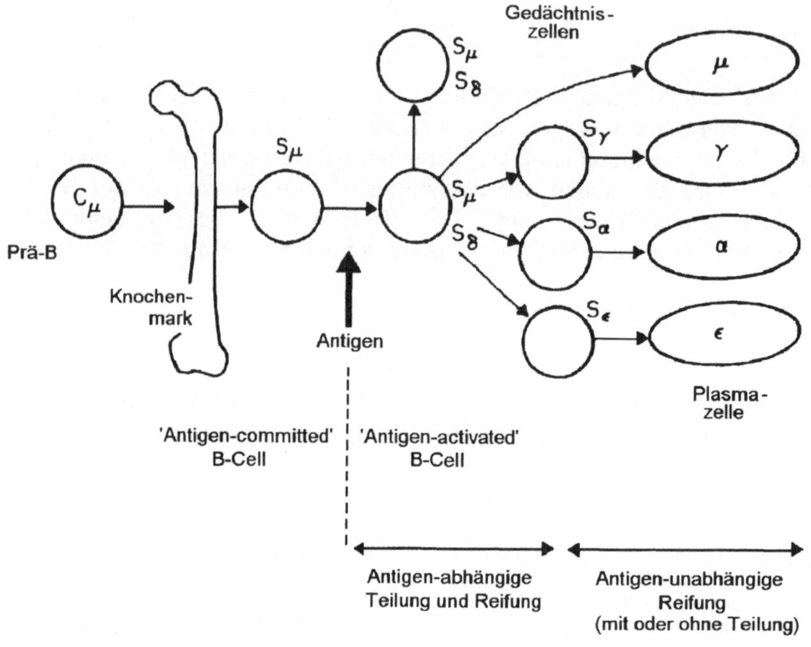

Abb. 21. Entwicklung der B-Lymphozyten, C_μ : Zytoplasmatische μ Ketten, S_μ : Oberflächen μ Ketten (116)

Der Fet wird bereits früh in der Schwangerschaft immunkompetent. Epitheliale Komponenten des Thymus bilden sich 6 Wochen nach der Konzeption, Lymphozyten infiltrieren den Thymus 2-3 Wochen später. Dann differenziert er sich in Rinde und Mark. Hassal'sche Körperchen sind ab der 12 Woche des intrauterinen Lebens nachweisbar. Funktional tüchtige reife T-Zellen werden in der fetalen Zirkulation und Milz ab der 14. SSW gefunden. Die T-Zellen besitzen bereits Effektoraktivitäten, wie ihre Antwort auf Mitogene und allogene Lyphozyten (MLC, mixed lymphocyte culture) zeigt. Außerdem produzieren sie bereits Lymphokine einschließlich IL-2, das für die T-Zellproliferation häufig benötigt wird (383). Die Differenzierung der B-Lymphozyten findet etwa zum gleichen Zeitpunkt statt. Ihre Reifung im frühen Fetalleben folgt den gleichen Regeln, wie sie im späteren Leben beobachtet werden. B-Vorläuferzellen werden in der fetalen Leber bereits um die 7. SSW, auf Antigene reagierende B-Zellen bereits

2-3 Wochen später gefunden. Um die 15. SSW sind B-Lymphozyten aller Isotypen bereits in Proportionen vorhanden, wie sie auch beim Erwachsenen vorkommen. Daher ist es nicht verwunderlich, daß das fetale Immunsystem adäquat auf intrauterine Infektionen reagieren kann. Tritt eine Rötelninfetkion beispielsweise in der 11. SSW auf, kann die fetale IgM Produktion schon in der 11. SSW beginnen, spezifisches fetales IgM findet sich bereits ab der 17. SSW. Dies ist ein Hinweis darauf, daß die vielfältigen Einzelfaktoren des Immunsystems, T- und B-Lymphozyten und Makrophagen in der Frühschwangerschaft in der Lage sind, miteinander bei der Antikörperproduktion zu kooperieren.

Die auf Infektion vorherrschende Immunantwort des Feten besteht in der Produktion von IgM Antikörpern. Neben der IgM Produktion führt die Stimulation neonataler Lymphozyten durch polyklonale B-Zell-Stimulatoren zum Auftreten von kleinen Mengen an IgG oder IgA. Dies konnte an T-Zell abhängigen Mitogenen und T-Zell unabhängigen Antigenen, z.B. dem Epstein-Barr-Virus oder Kohlenhydrat-Antigenen gezeigt werden (69).

Über die nicht Antikörper vermittelte Immunabwehr des Feten ist wenig bekannt. Die Komplementsynthese beginnt schon sehr früh, aber für viele Komplementfaktoren herrscht noch eine relative Insuffizienz (36). Wenig ist auch über die Entwicklung der fetalen Makrophagen bekannt, obgleich das Antigenprocessing früh entwickelt werden muß, da es für die Ausbildung spezifischer Antikörperproduktion notwendig ist. Bei den fetalen hämolytischen Erkrankungen spielt wahrscheinlich die Phagozytose von Antikörper-beladenen Erythrozyten eine Rolle. Daher ist die phagozytäre Funktion wahrscheinlich intakt, wenn auch nicht zwingenderweise voll effizient.

Tabelle 21. Entwicklung der Immunantwort im Feten (383)

Gestationsalter:	Entwicklung des Immunsystems:
4 Wochen	Blutbildungszentren entwickeln sich im Dottersack
5 "	Komplementsynthese
6 "	Auftreten von Thymusepithelien
7 "	Lymphozyten im Blut
7-9 "	Lymphozyten im Thymus
10 "	Mitogenantwort der Thymozyten
11 "	B- Zellen in Leber und Milz, T- Zellen im Thymus (endogenes IgM im Serum)
12 "	Antigenbindende Zellen
13 "	*Graft versus host* reactivity
14 "	Mitogenantwort peripherer Lymphozyten
17 "	Endogenes IgG im Serum
20 "	MLC (mixed lymphocyte culture) positiv
30 "	Endogenes IgA in Serum

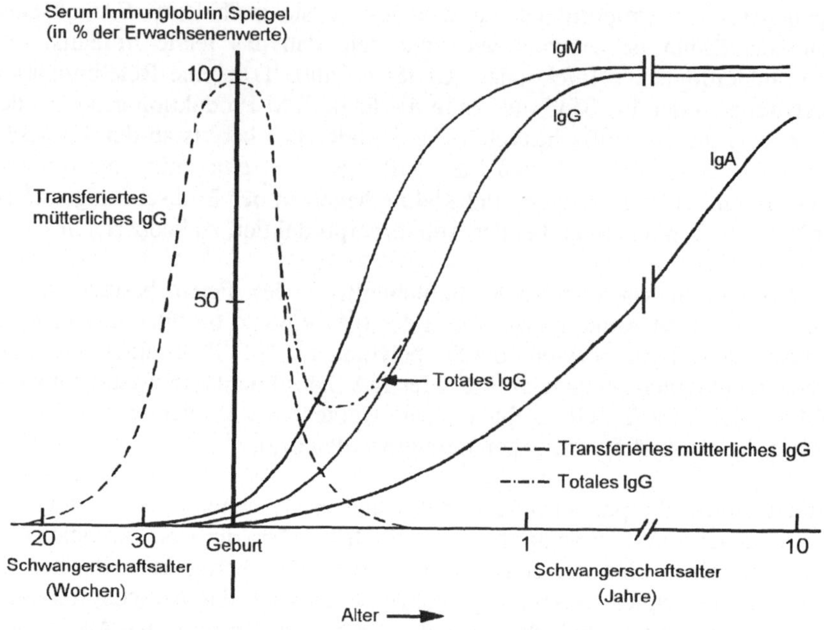

Abb. 22. Fetale Serum Immunglobulinspiegel und Gestationsalter (116)

5.1.2 Plazentarer IgG Transfer

Der Fetus wird lange vor bakteriellen Infetionen durch den transplazentaren Transfer maternaler Immunglobuline geschützt. IgG ist plazentagängig, IgM und IgA sind es nicht. Der Trophoblast besitzt spezifische Rezeptoren für eine bestimmte Fc-Region des IgG, wodurch ein aktiver Transport für IgG vermittelt wird. Der Transfer beginnt um die 12. SSW, spielt aber quantitativ maßgeblich erst ab der 32. SSW eine Rolle. Frühgeborere haben einen Mangel an zirkulierenden mütterlichen Antikörpern, weshalb sie besonders infektionsgefährdet sind (ca. 1:250). Feten mit Wachstumsretardierung haben bei der Geburt häufig auch niedrige mütterliche Antikörperspiegel, wahrscheinlich durch verringerten plazentaren Transfer. Beim termingerecht geborenen Neugeborenen sind mütterlicher und fetaler IgG Spiegel gleich hoch. Jedoch ist die aktive fetale Produktion an IgG und IgA zu diesem Zeit noch niedrig. Daraus resultiert ein IgG Abfall, wenn die mütterlichen Immunglobuline postpartal katabolisiert werden. Die Halbwertszeit für IgG beträgt 3 Wochen und die Zeit zwischen dem 3. und 6. postpartalen Monat stellt eine Periode der relativen Immunglobulindefizienz dar. Dann steigt langsam die fetale Immunglobulinsynthese und erreicht um das 2. Lebensjahr etwa normale Werte (407).

5.1.3   Immunologische Wertigkeit des Stillens

Die antiinfektiösen Eigenschaften des Stillens sind seit langem anerkannt. Das in der Milch enthaltene wesentliche Immunglobulin ist sekretorisches IgA, das *proteolytischer Magensaftaktivität* gegenüber *resistent* ist. Seine schützenden Eigenschaften betreffen die **Virusneutralisation**, **Bakteriozidie**, **Aggregation** von Antigenen und **Prävention** von **bakterieller Adhärenz** an Epithelzellen (569). Dabei gibt es keine Hinweise dafür, daß diese Antikörper von Intestinum aufgenommen werden und es zu einer systemischen Schutzwirkung kommt. Die in der Milch enthaltenen Zellen sind bei der Phagozytose wichtig und ihre Eigenschaften gleichen denen der Blutlymphozyten. Makrophagen aus der Milch verhindern so die Penetration von Bakterien.

Der Muttermilchernährung von Säuglingen wurde außerdem eine antiallergische Rolle zugeschrieben (699). Die erhöhte Permeabilität des Gastrointestinaltraktes während der Neugeborenenperiode kann zu einer Sensibilisierung durch aufgenommene Fremdproteine wie Kuhmilchen führen (372). Erneute Exposition zu einem späteren Datum kann dann eine Triggerung mit dem Auftreten allergischer Symptome wie intestinalen Beschwerden, Ekzemen und Asthma bewirken. Die Vermeidung des vorzeitigen Abstillens kann zur Reduktion dieser Probleme führen.

Tabelle 22. Protektive Faktoren in der Muttermilch (266)

•   IgA: hauptsächlich sekretorisches IgA, das gastrointestinale Resistenz besitzt (einschließlich Antikörpern gegen Bakterien und Viren)
•   Zellen: Makrophagen, polymorphonukleäre Leukozyten, Lymphozyten
•   Komplementkomponenten: Opsonierung bei alternativer Aktivierung
•   Antistaphylokokken Faktor: hemmt das Staphylokokkenwachstum
•   Lysozym: kann Bakterienwände angreifen
•   Laktoperoxidase: Antistreptokokkenfaktor
•   Laktoferrin: hemmt Bakterienwachstum
•   "Bifidus Faktor": ein Polysaccharid, welches das Wachstum von Laktobacillus bifidus fördert, Essig - und Milchsäure - von diesem Bakterium produziert - halten den pH niedrig und hemmen so daß Wachstum von Shigella, Escherichia coli, Candida etc.

5.2   Kombinierte Immundefekte

Schwere Infektionen in der Neonatalperiode sind relativ selten (1:1500 der termingerecht geborenen Kinder), wahrscheinlich durch den mütterlichen IgG Schutz. Jedoch besitzt der Fet bzw. das Neugeborene ein jungfräuliches Immunsystem, in dem keine geprägten B-Gedächtniszellen oder T-Zellen vorkommen. Dies bedeutet erhöhte Anfälligkeit gegenüber Infektionen. Es gibt keine zirkulierenden IgM Antikörper im Neugeborenen, die eindringende Bakterien neutralisieren könnten. Neonatale Makrophagen exprimieren einige Antigene in einer ineffizienten Weise aufgrund erniedrigter HLA Klasse II Antigene auf ihrer

Oberfläche (HLA Klasse II Antigene: HLA DR, - DQ, - DX, - DZ loci, Vorkommen auf B Lymphozyten, Makrophagen, epidermalen und endothelialen Zellen, Spermatozyten), (117, 697). Dies beginnt sich umzukehren, sobald T Lymphozyten stimuliert werden und die Lymphokinproduktion (einschließlich γ Interferon) die Makrophagen aktiviert (725). Zusätzlich führen niedrige Komplementspiegel zu mangelhafter Opsonierung und daher zu verschlechterter phagozytotischer Aktivität zum Zeitpunkt der Entbindung. Besondere Infektanfälligkeit herrscht zwischen dem 3. und 6. postpartalen Monat, bis die eigene aktive Immunglobulinproduktion beginnt.

5.2.1 Schwere Kombinierte Immundefizienz

Severe-Combined-Immune-Deficiency (SCID)

Die schwere kombinierte Immundefizienz (SCID) ist eine heterogene Gruppe X-chromosomal oder autosomal rezessiv vererbter Erkrankungen, die sich durch Störungen der Zahl und Funktion der zirkulierenden B-und T-Lymphozyten auszeichnet. Diese Erkrankungen sind selten und die pränatale Diagnostik ist nur solchen Familien vorbehalten, in denen bereits Kinder mit schweren Krankheitsbildern geboren wurden. Es sollte in jedem Falle versucht werden, eine Diagnose zu stellen, da mit entsprechendem Wiederholungsrisiko zu rechnen ist und eine pränatale Diagnostik oft durchführbar ist.

Tabelle 23. SCID und ihre Subtypen (117)

Form:	Funktioneller Defekt:	Pathogenese:	Erbgang:
SCID ("Swiss Type")	zellvermittelte Immunodefizienz, AK Produktion	unbekannt	autosomal rezessiv
SCID mit ADA Defizienz	zellvermittelte Immunodefizienz, AK Produktion	strukturell defektes Gen auf Chromosom 20, das die ADA codiert	autosomal rezessiv
"Bare lymphocyte syndrome"	1. zellvermittelte Immunodefizienz, AK Produktion 2. mangelhafte Expression von HLA Klasse I AG und β_2 Mikroglobulin auf Lymphozyten	Unvermögen, HLA AG auf der Zellmembran zu exprimieren	familiär
Retikuläre Dysgenesie	zellvermittelte Immunodefizienz, AK Produktion und Phagozyten	unbekannt	autosomal rezessiv
SCID mit Ig (Nezelof-Syndrom)	zellvermittelte Immunodefizienz, AK Produktion	unbekannt	X-chrom. oder autosomal rezessiv

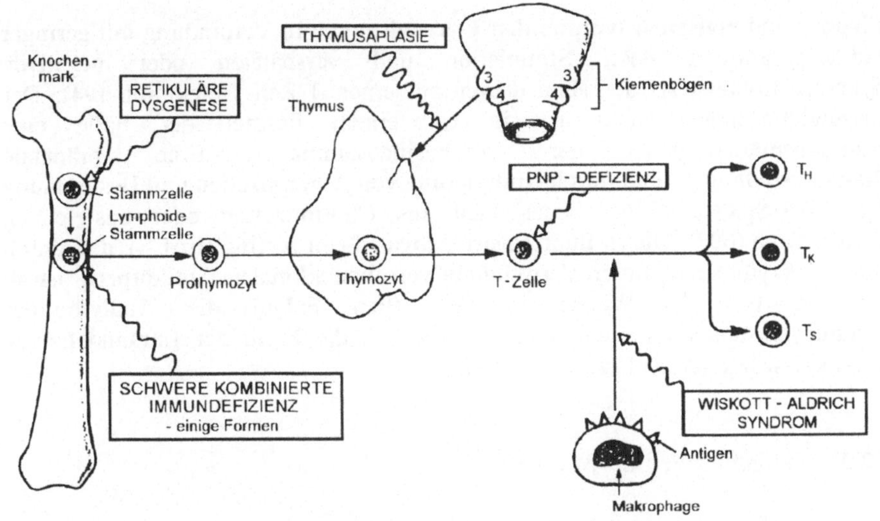

Abb. 23. T$_H$: T-Helferzelle; T$_K$: T-Killerzelle; T$_S$: T-Suppressorzelle.
T-Zell Reifung und die Defekte, die damit assoziiert sein können (116)

Einige Kinder erleiden in der Neonatalperiode, meist aber zwischen 3 und 6 Monaten schwere, rekkurrierende oder unübliche Infektionen, die sich auf dem Boden der schweren kombinierten Immundefizienz (SCID) entwickeln (268). Defekte der B-Zell AK- vermittelten humoralen Immunität werden meist nicht vor dem 3.-4. Lebensjahr apparent.

Die Klinik besteht in **geringer Gewichtszunahme, persistierender Candidiasis, Diarrhoe, Malabsorption** nach enteraler Virusinfektion, **Pneumocystis carinii Pneumonie, Hepatitis** und **Hautausschlägen.** Bei der körperlichen Untersuchung findet sich kein palpables lymphoides Gewebe und die Tonsillen sind extrem klein.

Zu den schweren Formen der angeborenen Immundefizienz, für die gegenwärtig keine spezifische Therapie verfügbar ist (eine Ausnahme stellt die Knochenmarkstransplantation HLA-kompatibler Spender dar) gehören die schwere kombinierte Immundefizienz (*Severe-Combined-Immune-Deficiency SCID),* die Lymphopenie mit isolierter schwerer T-Zellfunktion, zelluläre Immundefizienzen wie das *Wiskott-Aldrich-Syndrom (WAS),* Störungen des phagozytären Systems wie die *chronische granulomatöse Erkrankung (CGD)* oder Störungen des Komplementsystems wie der *angeborene C3 Mangel* (446). Eine weitere Form ist das *DiGeorge*-Syndrom (Thymusaplasie, häufig assoziiert mit Hypoparathyreoidismus, Malformation des Aortenbogens und Gesichtsdysmorphien, ätiologisch durch Fehlanlage des 3. und 4. Kiemenbogens). Auch bei der *Trisomie 21* kommt es zu Defekten der zellvermittelten Immunität. Die hohe Inzidenz von **Infektionen, Autoanti-**

körpern und **malignen lymphoiden Erkrankungen** in Verbindung mit geringer Antikörperantwort nach Stimulation und verspäteten oder negativen Hypersensitivitätstests der Haut deuten auf einen T-Zell Defekt hin (94). Der zugrundeliegende Defekt ist in ca. einem Fünftel der Fälle eine Funktionsuntüchtigkeit der Adenosindesaminase. Eine pränatale Diagnosestellung gelingt durch Kultivierung von Amnionzellen und Bestimmung der ADA-Spiegel (336), heute auch aus Chorionzotten oder aus fetalen Erythrozyten (692). Durch fluorescence-activated-cell-sorting (FACS), d.h. durch Durchflußzytometrie, unter Verwendung von monoklonalen Antikörpern, ist ab der 18. bis 20. Woche in fast allen Fällen die Analyse der Lymphoytensubpopulationen möglich, wodurch die Form der Immundefizienz exakt klassifizierbar ist (446, 453, 454).

5.2.2   Angeborener C3-Mangel

Anders als der angeborene C3-Mangel, der sich durch direkte Spiegelbestimmung aus Fetalblut diagnostizieren läßt, führen andere Merkmale zur Diagnose der X-chromosomal vererbten fetalen Hypogammaglobulinämie. Da die mütterlichen Immunglobuline frei plazentagängig sind, reicht die alleinige Spiegelbestimmung beim Feten nicht aus. Die durch Anwendung monoklonaler Antikörper feststellbare korrespondierende Abwesenheit fetaler B-Lymphozyten kann hier zu einer Diagnose führen.

5.2.3   Chronisch granulomatöse Erkrankung (CGD)

Bei der chronisch granulomatösen Erkrankung, die X-chromosomal oder auto-somal rezessiv vererbt werden kann, sehen die Phagozyten morphologisch normal aus. Sie können auch Pathogene phagozytieren, sind aber nicht in der Lage, grampositive Bakterien oder Pilze wirkungsvoll zu eliminieren. Zusätzlich zu den rezidivierenden Infektionen leiden die Kinder häufig an einer Leberfibrose und Lungeninsuffizienz (389). Newburger berichtete über die Möglichkeit für eine Frühdiagnose, indem er die bei dieser Krankheit auftretende Unfähigkeit des Cytochrom C (aus stimulierten fetalen Phagozyten) demonstrierte, Nitroblau-Tetrazolium zu reduzieren (532). Levinsky entwickelte eine Modifikation dieses Testes (445).

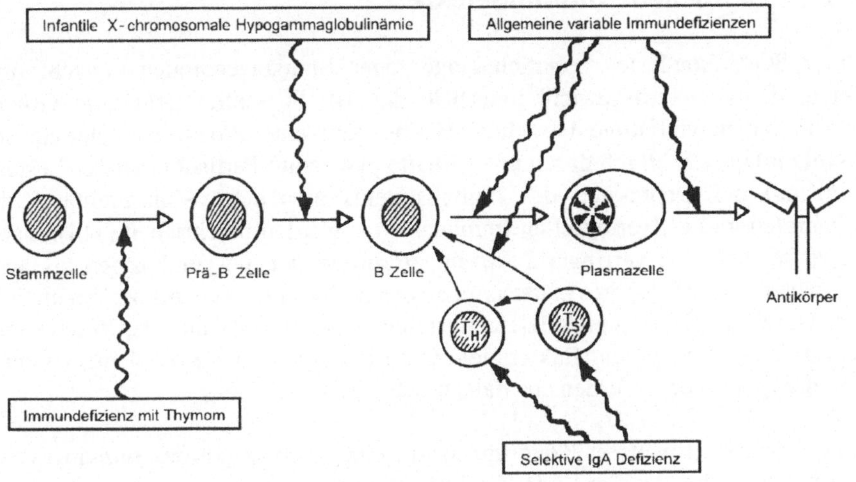

Abb. 24. T$_H$: T-Helferzelle, T$_S$: T-Suppressorzelle. Ebenen, auf denen der Defekt auftritt, der zur fehlerhaften Antikörperproduktion führt (116)

5.2.4 Purin-Nukleosid-Phosphorylase (PNP)-Mangel

Bei dem autosomal-rezessiv vererbten *Purin-Nukleosid-Phosphorylase (PNP)-Mangel* ist die Immundefizienz weniger schwer als bei der SCID. Hauptsächlich ist die T-Zellfunktion unter relativer Aussparung der B-Zellfunktion betroffen. Die Frühdiagnose wird aus Amnionzellkulturen durch die PNP-Spiegelbestimmung gestellt (692).

5.2.5 Wiskott-Aldrich-Syndrom (WAS)

Das Wiskott-Aldrich-Syndrom wird X-chromosomal rezessiv vererbt. Meist bricht das Krankheitsbild gegen Ende des ersten Jahres aus. Es besteht aus Ekzemen, Thrombozytopenie und rezidivierenden Infektionen wobei die verschiedensten Organsysteme befallen sein können. Häufig treten auch schwerste Blutungen, Infektionen oder die maligne Retikuloendotheliose auf (129). Früher wurden biochemische Verfahren zur Diagnosestellung herangezogen, heute kann aus Fetalblut durch Feststellung einer normalen Thrombozytenzahl und eines normalen Thrombozytenvolumens die Erkrankung ausgeschlossen werden.

5.3 Erworbene Immundefekte

Unter SGA (small for gestational age) oder Mangelgeborenen versteht man Feten, deren Geburtsgewicht unterhalb der 10. Perzentile liegt. Die Gründe hierfür haben vielfältige Ursachen. Häufig geht eine Proteinmangelernährung damit einher, z.B. durch durch mangelhafte plazentare Perfusion. Dieser Zustand wird mit der Depression des Immunsystems assoziiert. Abnormalitäten der humoralen und zellvermittelten Immunantwort werden beschrieben (114). Dabei treten sowohl eine verringerte Anzahl zirkulierender T-Lymphozyten als auch verspätete Ergebnisse in Hauttests über einen Zeitraum von bis zu einem Jahr auf. Der Grad der Immundefizienz korreliert mit der Fortdauer der Wachstumsretardierung. Mängel der Bakterizidie von Leukozyten, des Komplementsystems und der IgG Spiegel wurden ebenfalls beschrieben (113, 808).

Eine große Zahl weiterer Konditionen mit einer Depression des Immunsystems wurde bereits beschrieben, z.B. die Frühgeburtlichkeit mit erniedrigten mütterlichen IgG Antikörpern. Die mütterliche Immunsuppression kann zur Suppression des fetalen Immunsystems führen und fetale Teratogenität nach sich ziehen. Allerdings zeigen die Kinder von Nierentransplantierten mit Immunsuppression durch **Azathioprin** keine teratogenen Schäden (683). Die Plazenta kann **Steroide** in inaktive Metabolite konvertieren (71). **Salicylate** passieren die Plazenta, beeinflussen aber die fetale Gerinnung, nicht das Immunsystem. **Antimalariamittel**, die häufig Patienten mit *Rheumatoider Arthritis* oder *Systemischem Lupus Erythematodes (SLE)* gegeben werden, sind teratogen und sollten bei Fortsetzung der Schwangerschaft nicht gegeben werden. **Chirurgische Eingriffe** und **Allgemeinnarkosen** führen ebenfalls zu einer Herabsetzung des maternalen Immunsystems. Bei Infektionen mit dem **Zytomegalie- oder Röteln-Virus** werden ebenfalls fetale immunsuppressive Zustände beobachtet (493, 620). Unter bestimmten Umständen kann die **Transfusion von Antikörpern** die Bildung spezifischer Antikörper durch den Feten verhindern. Dies wird auch beim Vorkommen spezifischer mütterlicher IgG- AK beobachtet. Ob dieser Vorgang nur auf die Entfernung der AG durch zirkulierende AK zurückzuführen ist oder ob weitere Mechanismen eine Rolle spielen, ist noch unklar.

5.4 Fetale Auswirkungen mütterlicher Autoimmunerkrankungen

Generell kann sich die mütterliche Autoimmunerkrankung direkt auf den Feten auswirken oder sekundär durch mütterliche Autoantikörper, die die Plazenta passieren. Passagere *neonatale Thyreotoxikose, Myasthenia gravis, Thrombozytopenie, megaloblastäre Anämie* bei gestillten Kindern, die durch Intrinsic Faktor AK in der Muttermilch hervorgerufen werden, werden beschrieben. Nicht organspezifische Autoimmunerkrankungen, wie der *SLE*, können den Fetus in vielfältiger Weise betreffen. Dabei werden kardiale Störungen, darunter AV-Block, Fibroelastose oder strukturelle kardiale Defekte, fetal distress und IUFD beobachtet. Als fetales Monitoring wurden die wiederholte fetale Herzfrequenzregistrierung und die Bestimmung der Anti-Cardiolipin AK empfohlen (457). **Ro Antikörper** waren zum Zeitpunkt der Entbindung in 50% vorhanden und wurden mit dem Auftreten des neonatalen Lupus assoziiert (455, 768). Häufig treten ein **photosensitiver Ausschlag, Thrombozytopenie** oder eine **Anämie** auf. Die erhöhte Rate an **Spontanaborten, Wachstumsretardierung** und **Totgeburten** wird auf die auftretende *Vaskulitis* und *plazentare Infarkte* zurückgeführt. Die in der Plazenta gefundenen Immunkomplexe reichen allerdings nicht aus, um sie in ihrer Funktion nennenswert einzuschränken (3). In jüngerer Zeit wurde die Wachstumsretardierung und der intrauterine Tod mit dem Auftreten eines **"lupus anticoagulant"** in Zusammenhang gebracht (227, 464). Therapieversuche werden mit Aspirin und hochdosierter Prednisongabe unternommen, aber die Therapieerfolge waren bisher nicht überzeugend.

Tabelle 24. Mütterliche Autoimmunerkrankungen und der Fetus, SLE: systemischer Lupus erythematodes, "Ro" AK: s. Text, (117)

Erkrankung:	Wirkungen auf den Feten:	Mechanismus:
Systemische Erkrankungen: SLE	niedriges Geburtsgewicht, hämolytische Anämie, neonataler SLE, kongenitaler AV-Block	Wachstumsretardierung, Frühgeburtlichkeit, anti-erythrozytäre Antikörper, Immunkomplexe? "Ro" Antikörper?
Rheumatoide Arthritis	keine	
Organspezifische Erkrankungen: Schilddrüse		
• Thyreotoxikose	Tachykardie Exophthalmus niedriges Geburtsgewicht	TSH-Rezeptoren stimulierende AK
• Myxödem	Hypothyreose	TSH-Rezeptoren inhibierende AK
idiopathische Thrombozytopenie	Purpura (15%) ICH (<1%)	Plättchen AK
Erworbene hämolytische Anämie	neonatale Todesfälle (20%)	Anoxie nach Phagozytose von IgG beladene Erythrozyten
Myasthenia gravis	neonatale Myasthenie	Acetylcholinrezeptor AK
Diabetes mellitus (insulinabhängig)	erhöhtes Geburtsgewicht kongenitale Malformationen Diabetes (selten)	unbekannt unbekannt AK vermittelt?
Perniziöse Anämie	nach dem Stillen Ausbildung der Anämie	AK gegen den Intrinsic Factor, mangelhafte Vit. B_{12} Absorption

5.5 Somatische Gentherapie

Die Genforschung ist eine neue medizinische Disziplin, die sich in schneller Entwicklung befindet. Für die potentiellen Nutznießer ergeben sich neben der technischen Problembewältigung auch ethische Fragen der Machbarkeit und Vertretbarkeit. In diesem Kapitel sollen einige Begriffe erklärt und einige Problematiken erwähnt werden, um eine Orientierungshilfe für die gegenwärtig stattfindende öffentliche Diskussion zu geben. Bezüglich weiterer Details wird auf folgende Monographien verwiesen (45, 187, 246, 335, 766, 773).

Wenn über den Ersatz fehlerhafter Gene diskutiert wird, ist es von äußerster Wichtigkeit, sich darüber klar zu werden, daß hier von einer Therapie der **somatischen Zellinien** gesprochen wird. Der Genersatz in somatischen Zellen stellt nichts fundamental Neues dar. In gewissem Sinne gibt es keinen Unterschied zur Transplantation von Organen, Zellinien oder zu Bluttransfusionen. Etwas grundsätzlich anderes stellt die Therapie von Keimzellinien dar. In befruchtete Eizellen implantierte Gene werden sowohl in **somatische** als auch in **gonosomale Zellreihen** inkorporiert. Die Folge einer solchen Handlung ist die Weitergabe der Geninformation an alle Nachkommen dieser Individuen. Während die transgene Therapie beim Menschen beim Menschen bisher nicht versucht worden ist, könnte eines Tages eine Technik zur Verfügung stehen, mit der es möglich wäre, aus kleinsten Gewebemengen befruchteter Eizellen singuläre Genstörungen zu diagnostizieren (774). Die Gruppe um A. Handyside in London hat als erste über erfolgreiche Fälle von Präimplantationsgenetik berichtet (310). Es bleibt aber fraglich, ob Frauen mit erhöhtem Risiko für Einzelgenerkrankungen alleine deshalb bereit sind, die Belastungen einer In Vitro Fertilisation mit Embryotransfer auf sich zu nehmen.

5.5.1 Allgemeines

Die Proteinbiosynthese

Die Produkte von Genen sind Peptidketten, also Verbindungen peptidisch verknüpfter Aminosäuren mit den daraus resultierenden sekundären, tertiären und quartären Proteinstrukturen. Die Information, die die Reihenfolge der Aminosäuren in einer Peptidkette enthält, ist in der homologen doppelsträngigen DNA und ihrer Basenanordnung enthalten. Dabei kodieren drei Basenpaare eine spezifische Aminosäure. Bei der Proteinbiosynthese treten jedoch die Aminosäuren nicht direkt mit den Basenpaaren der DNA in Kontakt, vielmehr verbleibt die genomische DNA im Zellkern (Nukleus). Wenn ein Gen in das entsprechende Protein transkribiert werden soll, wird einer der beiden Stränge durch die *RNA Polymerase* in ein spiegelbildliches Molekül, die **messenger-RNA (mRNA)** umgeschrieben, das vom Nukleus in das Zytoplasma wandert und dort als Vorlage dient, nach der Peptidketten synthetisiert werden. Dabei werden die passenden Amniosäuren durch Transportmoleküle, die **transfer-RNA** (tRNA), zu der entsprechenden Stelle auf der mRNA transportiert. Die tRNA besteht aus drei Nukleotiden, den **Anticodons**, die sich an die komplementären Stellen auf der mRNA, den **Codons**, anlagern. Jedes Codon kodiert eine Aminosäure. Auf diese Weise werden die Aminosäuren in der Reihenfolge zusammengesetzt, wie die Basensequenz auf der mRNA es vorschreibt. Dieser Prozeß beginnt an einem Ende der mRNA und schreitet sequentiell bis zum anderen Ende weiter, geschieht also nicht zufällig. Die wachsende Peptidkette und die tRNA werden durch die **ribosomalen Untereinheiten** in passenden sterischen Anordnungen zusammengehalten. Die mRNA besitzt **Start- und Stop-Codons**, um den Beginn und das Ende der Proteinbiosynthese anzuzeigen. Zusammenfassend beginnt die **Transkription** von der doppelsträngigen DNA in die mRNA im Kern, die **Translation** in die Peptidkette findet dann im Cytoplasma statt (774).

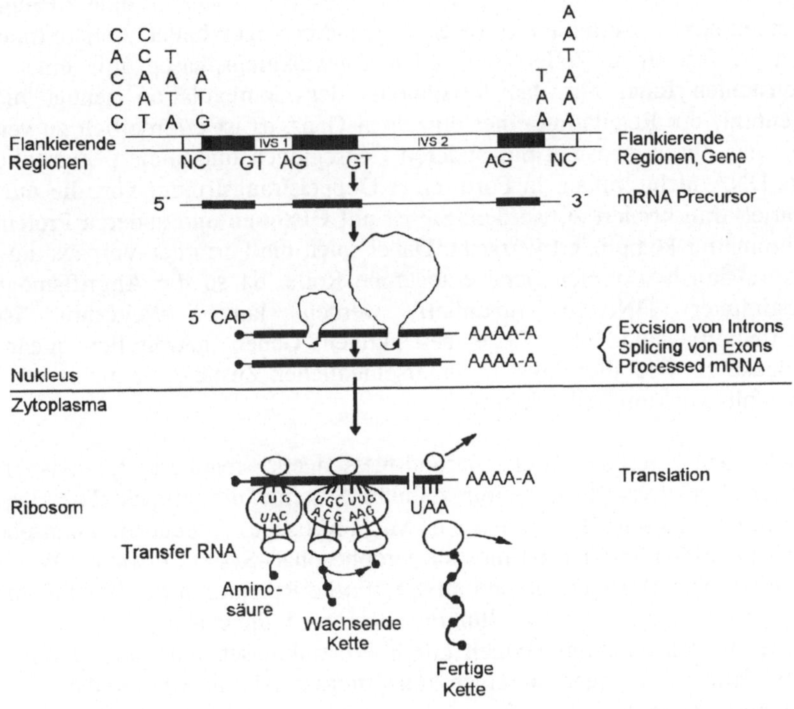

Abb. 25. Die genetische Kontrolle der Proteinbiosynthese (774)

Die Genstruktur und Funktion

Die meisten Gene bestehen aus kodierenden Regionen, oder **Exons**, und aus nicht kodierenden Zwischenstücken, intervening sequences (IVS) oder **Introns**. Wenn ein Strukturgen transkribiert wird, wird die komplette Sequenz in Form eines langen primären Transkripts kopiert, das sowohl Intron als auch Exon Sequenzen enthält. Solange dieser mRNA Precursor noch im Kern vorliegt, unterliegt er beachtlichen Modifikationen. Die Introns werden ausgeschnitten und die Exons in einem komplizierten Prozess zusammengesetzt (774).

Die Regulation

Eine der Hauptschwierigkeiten bei der Entwicklung der Gentherapie besteht darin, daß so wenig über die Genregulation bekannt ist. Welche Mechanismen schalten Gene zum richtigen Zeitpunkt in den richtigen Geweben an und wie wird die richtige Menge festgestell, die transkribiert werden muß ? Einige Gene werden nur in bestimmten Entwicklungsstadien angeschaltet. Andere transkribieren in fast allen Zellen und allen Entwicklungsphasen mit einer nahezu konstanten Rate. Für das Verständnis der Genregulation genügt nicht die Kenntnis der Regulation eines einzelnen Gens, es ist erforderlich zu verstehen, wie das Zusammenspiel mit anderen Genregionen funktioniert. Zusätzlich liegt die DNA nicht einfach in Form einer Doppelstrangstruktur vor, die nur darauf wartet, transkribiert zu werden. Sie ist mit **Histonen** und anderen Proteinen des Chromatins kompliziert verpackt. Dabei spielt die Form der Verpackung bei der Expression bestimmter Gene eine große Rolle, da so die Angriffsmöglichkeit bestimmter DNAsen moduliert werden kann. Weiterhin ist der Methylierungsgrad der Gene bei aktiven Genen gewöhnlich niedrig und umgekehrt. Wie allerdings die unterschiedlichen Zustände reguliert werden, ist ebenfalls nur zum Teil bekannt.

Viele Gene werden durch "second-messengers" reguliert. Es existieren auf diesem Gebiet verschiedene intrazelluläre Systeme, die intrazelluläre Botenstoffe vermitteln. Es seien hier nur das cAMP- (cyclisches Andenosin-mono-phosphat) und das PIP-(Phosphatidyl-inositol-pyrophosphat)-System erwähnt. Wachstumsfaktoren oder Hormone binden an spezifische Rezeptoren der Zellmembran und triggern so eine Kette intrazellulärer Reaktionen, die beispielsweise die Phosphorylierung von Effektorenzymen durch Proteinkinasen auslösen. Dadurch kann über Promotorregionen in einer konzertierten Aktion eine Reihe von Genen aktiviert werden (774).

5.5.2   Potentielle Methoden für den Gentransfer

Bei der Planung einer erfolgreichen Gentherapie müssen einige technische Probleme bewältigt werden. Die erste Frage ist, wie Gene in eine fremde Zelle transferiert werden können. Dabei hat sich der direkte DNA Transfer als relativ unwirksam herausgestellt. Spezifische Carrier oder Vektoren müssen entwickelt werden, um die zu übertragenden Gene in eine ausreichende Anzahl von Zellen übertragen zu können. Als nächstes stellt sich die Frage, wie die Zielzellen definiert werden sollen. Bei Erkrankungen blutbildender Zellen würde es z.B. nicht ausreichen, Gene in relativ differenzierte periphere Blutzellen zu transferieren, da solche Zellen eine begrenzte Lebensdauer besitzen und mit ihrem Untergang auch der Erfolg der Gentherapie limitiert wäre. Die Zielzelle ist hier in einer hämatopoietischen Stammzelle zu suchen, die die Eigenschaft der Selbsterneuerung besitzt. Da diese Zellen aber nur einen ganz kleinen Anteil der im Knochenmark enthaltenen Zellen ausmachen, ist es unmöglich, ausreichend viele von ihnen durch Transfektion zu behandeln. Hier könnte nur die selektive Anreicherung solcher Zellen zum Erfolg führen. Angenommen, diese Frage wäre technisch lösbar, so besitzen die behandelten Zellen noch keinerlei Proliferationsvorteil gegenüber den vorhandenen körperständigen Zellen. Die gleichzeitige Übertragung eines Methotrexat-Resistenzgenes würde die Behandlung der alten Zellen durch Methotrexat erlauben und so die mit dem Gen behandelten in einen Proliferationsvorteil bringen. Dies sind geringe Probleme verglichen mit den Schwierigkeiten, die entstehen, wenn Gene in große Zellzahlen solider Organe wie dem Gehirn oder der Leber transferiert werden sollen (774).

Die schwierigste Frage beim Gentransfer stellt jedoch die Genregulation dar. Da Gene nicht exakt in genau die richtige Stelle des Genoms eingefügt werden können, kann niemand sagen, ob sie normal funktionieren werden. Viele Gene benötigen "enhancer" Sequenzen, um in den richtigen Geweben in der richtigen Menge exprimiert zu werden. Diese können sich aber in einiger Distanz von den Genen befinden, die sie regulieren. Daher ist es so wichtig, genau die flankierenden Regionen eines Strukturgenes zu kennen, die für seine Regulation erforderlich sind. Außerdem muß bekannt sein, ob die Insertion eines fremden Genes an einer x-beliebigen Region des Genoms nicht negative Wirkungen auf die Expression benachbarter Gene hat. Bei Störungen der Genregulation benachbarter Gene könnte es beispielsweise zur Aktivierung von Onkogenen mit dem Auftreten einer malignen Erkrankung kommen. Bei der Gentherapie im frühen Fetalleben könnte die Wirkung eines wichtigen Entwicklungslocus beeinträchtigt werden. Außerdem sind die Wirkungen der Genüberträger wie Vektoren, Plasmide oder Retroviren zu berücksichtigen, deren potentielle Nebenwirkungen schwer vorhersehbar oder steuerbar sein können (774).

Direkte Insertion

Es gibt viele Möglichkeiten, DNA in eine Zelle einzuschleusen (23). Eine der ersten Methoden war die Einschleusung von Ca-DNA-Mikropräzipitaten. Obgleich sehr selektiv, ist die Methode sehr insuffizient. Die Rate stabiler Transfektionen liegt etwa bei $1:10^5$. Daher wurde eine Anzahl von Modifikationen entwickelt, darunter die Transfektion von Zellen in Suspension oder ihre Vorbehandlung mit Dimethylsulfoxid (DMSO), Glycerol, Chloroquin oder Natriumbutyrat. Leider schwankt die Effizienz dieser Techniken sehr in Abhängigkeit von den verwendeten Zellinien und ist oft zu niedrig. Generell ist diese Methode bei der Anwendung am Menschen als nicht geeignet zu bezeichnen.

Ein weiterer Ansatz besteht in der Mikroinjektion von DNA direkt in den Nukleus. Dabei ist erhebliche Erfahrung notwendig und es können nicht mehrere Zellen gleichzeitig behandelt werden, was die Anwendung beim Menschen ebenfalls limitiert.

Eine kürzlich vorgestellte Methode setzt die Zellen einem elektrischen Feld aus. Dieses auch Elektroporation genannte Verfahren wird in der Hoffnung durchgeführt, daß sich durch diese Behandlung Poren in der Plasmamembran öffnen. In einer Modifikation dieses Test wurden Erfolgsraten von bis zu 1% transfizierter Zellen beschrieben (123). Bezüglich der langfristigen Überlebensraten der Zellen und der möglichen Schäden, die durch die Exposition in einem elektrischen Feld entstehen könnten, sind noch keine Daten bekannt.

Durch Mikropunktion von Zellmembranen mit Laser wurde ebenfalls der DNA-Transfer versucht. Die Methode wies relativ günstige Ergebnisse auf (738).

RNA Viren (Retroviren)

Die Retroviren haben sich während der Evolution in einer Weise entwickelt, die sie ideal dazu befähigt, ihre eigenen Genome in das Wirtgenom zu integrieren und ihre Strukturgene mit einem hohen Prozentsatz zu exprimieren. Sie stellen daher den gegenwärtig vielversprechendsten Ansatz einer Verwirklichung der Gentherapie dar (22, 23, 498, 536, 794, 806). Retroviren haben einen komplizierten Lebenszyklus, der in seinen Einzelheiten zusammen mit der Abb. 26 dargestellt wird.

Experimente, bei denen rekombinante Retroviren verwendet wurden, haben gezeigt, daß der Gentransfer auf diese Weise durchführbar ist. Mögliche Kandidaten für die Zukunft sind Patienten mit singulären Genstörungen wie dem **Lesch-Nyhan Syndrom**, der **Purin-Nukleosid-Phosphorylase-Defizienz** und der **Adenosin-Desaminase-Defizienz** (774).

Gerade hat die Arbeitsgruppe um Andersen und Blaese von den NIH in den U.S.A. über die ersten Erfolge mit diesem Ansatz bei der postnatalen Behandlung von Kindern mit ADA-Defizienz berichtet (143).

Fetale hämatopoietische Stammzellen als Vehikel für den Gentransfer

Eine praktische Anwendung der Gentherapie durch Retroviren wird im Folgenden beschrieben: zirkulierende fetale hämotopoietische Stammzellen von 100 Tage alten fetalen Lämmern wurden durch Austauschtransfusion entfernt. Die so gewonnenen hämatopoietischen Stammzellen wurden nach einem bestimmten Infektionsprotokoll mit einem N2 Vektor injiziert und den Lämmern zurückinfundiert. Die Lämmer wurden dann normal am Termin entbunden. Unmittelbar nach der Entbindung und 62 Tage später wurden Untersuchungen unternommen, dabei zeigte sich eine erfolgreiche Expression des implantierten G418 Genes (140).

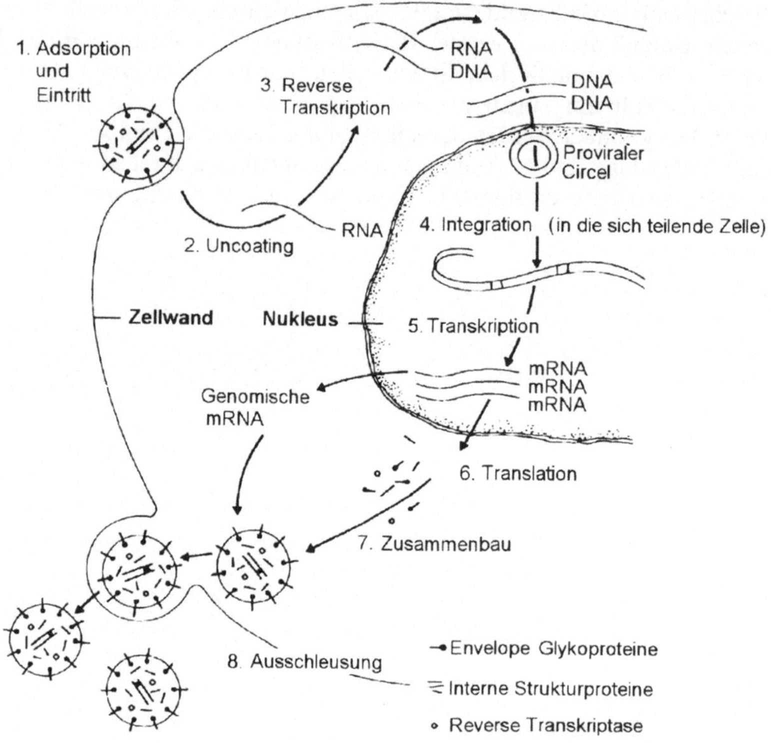

Abb. 26. Retroviren, der Lebenszyklus eines "wild-type" Retrovirus mit seinen Einzelschritten. (1) Adsorption und Penetration (Membranfusion oder Endocytose); (2) Uncoating der Virions; (3) Anfertigung einer **DNA** Kopie des viralen Genoms durch die *reverse Transkriptase* (diese befindet sich im Virion), kreisförmige Anordnung der viralen DNA; (4) Eintritt in den Nukleus und Integration des Provirus in die DNA des Wirtgenoms; (5) Transkription des neuen Genoms; (6) Translation von **mRNA** in Glykoproteine etc.; (7) Zusammenfügung der neuen kompletten Viren; (8) Ausschleusung aus der Zelle (794)

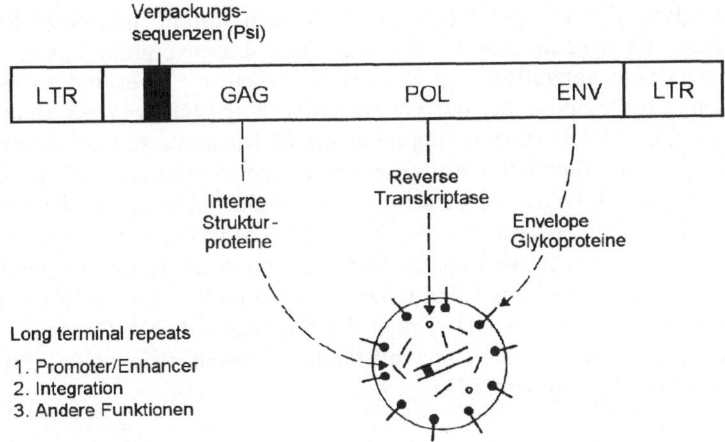

Abb. 27. Genom des "wild-type"-Virus. **LTR:** long terminal repeats, Information für Infektion, Integration und Kontrolle der Transkription des Genoms; **GAG:** kodieren interne Strukturproteine des Virioncore; **POL:** kodieren die reverse Transkriptase; **ENV:** kodieren die Envelop-Glykoproteine; **Psi:** Verpackungssequenzen, die für die Verpackung der RNA in die Virionpartikel erforderlich sind (794)

Gezielte Modifikation humaner Gene

Der Austausch defekter Gene hat viele Vorteile. Insbesondere betrifft er nur die Stelle, an der die defekten Gene vorliegen. Daher treten nicht die Genregulationsprobleme wie bei einer zufälligen Integration in das Genom auf. Im Prinzip sollte die exogene DNA eine Region mit der gleichen Nukleotidsequenz wie die Zielregion besitzen. Dann könnte die homologe Rekombination zwischen Regionen identischer Sequenz stattfinden. Dabei kann die zugeführte DNA neue Sequenzen durch einfaches "cross-over" in das Empfängerchromosom einführen. Fehlerhafte Gensequenzen könnten auch durch Genkonversion oder "double-crossover" substituiert werden. Bei der Ausarbeitung von geeigneten Techniken werden kreisförmige Doppelstrangplasmide durch Restriktionsenzyme in linearisierte Doppelstränge umgewandelt. Dabei liegt die Bruchstelle in derjenigen Region, die homolog zum Zielgen ist. Solche gestreckten Moleküle haben sich bei der Rekombination als wesentlich effizienter als kreisförmige herausgestellt. Man nimmt an, daß die offenen DNA Enden die aktive Rolle bei der Rekombination spielen. Obgleich es mit dieser Methode einige spektakuläre Erfolge zu verzeichnen gibt, bleiben viele Fragen offen. Die Effizienz ist niedrig, und es zeigte sich eine beunruhigende Tendenz zu Neumutationen nach der Rekombination mit der fremden DNA (774).

Spezifische Korrektur genetischer Defekte durch Suppressor-tRNA-Gene

Verschiedene Formen der Thalassämie werden durch "nonsense"-Mutationen verursacht. Es handelt sich dabei um einzelne Basenveränderungen, die in der Mitte des Exons vorzeitige Stop-Codons vortäuschen. So verhindern sie, das aus den Genen Proteinprodukte der vollen Länge hergestellt werden können. Es ist möglich, diese Defekte durch Suppressor-tRNA Moleküle zu korrigieren. Sie sind in der Lage, die fehlenden Aminosäuren in die alterierten Codons einzufügen (339). Jüngere Arbeiten zu diesem Thema riefen Überlegungen hervor, durch gezielte Mutation spezifischer Stellen solche funktionellen Supressorgene zu erzeugen. Gegenwärtig wird an der Konstruktion eines Retrovirus gearbeitet, der das Suppressor-tRNA-Gen enthält. Durch die Einpflanzung in Knochenmarkszellen erhofft man sich eine Tätigkeit des Suppressor-tRNA-Genes auf einem so hohen Niveau, daß ausreichend vollständige Proteinprodukte des Primärgenes hergestellt werden können (774).

Transgene Ansätze

Die experimentelle Einführung von DNA in befruchtete Eizellen und die Integration in somatische und gonosomale Zellen wurde erfolgreich in einer Vielzahl von Spezies durchgeführt. Es besteht kein Zweifel daran, daß fremde DNA durch Mikroinjektion oder durch Transfektion durch Retroviren in Keimzellen übertragen werden und folgenden Generationen weitervermittelt werden kann (580). Diese Modell eignete sich insbesondere zum Studium der Wirkungen der Onkogenexpression und für die Analyse fehlerhafter Embryonalentwicklung durch mutagene Insertionen (774).

6   Fetale Infektionen

Das FBS wurde bis heute u.a. in der pränatalen Diagnostik für die Erkennung von Röteln, Varicella, Toxoplasmose und Cytomegalie-Infektionen eingesetzt.

Tabelle 25. das TORCH Schema (193)

Toxoplasma
"other infectious microorganisms":
Varicella-Zoster-Virus, Masern-Virus, Mumps-Virus
Coxsackie-B-Virus, Hepatitis-B-Virus, HTLV-III-Virus
LCM-Virus (lymphozytäre Choriomeningitis)
Parvovirus B-19 (Ringelröteln: "5th disease")
Papillomviren (Influenza-A-Virus, Epstein-Barr-Virus)
Treponema Pallidum (Lues), Listerien, Gonokokken
Chlamydien, B-Streptokokken, Plasmodien (Malaria)
Borrelien (Lyme disease)
Rubella-Virus
Cytomegalievirus
Herpes-Simplex-Virus

Tabelle 26. das HELP SEARCH EVENT Programm (667)

Hepatitis B-Virus
Epstein-Barr-Virus
Listeriose
Papilloma-Viren

Syphillis
Echo-Coxsackie-Viren
Aids
Rubella-Virus
Cytomegalie-Virus
Herpes-Simplex-Virus

Erythema Infectiosum (Ringelröteln)
Varicella-Virus
E
N
Toxoplasmose

6.1 Toxoplasmose

Wenn die Toxoplasmose während der Schwangerschaft erstmalig auftritt, beträgt das Risiko einer fetalen Infektion 15% im ersten Trimester bis etwa 60% im Dritten. Die pränatale Toxoplasmose führt stets zu einer Fetalkrankheit, nie zu einer Embryopatie. Auch Spontanaborte sind selten und wahrscheinlich nicht durch die Infektion des Embryos selbst, sondern durch Schädigung der jungen Plazenta (Trophoblast) verursacht. Mit habituellen Aborten hat die Toxoplasmose nichts zu tun. Die mütterliche Parasitämie stellt die absolute Vorraussetzung für die Infektion der Frucht dar. Daher kann eine immunkompetente Frau höchstens aus einer Schwangerschaft ein Kind mit angeborener Toxoplasmose haben, eine Wiederholungsgefahr besteht nicht (743, 744). Während der Parasitämie der Mutter geht der Erreger in etwa 45% bis 50% der Fälle diaplazentar auf die Frucht über, infiziert zunächst die Plazenta über den Weg der Herdbildung und dann über den fetalen Kreislauf die Frucht. Da der Erreger am Anfang der Gravidität mehr Zeit (pränatale Inkubationszeit) benötigt, die Plazenta zu passieren, als gegen Ende, gelingt der mütterlichen Abwehr die Herdsanierung vor einer Fruchtinfektion anfangs häufiger als gegen Ende. Selbst nach sehr früher mütterlicher Infektion vermag der Parasit die Frucht aber erst jenseits der 16. Schwangersschaftswoche zu erreichen. Der Grund hierfür liegt in der sich wandelnden Struktur und Funktion der Plazenta. Das Risiko eines Aborts oder einer kindlichen Schädigung ist jedoch bei Infektionen vor der 20. Schwangerschaftswoche sehr viel größer als bei einer späteren Infektion gegen Ende des zweiten und im dritten Trimenon (163, 164, 166, 167, 206). Die Konsequenzen der Infektion zu einem früheren Zeitpunkt sind wesentlich schwerwiegender. Die Feten können eine **Encephalitis** mit konsekutiver **Chorioretinitis**, **intrazerebrale Calcifikationen**, **Hydrozephalus**, **Hepatitis** und **Hepatosplenomegalie**, **Myokarditis**, eventuell **Pneumonie** und **Wachstumsretardierung** aufweisen bzw. absterben. Dagegen verlaufen mehr als 90% der erst im dritten Trimester erworbenen Infektionen asymptomatisch. Die Diagnose der fetalen Infektion wird durch FBS zwischen der 20. und 24. Woche gestellt. Allerdings beträgt die Treffsicherheit der fetalen IgM-Antikörperbestimmung im Vergleich zu Röteln nur 45%. Daher muß die pränatale Diagnostik mit der Isolierung des Erregers in der Gewebekultur, aus fetalem Blut und Amnionflüssigkeit kombiniert werden. Die Dauer kann 4-6 Wochen betragen, daher ist man bestrebt, diese Zeit durch Antigennachweis und Histochemie zu verkürzen. Hinweise geben auch erhöhte Leberenzyme, Thrombozytopenie, Eosinophilie und Keimnachweis im Tierversuch durch Inokulation in Mäuse (167). In jüngster Zeit hat die Möglichkeit, auch bei der Toxoplasmose die PCR-Technik anzuwenden, einen erheblichen Fortschritt bei der pränatalen Diagnostik gebracht.

Vorgehen bei Toxoplasmoseverdacht in der Schwangerschaft:

- Die Feststellung der Immunitätslage vor der ersten Schwangerschaft und die serologische Überwachung der seronegativen Frauen in der Schwangerschaft mit standardisierten Testmethoden (keine Beurteilungsproblematik der Titerverläufe).
- Die Mehrzahl der Fälle mit verwirrenden positiven Antikörperbefunden in der Schwangerschaft läßt sich in einem dafür kompetenten Laboratorium als früher durchgemachte Infektion abklären.
- Bei serologisch begründetem Verdacht sollte man nach den guten Erfahrungen von Desmonts (165, 167), Thalhammer (742), Aspöck (31) und Enders (207) sofort mit der Therapie beginnen (<17. SSW Spiramycin, >17. SSW Kombination von Pyrimethamin und Sulfamethoxydiazin).
- Zu einer pränatalen Diagnostik ist nur zu raten, wenn gleichzeitig zu der IgM-Antikörperbestimmung der Erregernachweis bzw. in absehbarer Zeit der Antigennachweis durchgeführt werden kann.
- Bei positivem Erreger- bzw. Antigennachweis in fetalem Blut oder bei positivem IgM-Antikörperbefund steht dann der Schwangerschaftsabbruch zur Diskussion, vor der Aufklärung muß jedoch erwähnt werden, daß durch die Therapie der Fetus mitbehandelt wird und dann nur in ca. 3% mit einer Schädigung zu rechnen ist (209).

Tabelle 27. Behandlungsschema bei konnataler Toxoplasmose (nach Couvreur, 1976), (133)

Medikamente:
1. Pyrimethamin und Sulfadiazine: 21 tägige Behandlung
• **Pyrimethamin**: 1 mg/kg täglich bzw. jeden 2. Tag
• **Sulfadiazin**: 50-100 mg/kg täglich oder Spiramycin: 100 mg/kg täglich über 30 bis 45 Tage
2. Kortikosteroide (**Prednison** oder **Methylprednisolon**):
1-2 mg/kg oral bis zum Abklingen der floriden Prozesse
(hoher Liquoreiweißgehalt, Chorioretinitis)
3. **Folinsäure**: 15 mg 2×wöchentlich während der Pyrimethamin-Behandlung
Gesamtbehandlung: 3-4 Behandlungszyklen wie oben während des 1. Lebensjahres

Tabelle 28. Therapie der akuten Toxoplasmose in der Schwangerschaft (modifiziert nach 207)

Kombination: Pyrimethamin Heyl ® und Sulfadiazin Heyl ®, für vier Wochen (Methode d. Wahl)
Pyrimethamin nicht vor der 16.-20. SSW, Sulfadiazin und Spiramycin auch früher

Pyrimethamin Heyl ® (Tabl. à 25 mg)	initial 50 mg/die (2 Tbl.), dann 25 mg/die (1 Tbl.)
Sulfadiazin Heyl ® (Tabl. à 500 mg)	1.-30. Tag: 2g/die (4 Tbl.)
vor Beginn der Therapie:	Thrombozytenzählung
während der Therapie:	ein Mal wöchentlich
bei Thrombozytopenie:	15 mg Leucovorin® (Ca- Folinat) oral
	2 Mal wöchentlich als Antidot
alternativ Spiramycin (Rovamycin 500®)	3g (9 Mill. I.E.)/die,
in der Frühsschwangerschaft (<16. SSW)	4 Wochen=2×3 Tabl./die

6.2   Röteln

Primäre Rötelninfektion im ersten Trimenon führt in 75-91% zu fetaler Infektion
und damit in ca. 35% zu angeborenen Fehlbildungen, dem *Gregg-Syndrom*
(Augensymptomatik: **Cataracta congenita, Mikrophthalmie, Pseudoretinitis
pigmentosa**, Fehlbildungen der Ohrmuschel mit partieller bis vollständiger
Innenohrschwerhörigkeit bis **-taubheit**, Herzfehler, besonders häufig **Ductus
arteriosus Botalli apertus, Herzscheidewanddefekte** sowie **Mikrozephalie**),
(194, 608). Tritt die Infektion ab der 17. SSW auf, kommen durchaus noch
pränatale Rötelninfektionen beim Fetus vor, jedoch fast immer (<3.5% Fehl-
bildungsrate) ohne Folgen für das Kind (194). Nach Miller et al. (499) ließen
über 90% der im ersten Trimenon infizierten und über 60% der im vierten Monat
erstmalig an Röteln erkrankten Patientinnen einen Schwangerschaftsabbruch aus
medizinischer Indikation durchführen. Eine pränatale Frühdiagnose besteht aus
dem Nachweis des Röteln-IgM Antititers aus Fetalblut unter Verwendung eines
sensitiven Radioimmunoassays. Außerdem kann durch den Nachweis viraler
complementary-DNA (cDNA) geprüft werden, ob virale RNA in Chorionzellen
vorliegt, was beweisend für eine erfolgte Plazentapassage des Virus ist (363). In
Zukunft erhofft man sich neue Verfahren, um die Diagnose stellen zu können,
z.B. durch Immunoblot oder Hybridisierung von Material aus der Amnionflüssigkeit oder fetalen Geweben (740). Durch die Bestimmung mit den bisherigen Methoden (IgM-Antikörperbestimmung) sollte allerdings abgewartet werden,
bis die fetale Immunantwort etwa in der 20.-22. Woche beginnt (147, 515). Nach
Holzgreve ist ein Abbruch nach pränataler Diagnostik nur in etwa 10% der zum
Abbruch eingewiesenen Risikofälle nötig und nur dann gerechtfertigt, wenn eine
mütterliche Exposition nachgewiesen werden kann (366).

Tabelle 29. Maßnahmen zur Verhütung von Rötelnembryopathien (modifiziert nach 195)

Aktive Impfung:
- im Kindesalter und präpubertär oder vor der 1. Schwangerschaft, allenfalls im 1.Wochenbett

Immunitätslage:
- feststellen vor der 1. Schwangerschaft, bei geimpften und nichtgeimpften Frauen

Mutterschaftsvorsorge:
- Überwachung der Immunitätslage durch Anamnese und Antikörpertest
- Diagnose akuter Infektionen
- Bei Kontakt Seronegativer Gabe von Immunglobulinen
- In Problemfällen IgM Antikörperbestimmung im fetalen Blut in der 22.-23. SSW (pm.)

Rötelninfektion (SSW=pm.)	kindliches Risiko für *Gregg-Syndrom*:	Vorgehen:
• 1.-12. SSW	35%	Abbruch (Pränatale Diagnostik)
• 13.-17. SSW	bis 10%	Pränatale Diagnostik
• >18. SSW	<3,5%	kein Abbruch
• 6 Wochen vor bis 10 Tage nach der letzten Regel	<3,5%?	kein Abbruch
• Reinfektion nach früherer Impfung		
1.-17. SSW	bei bekanntem Prätiter ohne Symptome	kein Abbruch
1.-12. SSW	bei negativem oder nicht bekanntem Prätiter, positiven IgM-Antikörpern mit Symptomen	Abbruch
13.-17. SSW		Pränatale Diagnostik
Akzidentelle Impfung	vor/in Frühgravidität	kein Abbruch

6.3 Zytomegalie

Zytomegalie ist der häufigste virale Erreger intrauteriner Infekionen. Für den Feten schwerwiegender ist die fetale bzw. mütterliche Erstinfektion, aber auch wiederholte Infektionen der Mütter können sich auf die intrauterine Frucht ungünstig auswirken (716). Die Bedeutung dieser Infektion für das Kind ist von ähnlicher Größenordnung wie Röteln vor dem Einsatz der prophylaktischen Maßnahmen. Aufgrund der immunologischen Besonderheiten der CMV-Infektion ist eine Prophylaxe zur Verhütung von kongenitalen CMV-Infektionen zur Zeit nicht möglich (189). Das Zytomeglievirus gehört zu der Gruppe der Herpes-Viren. Nach der Primärinfektion persistiert das Virus lebenslänglich, wahrscheinlich in den Lymphozyten und kann unter bestimmten Voraussetzungen reaktviert werden (337, 785). Die Erstinfektion geht mit uncharakteristischen Symptomen wie Fieber, Lymphknotenschwellung, gelegentlich mononukleoseähnlichem Bild mit negativem Paul-Bunnel Test und negativer Epstein-Barr-Serologie einher (600). In sehr seltenen Fällen kommt es zum Guillain-Barré-Syndrom mit aufsteigenden Lähmungen, Hepatitis und Myokarditis (191, 665). In der BRD liegt die Zytomegaliedurchseuchung bei den 18- bis 30jährigen Blutspendern, die repräsentativ für die Gesamtbevölkerung sind, zwischen 45 und 55% (190). Die Inzidenz bei der Geburt liegt je nach Kollektiv durchschnittlich bei 0,5-2,5%. 5-10% der infizierten Kinder zeigen schwere neurologische Folgeschäden (585). Die meisten schwergeschädigten Kinder von jungen Erstgebärenden mit Primärinfektion werden im ersten und zweiten Trimenon der Schwangerschaft geboren (435, 603, 604).

Tabelle 30. Folgen der kongenitalen Zytomegalieinfektion (196)

Kongenitales Syndrom:	Hepatosplenomegalie, Thrombozytopenie, Petechien, Hyperbilirubinämie, Hämolytische Anämie, Mikrozephalie, Chorioretinitis, Enzephalitis (mit oder ohne Verkalkung), Krämpfe, atypische Lymphozytose
Defekte:	kardiovaskulär? gastrointestinal? Gallengangsatresie
Spätschäden:	geistiger und körperlicher Entwicklungsrückstand, Intelligenzdefizit, Sprach-, Hörstörungen, Taubheit

Auch hier gilt, daß sich fetale Infektionen während des ersten Trimenons am schwerwiegendsten auswirken (716). Die pränatale Diagnose wird durch die Virusisolierung aus der Amnionflüssigkeit (157) und durch die Bestimmung spezifischer IgM Antikörper im Fetalblut gestellt (436). Der Virusnachweis wird heute noch am sichersten durch Verimpfung der Untersuchungsproben auf humandiploide Zellkulturen durchgeführt. Hierbei muß man oft sechs bis 20 Tage warten. Inzwischen kann jedoch der Antigen- oder DNA-Nachweis eine schnellere Diagnostik ermöglichen (170, 489). Die Antikörper im Serum werden hauptsächlich durch die Komplementbindungsreaktion (KBR) nachgewiesen. Mit zwei Blutproben können die Titeranstiege nachgewiesen werden. Für den IgM-

Antikörpernachweis stehen heute mehrere Verfahren (IFL, ELISA's, FIA, anti-my capture immunoassays) zur Verfügung, deren Resultate nicht immer überein-stimmen (191, 664). Bei serologisch-virologisch bewiesener Erstinfektion in den ersten 20 Schwangerschaftswochen kann durch Gewinnung von fetalem Blut aus der Nabelvene unter Ultraschallsicht in der 23.-24. Schwangerschaftswoche der IgM-Antikörpernachweis durchgeführt und aus Fruchtwasser der Virusnachweis versucht werden (192, 436). Im positiven Fall ist ein Abbruch zu diskutieren, da bei dieser Sachlage in 40% eine fetale Infektion mit dem Risiko einer kindlichen Schädigung zu erwarten ist (11, 303, 526, 604, 718). Eine intrauterine Infektion liegt vor, wenn der Virusnachweis in der ersten Lebenswoche positiv ausfällt. Häufig - aber nicht immer - sind dann auch erhöhte IgG-und IgM-Antikörpertiter nachweisbar (431). Eine wirksame Therapie der Zytomegalieinfektion gibt es bisher nicht. Therapeutische Ansätze kämen auch schon deswegen kaum in Frage, weil die Infektion in der Schwangerschaft relativ selten erkannt wird. Verschiedene antivirale Präparate, die auch bei anderen Herpesviren angewandt werden (z.B. Idoxuridin/IDU, Trifluorothymidine/TFT, Vidarabine/ara A und Aciclovir/ACV), sowie Interferon sind bisher nur bei kongenital geschädigten Kindern und immunsupprimierten Patienten (Tumor, Transplantation) mit relativ wenig Erfolg eingesetzt worden. Die Anwendung antiviraler Chemotherapie bei Schwangeren mit akuter Erst- oder reaktivierter Infektion kann vorläufig nicht empfohlen werden (791).

Einsatz der pränatalen Diagnostik:

- Die gezielte pränatale Diagnostik ist aufgrund der Besonderheiten der Zytomegalieinfektion (meist subklinischer Verlauf) zur Zeit auf Frauen mit verdächtiger Symptomatik und zufällig entdeckten Fällen mit virusserolo-gisch nachgewiesener Infektion in der Frühschwangerschaft beschränkt. Hierbei kann, wenn Symptome fehlen, aus den serologischen Befunden nicht einwandfrei entschieden werden, ob es sich um die für den Feten ge-fährliche Erstinfektion oder um eine reaktivierte Infektion handelt.
- Auch bei Frauen im ersten und zweiten Trimenon mit ultrasonographisch festgestellten, zytomegalieverdächtigen Auffälligkeiten beim Feten (z.B. Hydrops, Hepatosplenomegalie, intrakraniellen Verkalkungen) sollte bei der Schwangeren die Labordiagnostik auf Zytomegalieinfektion schnell durch-geführt und bei positivem Befund die invasive pränatale Diagnostik empfohlen werden.
- Dies erscheint sinnvoll, da heute nicht nur die IgM-Antikörperbestimmung mit empfindlichen Methoden, sondern auch der Virus- oder Antigen-nachweis im Fruchtwasser oder Urin schnell durchgeführt werden kann. Bei positivem IgM-Antikörperbefund oder positivem Virus- oder Antigen-nachweis in der Amnionflüssigkeit oder im fetalen Urin kann bis zur 24. SSW ein Schwangerschaftsabbruch in Betracht gezogen werden (210).

6.4   Herpes Simplex

Die Infektionen mit Herpes Simplex genitalis, meist Typ 2, aber auch mit Typ 1, haben in dem letzten Jahren weltweit zugenommen und sind die zweithäufigste venerische Krankheit (183). Die Herpes-Simplex-Viren (HSV) Typ 1 und 2 gehören zur Gruppe der Herpesviren. Viren dieser Gruppe persistieren im Organismus und können zu rekurrierenden Infektionen führen. Ort der Latenz der HSV-Viren oder ihrer DNA sind Neurone der sensorischen oder autonomen Ganglien, welche die mukokutanen Gebiete der Primärläsion versorgen (197). Die Häufigkeit asymptomatischer HSV-Infektionen in der Schwangerschaft, in der sie drei mal größer als gewöhnlich sind, variiert in Abhängigkeit von der sozialen Schicht von 0.66-2.3% bei sozial niedrigeren Schichten zu 0.02-0.1% bei sozial höheren Schichten (523). Wie bei der Zytomegalie nimmt die Häufigkeit der reaktivierten aktiven HSV-Infektionen mit dem Fortschreiten der Schwangerschaft zu. Im Vergleich zur Zytomegalie ist die kindliche Infektionsrate gering und die neonatale Erkrankung zwar selten, dann aber meist für den Feten tödlich (717). Die fetalen neonatalen Erkrankungsrisiken stammen zu 50% aus einer mütterlichen genitalen Primärinfektion und zu 5% aus einer rekurrierenden mütterlichen genitalen Herpes Simplex Infektion (cervikale oder Vulvaläsionen), weitere Ansteckungsquellen stellen andere infizierte Säuglinge und asymptomatische Ausscheider des Pflegepersonals dar. Neben der klinischen Diagnose kommen die KBR, ELISA-IgG und -IgM Antikörperbestimmungen aus dem Serum bzw Liquor und der zytologische Nachweis zum Tragen.

Tabelle 31. Symptome bei neonataler Herpes-simplex-Infektion (198)

lokalisiert:	Häufigkeit [%]	Letalität [%]
ZNS	35	50-70
Auge: Konjunktivitis, Keratitis, Chorioretinitis	15	0
Haut: Exanthem	50	10
Mund: Bläschen	50	0
disseminiert: Gehirn, Lunge, Magen, Niere, Leber, Milz etc.	35-50	85
Gesamtletalität:		60

Über intrauterine Infektionen durch transplazentare Übertragung des Virus auf den Fetus im ersten Trimenon der Schwangerschaft mit den Folgen von Fehlbildung und Entwicklungsstörungen (Mikrozephalie, Mikrophthalmie, intrakranielle Kalzifikation und mukokutaner Herpes bei der Entbindung) liegen nur vereinzelte Fallbeispiele vor (426, 657, 711, 717). Es ist daher eher wahrscheinlich, daß eine intrauterine Infektion nicht mit dem Überleben des Fetus vereinbar ist und zu Abort oder Totgeburt führt. Bei aktivem Genitalherpes ist die Abortrate in den ersten 20 Schwangerschaftswochen erhöht, ebenso die Frühgeburtsrate (312). Eine primäre HSV-Infektion mit Typ 1 oder 2 in der

Frühschwangerschaft stellt, wenn sie diagnostiziert wird, wegen des mangelnden Beweises für HSV-Embryopathien keine Indikation zum Abbruch dar. Auch rekurrierender Herpes stellt, wenn er bis zur Entbindung abgeheilt ist, keine Gefährdung für das Kind dar. Das Hauptproblem liegt bei der genitalen Infektion zu Zeit der Entbindung. Zwar kann die Übertragung der Infektion auf den Fetus durch Aszension des Virus aus dem Genitalbereich auch intrauterin stattfinden, erfolgt jedoch hauptsächlich bei der Passage durch den Geburtskanal (789).

Tabelle 32. Risiko der neonatalen Herpesinfektion bei Müttern mit Genitalinfektion bei Entbindung (199)

Art der Entbindung:	Zahl der Fälle:	Zahl der Kinder mit neonataler Infektion:
vaginal	26	14 (54%)
Kaiserschnitt		
≤ 4h nach Ruptur der Eihäute	28	(7%)
≥ 4h nach Ruptur der Eihäute	19	18 (94%)

Tabelle 33. Vorgehen am Ende der Schwangerschaft bei Verdacht auf Herpes-simplex-Infektion (200)

Screening bei Patientinnen mit:	• Anamnese für Genitalherpes, auch beim Partner • Primärinfektion in der Schwangerschaft
Abstriche:	• Abstriche für Viruskultur von Cervix und Vulva (auch ohne Läsionen) wöchentlich von der 37. SSW an
Therapie:	bei positivem Befund: in 39.- 40. SSW • Kaiserschnitt bei primären oder rekurrierenden Läsionen • ohne Läsionen vaginale Entbindung
Neugeborenes:	• **Immunglobulingabe** und **Trifluridin**-Augentropfen • Augen-und Nasopharyngealabstriche bei Geburt und 24-36h später Viruskultur • bei Auffälligkeiten: sofort **Aciclovir**therapie vor Eintreffen der virusserologischen Befunde

6.5   Parvovirus B-19

Das Auftreten eines nicht immunologischen Hydrops Fetalis (NIHF) kann durch
eine intrauterine Parvovirus B-19 Infektion verursacht worden sein. Dieses Virus
ist der Erreger des **Erythema Infectiosum (Ringelröteln)** bzw. der sogenannten
"fifth disease" (19, 243). Bei den Feten besteht die Ätiologie des **fetalen Hydrops**
in einer **aplastischen Anämie**. Als Frühzeichen der fetalen Infektion gilt ein
erhöhter α Fetoproteinwert im mütterlichen Serum (106). Die Diagnose einer
fetalen Infektion kann durch IgG und IgM AK (ELISA-RIA) im Fetalblut und
durch Nachweis der viralen B-19 DNA in mehreren fetalen Organen und in
Fruchtwasser gestellt werden (19, 73, 422, 672). Das Risiko einer fetalen
Infektion wird nach Exposition eines Haushaltsangehörigen mit weniger als
2.5%, nach Exposition über einen längeren Zeitraum hinweg sogar nur mit 1.5%
angegeben. Nach Serokonversion einer exponierten Schwangeren werden fetale
Wirkungen in etwa 12-15% beobachtet. FBS kann die Diagnose der fetalen
aplastischen Anämie erbringen wodurch die Transfusion indiziert werden kann.
Die Erkrankung ist auf diesem Weg heilbar. Eine direkte Teratogenität ist nicht
bekannt (111, 650).

Bei einer V. Gravida IV. Para kam es nach unauffälliger Schwangerschaft in der
23. SSW zu Unterbauchschmerzen (Abb. 28). In der 26. SSW zeigten sich in
einem großen Uterus Polyhydramnion und fetaler Aszites. Die fetale Ultraschalluntersuchung, Infektabklärung nach dem TORCH Schema, der Coombs Test und
die fetale Hämoglobinelektrophorese waren normal. In der Elektronenmikroskopie des Fetalblutes fanden sich Viruspartikel des Parvovirus B-19. Mütterliche
Parvovirus IgG Antikörper waren hochpositiv. Nach einmaliger Bluttransfusion
(Pfeil) kam es zu einem langsamen Anstieg der Retikulozyten, die Thrombozyten
normalisierten sich und der fetale Ascites verschwand. Der Fet war so in der
Lage, die aplastische Krise der Vorläuferzellen der roten Blutzellreihe zu
kompensieren. 14 Tage nach der Transfusion waren immerhin noch 70% der
Nabelschnurerythrozyten Spenderzellen (Kleihauer Betke Test). Die schwere
Anämie wurde behandelt bevor der Grund bekannt geworden war. Dies resul-
tierte in der Geburt eines gesunden Knaben am Termin. Wahrscheinlich war das
Virus nach 2 Wochen aus dem Fet eliminiert worden, entweder durch die fetale
Immunantwort oder durch passiv transferierte mütterliche IgG Antikörper. Die
Schädigung der hämatopoetischen Stammzellen war inkomplett und die verblei-
benden Zellen konnten durch die supportive Therapie ausreichen regenerieren
(709).

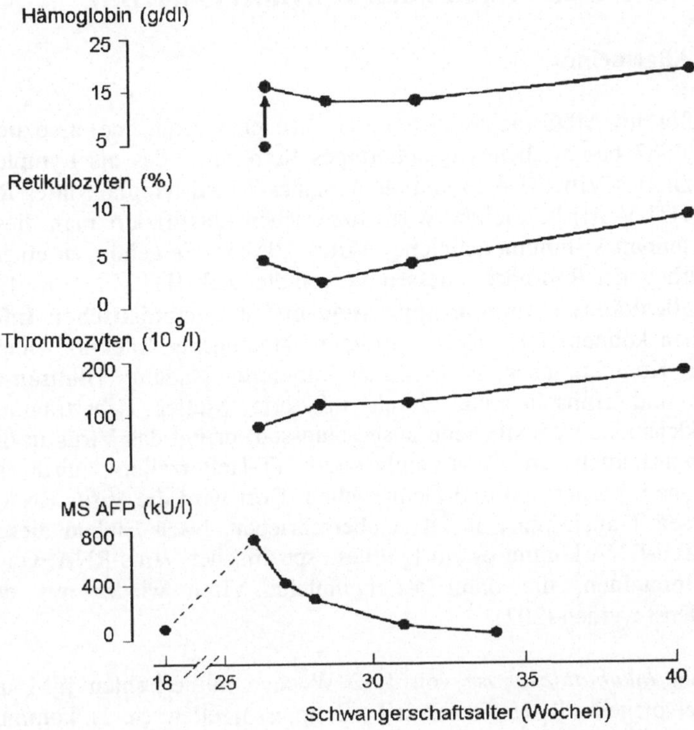

Abb. 28. Parvovirus B-19, Verlaufsdarstellung: fetales Hb, Prozentsatz der Retikulozyten, die Thrombozytenzahl und maternale Serum α - Fetoproteinkonzentrationen (MS AFP), (709)

6.6 Erworbenes Immundefekt-Syndrom (AIDS)

6.6.1 Allgemeines

Regelmäßig mit AIDS (acquired immune deficiency syndrome) assoziiert ist ein erstmals 1983 beschriebenes lymphotropes Retrovirus, das als Lymphadenopathie-assoziiertes-Virus (LAV) und als humanes T-Zell-lymphozytäres Retrovirus Typ III (HTLV III) bezeichnet wird. Inzwischen klassifiziert man dieses Virus auch als humanes Immunodeficiency-Virus (HIV 1). Es gehört zu einer Gruppe humanpathogener Retroviren, dessen Verwandte, z.B. HTLV I, beim Erwachsenen **T-Zelleukämien, Immunsuppression** und **opportunistischen Infektionen** verursachen können (201). Nach erfolgter hämatogener Infektion, meist durch sexuellen Kontakt, aber auch durch infizierte Nadeln, Bluttransfusionen, perinatal und transplazentar durch infizierte Mütter (Übertragung durch Arthropodenstiche weitestgehend ausgeschlossen) dringt das Virus in die Zellen ein, hauptsächlich in T_4-Lymphozyten (T-Helferzellen) aber auch in Makrophagen, Monozyten und Gehirnzellen. Dort wird die Virus RNA mithilfe der reversen Transkriptase in DNA überschrieben. Nach Einbau dieser Virus-DNA in Zell-DNA kommt es zur Synthese spezifischer Virus-RNA, von Kapsid- und Hüllproteinen, die dann als komplette Viren wieder aus der Zelle ausgeschleust werden (202).

Nach einer *Inkubationsphase* von 4-12 Wochen mit erhöhten IgM und IgG-Antikörperspiegeln (T_4-Helferzellen/T_8-Suppressorzellen: ca. 2), kommt es beim Erwachsenen nach Monaten bis Jahren zum *Lymphadenopathiesydrom*. Dabei beobachtet man eine **generalisierte Lymphknotenschwellung, Gewichtsverlust** und **Fieberschübe**. Die T_8-Suppressorzellen sind jetzt leicht erhöht, IgG ist positiv. Der Ausbruch des *manifest erworbenen Immundefektsyndroms* ist erkennbar am Absinken der IgG-Titer, stark erniedrigten T_4-Helferzellen (T_4-Helferzellen/T_8-Suppressorzellen: <0.5), **Infekten** mit opportunistischen Keimen, **Neoplasien**, **Kaposi-Sarkom** und **neurologischer Symptomatik**. In Afrika ist AIDS häufig mit dem *Diarrhoe-Wasting-Syndrom* (*Slim disease*), mit Kryptokokken und Kryptosporidosis bedingter Meningitis, Zytomegalievirus bedingter Chorioretinitis, Tuberkulose sowie Tropenerkrankungen (z.B. durch Entamoeba histolytica hervorgerufen) und disseminiertem Kaposi-Sarkom assoziiert (203).

Eine neuere Klassifikation unterscheidet zwischen den folgenden Gruppen (109):

- I (akute Infektion),
- II (asymptomatische Infektion),
- III (persistierende generalisierte Lymphadenopathie) und
- IV (andere Krankheit und Infektion mit Untergruppen von A bis E).

Bisherige Untersuchungen lassen vermuten, daß eine Schwangerschaft bei HIV-positiven Frauen ohne Symptome die Entwicklung von AIDS begünstigt, was gut vorstellbar ist, da während der Schwangerschaft die zellvermittelte Immunität sowie das Helfer-Suppressor-Zellverhältnis erniedrigt sind (108). Dies drückt sich in folgenden Faktoren aus: die während der Schwangerschaft beobachtete physiologische Senkung der Immunglobulinspiegel durch Hämodilution, die erniedrigte MLR und durch die verringerte Antigentransformation und Reaktivität des Mendel Mantoux Test (117). Das AIDS-Syndrom bei Neugeborenen und Kleinkindern wird seit 1980 beobachtet. 79% der Kinder stammen aus Familien, in denen mindestens ein Elternteil an AIDS erkrankt ist bzw. ein erhöhtes Erkrankungsrisiko hat, 14% hatten eine Bluttransfusion erhalten und 5% waren Hämophiliepatienten (17).

Der Einsatz der Cordocentese bei der pränatalen Diagnostik von HIV-Infektionen erscheint im Augenblick eher unwahrscheinlich, da durch den invasiven Eingriff das Infektionsrisiko für den Feten ansteigen könnte und der punktuelle Ausschluß einer fetalen Infektion bei HIV positiver Mutter nicht einen Plazenta-Transfer des Virus zu einem späteren Schwangerschaftszeitpunkt ausschließt. Auch sind Veränderungen der Lymphozytensubpopulationen beim Feten - anders als beim Erwachsenen - nach vorläufigen Ergebnissen nicht für eine HIV-Diagnostik geeignet (599). Hier erbringt bisher nur der direkte Virusnachweis, z.B. durch PCR, die Diagnose.

6.6.2 Klinik

Die vorherrschenden klinischen Symptome, die in den ersten zwei bis sechs Monaten auftreten, sind: **mangelhafte** geistige und körperliche **Entwicklung**, **Mikrozephalie** sowie **persistierende Infektionen** der Mundhöhle mit Candida albicans, chronische **pulmonale Infiltrationen, Pneumonitis, Hepatosplenomegalie**, diffuse **Lymphadenopathie**, protrahierte oder rekurrierende **Diarrhoe**, progrediente **Enzephalopathie**, gekennzeichnet durch verringertes Gehirnwachstum bei gleichzeitig überraschend normalem Liquorbefund. Die Mehrzahl der Kinder hat einen erniedrigten T_4/T_8-Quotienten, polyklonale Hypergammaglobulinämie als Frühzeichen und zirkulierende Immunkomplexe. Eine Lymphopenie, wie bei Erwachsenen häufig, ist dagegen selten. Opportunistische Infektionen mit Pneumocystis carinii, Herpesviren, besonders Zytomegalievirus und Candida albicans und bakterielle Infektionen sind häufig und eine gramnegative Sepsis ist die Haupttodesursache. Auch das Kaposi-Sarkom kommt vor (304). Neugeborene, bei denen im Alter von 10-14 Monaten keine Antikörper nachweisbar sind, können trotzdem das AIDS-Syndrom entwickeln (204).

6.6.3 Fetale Diagnostik

Über 25% der Neugeborenen von HIV-seropositiven Müttern sind infiziert (343) und etwa die Hälfte dieser werden innerhalb des ersten Lebensjahres Symptome einer Immundefizienz entwickeln (75, 511). Das CDC gibt Ansteckungsraten bis zu 65% an, wenn die Mutter symptomatisch oder mindestens seropositiv ist (108). Die Beobachtungen sprechen für eine intrauterine, perinatale oder auch für eine frühpostnatale Übertragung (108, 390, 394, 440, 512, 572, 651, 809). Dies ist verständlich, da das Virus aus Lymphozyten isoliert wurde und diese den Feten transplazentar erreichen bzw. im Genitaltrakt und in der Muttermilch vorhanden sind. Wie bei der Hepatitis B scheint vor allem die perinatale Infektion eine wichtige Rolle zu spielen. Das Virus kann die Plazenta passieren und wurde aus fetalem Gewebe bereits in der 13. SSW isoliert (567), aus Fetalblut am Termin und früher (467). Da sich gezeigt hat, daß angeborene Immundefizienzen bereits in utero feststellbar sind, wurde versucht, bereits pränatal eine AIDS Infektion zu diagnostizieren. Ein fehlender AIDS-Nachweis nach Cordocentese im 2. Trimenon bei einer infizierten Mutter schließt aber eine spätere transplazentare Übertragung nicht aus. Eine invasive Pränataldiagnostik ist aber auch deshalb problematisch, da ein Eingriff-bedingter materno-fetaler Plazenta-Transfer durchaus denkbar ist.

Die fetale Diagnose einer HIV- Infektion läßt sich durch den fetalen Virusnachweis stellen. Im Anschluß an die fetale Infektion kommt es wahrscheinlich zu einer Schädigung des Immunsystems. Zur Ausbildung eines AIDS-Vollbilds ist aber möglicherweise die Abwesenheit mütterlicher Antikörper sowie das Verlassen des keimfreien intrauterinen Raums erforderlich. Die **absoluten Lymphozytenzahlen**, Lymphozyten**fraktionen**, die **CD4/CD8 Ratio**, **B-Lymphozyten** und die **PHA Antwort** (Phytohämagglutininstimulierbarkeit) waren in infizierten und Kontrollgruppen gleich. Auch das Immunsystem von Feten, die postpartal das AIDS Vollbild entwickeln, scheint vor der Entbindung nicht betroffen zu sein. Bei diesen Feten trat keine Antigenämie und IgM-Immunantwort auf. Möglicherweise werden die fetalen Antigene durch mütterliche Antikörper maskiert oder es tritt kein extrazelluläres Virusprotein auf. Jedoch wurden alle infizierten Feten im 4.- 6. Lebensmonat p24 Antigenpositiv. Für die fehlenden fetalen IgM Spiegel könnte auch eine reduzierte fetale Immunantwort verantwortlich sein, s.a. unter Teil III, Kap. 8. Hämatologie, Tabelle 75. und Abb. 52.-54. (599).

- Eine Schwangerschaft sollte vermieden werden, solange keine spezifische Therapie gegen HIV-Infektionen existiert.
- Während der Schwangerschaft sollte wiederholt auf HIV-Antikörper, eventuell auch auf Infektiosität durch Nachweis des HIV in Blutlymphozyten untersucht werden.
- Ein Schwangerschaftsabbruch ist wegen der Gefährdung der Mutter und der hohen Wahrscheinlichkeit einer HIV-Übertragung auf das Kind zu erwägen, solange es keine Therapie gibt.
- Bei Fortführung der Schwangerschaft ist eine interdisziplinäre infektiologisch-geburtshilfliche Betreuung angezeigt.
- Die pränatale Diagnostik wird wegen des Verschleppungsrisikos in den Feten nicht empfohlen.
- Die Schnittentbindung wird nicht allgemein empfohlen; dabei gelten für die Operation die gleichen Sicherheits- und Desinfektionsmaßnahmen wie bei Hepatitis-B-infizierten Personen für das Personal.
- Bei Vaginalentbindung sollte die Geburt in einem separaten Gebärsaal erfolgen mit entsprechenden Schutzmaßnahmen (Mundschutz, Handschuhe, Brille, Kind nicht durch Mundsog absaugen).
- Auf fetale EKG-Ableitung mit Kopfschwartenelektroden und Mikroblut-untersuchungen aus der fetalen Kopfhaut sollte verzichtet werden.
- Beim Neugeborenen sollte Nabelschnurblut für HIV-Antikörperbestimmung und Isolierung gewonnen werden.
- Die Kinder sollten von ihren Müttern nicht gestillt werden, um eine postnatale Infektion eines nichtinfizierten Kindes durch die Muttermilch zu verhüten.
- Zur Vermeidung von nosokomialen Infektionen wird ganztags "rooming-in", Einzelzimmer mit Toilette empfohlen.
- Der Kontakt des Neugeborenen mit Blut und Speichel, vor allem mit Schleimhautverletzungen der infizierten Mutter oder des Vaters, sollte ver-mieden werden.
- Das Neugeborene muß langfristig auf HIV-Antikörper und eventuell auf Infektiosität und AIDS-verdächtige Symptome hin untersucht werden (205).

6.6.4   Prophylaktische Maßnahmen

Beratung HIV-positiver Frauen

1.) Informationsblatt für alle Patienten bei ihrem ersten Besuch in der Schwangerenvorsorge.
2.) Patienten, die den HIV Test wünschen, erhalten ein Beratungsgespräch und geben ihr Einverständnis, bevor der Test durchgeführt wird.
3.) Befindet sich die Patientin vor der 23. SSW und ist der ELISA und Western-Blot positiv für das Virus, bekommt die Patientin Gelegenheit für ein weiteres Gespräch und wird über die Möglichkeit eines Schwangerschaftsabbruches aufgeklärt.
4.) Wenn die Patientin negativ ist, wird der Test im dritten Trimester wiederholt.
5.) Sollte sich die Patientin trotz Serokonversion gegen einen Schwangerschaftsabbruch entschieden haben, wird mit dem Pädiater Kontakt aufgenommen und die weitere medizinische Betreuung erklärt und vereinbahrt.
6.) Bei allen nicht getesteten Risiko- und seropositiven Patienten werden in den Ambulanzen und stationären Einrichtungen Vorsorgemaßnahmen ergriffen, um eine Übertragung der Krankheit zu vermeiden (655).

6.6.5   Therapieprinzipien

Eine spezifische Therapie oder Impfung steht leider zur Zeit nicht zur Verfügung. Entwicklungsziele hierbei sind die Blockierung der Oberflächenantigene auf dem Virus oder der T_4-Rezeptoren für HIV auf den Zielzellen sowie die Blockade der Virusvermehrung durch Hemmstoffe der reversen Transkriptase, durch Antimetabolite und die Hemmung der Virusausbreitung durch membranaktive Stoffe. Immunstimulierende Substanzen sind bisher mit wenig Erfolg eingesetzt worden (α- und β-Interferone, Isoprinosin, Delimmun, Interleukine 1 und 2). Vielversprechend ist dagegen das IL-3. Eine den Thymidin analoge Verbindung AZT (Azidothymidin=Compound S®, Retrovir R®, Zidovudine®) wird von der viralen reversen Transkriptase selektiv zur Synthese der Virusnukleinsäure verwendet. Dies führt zu Strangabrissen und soll die Ausbreitung des Virus verhindern. Bei der Behandlung Neugeborener sollten opportunistische Infektionen frühzeitig und ausreichen dosiert behandelt werden. Jedoch ist von übermäßig toxischen bzw. teratogenen Substanzen abzusehen (205). Weitere Einzelheiten finden sich im Teil II. Kap. 11. Medikamentengabe: "AIDS-Behandlung".

6.7.   Spezielle Probleme bei der pränatalen Diagnostik fetaler Infektionen

Die Erkennung von fetalen Infektionen wird vor allem durch Nachweis von erregerspezifischen IgM-Antikörpern im fetalen Blut versucht. Letztere Untersuchungen sind allerdings nur bei denjenigen Infektionen sinnvoll, bei denen durch Nachweis von spezifischen IgM-Antikörpern im Blut der Neugeborenen anzunehmen ist, daß der Fetus als Antwort auf die Infektion regelmäßig erregerspezifische IgM-Antikörper bildet. Man weiß, daß die Immunglobulinsynthese bei Feten ab der 13.-14. SSW in Gang kommt, aber vor der 20. SSW kann nicht mit meßbaren Konzentrationen gerechnet werden. Aus diesem Grunde wird die fetale Blutentnahme kurz vor der 24. SSW durchgeführt, damit ein Schwangerschaftsabbruch aus eugenischer Indikation noch möglich ist (208). Zum Beweis, daß kindliche IgM-Immunglobuline bereits gebildet wurden, ist auch die Gesamt-IgM-Bestimmung im fetalen und mütterlichen Blut erforderlich. Nach durchgeführtem Schwangerschaftsabbruch sollte der Erregernachweis in Plazenta und fetalem Gewebe versucht werden.

Die Möglichkeit, Impfstoffe gegen bakterielle, parasitäre und Virusinfektionen zu entwickeln, hat mit Hilfe der Biotechnologie große Fortschritte gemacht. Deshalb sind in nächster Zukunft u.a. auch Impfstoffe gegen Herpes Simplex, Zytomegalie, Mononukleose, Hepatitis A und Malaria zu erwarten. Gegen die in Erprobung befindlichen Herpes-Simplex und Zytomegalie-Lebendimpfstoffe hat man selbst mit genetisch modifizierten Viren wegen möglicher Persistenz der Impfviren und einer potentiellen Onkogenität Bedenken. In der Schwangerschaft sind Impfungen mit diesen Lebendimpfstoffen auf jeden Fall kontraindiziert. Bei Impfung mit Subunit- oder inaktivierten Impfstoffen ist dagegen kein Risiko für die Frucht zu erwarten. Wenn diese Impfstoffe verfügbar werden, sind sie jedoch nicht für die Impfung schwangerer Frauen vorgesehen. Sie sind geplant für die Impfung noch seronegativer Frauen **vor** der ersten Schwangerschaft. Bei einem eventuellen Kontakt in der Schwangerschaft käme eine aktive Impfung dagegen zu spät (211).

Schwangerschaft und AIDS Informationsschrift, modifiziert nach Sachs (655).

AIDS (acquired immunodeficiency syndrome) wird durch das Humane Immunodeficiency Virus hervorgerufen. Personen, die durch das Virus infiziert worden sind, können zunächst keinerlei Anzeichen der Krankheit zeigen und sich wohl fühlen. Eine erkrankte schwangere Frau gibt dieses Virus häufig an ihr ungeborenes Kind weiter (sogar wenn sie symptomlos ist). Wenn dies passiert, kann das Kind AIDS oder die entsprechenden Vorstadien entwickeln.

Die folgenden Personengruppen weisen ein erhöhtes Risiko auf, das humane Immundefizienz Virus zu tragen. In einigen Fällen hängt das erhöhte Risiko mit der Lebensführung zusammen, in anderen Fällen mit der geographischen Lokalisation oder der medizinischen Vorgeschichte.

    - Frauen, deren Partner viruspositiv sind
    - Drogenabhängige oder ihre Partner
    - Prostituierte
    - Frauen, deren männliche Partner homosexuelle Erfahrungen durchgemacht haben
    - Hämophiliepatienten und ihre Partner
    - Frauen, oder deren Partner, die nach 1975 aus dem afrikanischen Malariagürtel oder
      aus Haiti eingewandert sind

Zusätzlich können die folgenden Personen ein erhöhtes Risiko aufweisen:

    - Frauen oder deren Partner, die zwischen 1977 und dem Frühjahr 1985 eine
      Bluttransfusion erhielten
    - Angehörige medizinischer Berufe, z.B. Ärzte, Zahnärzte, Hebammen, Laborpersonal

Es gibt einen Bluttest, der diejenigen Personen identifizieren kann, die dem Virus ausgesetzt waren. Wenn sie zu einer Risikogruppe gehören, empfehlen wir (das Gesundheitsministerium und Ihre Frauenklinik) dringendst, daß Sie an diesem Test teilnehmen um zu bestimmen, ob Sie dem Virus ausgesetzt waren, auch dann, wenn Sie sich wohl fühlen. Das wird dazu beitragen, daß Sie und Ihr ungeborenes Kind die beste Behandlung erhalten werden.

Um einen Termin für den vertraulichen Bluttest zu vereinbaren oder zur Beantwortung weiterer Fragen rufen Sie bitte folgende Telefonnummer an .... Sie werden nicht gefragt werden, welcher Risikogruppe Sie angehören.

7 Gerinnungsstörungen

7.1 Hämophilie A und B

Die klassische Hämophilie A, Hämophilie B (Christmas disease) und die von
Willebrand-Jürgens'sche Erkrankung machen zusammen ca. 95% der Gerinnungsstörungen aus. Klinisch unterscheiden sich die X-chromosomal vererbte
Hämophilie A und B nur geringfügig voneinander (im Gegensatz dazu werden
Mangelzustände an anderen Gerinnungsfaktoren autosomal rezessiv vererbt und
der homo- bzw. heterozygoten-Status ist pränatal von großem Interesse). Die
schwere der Blutung korreliert mit der Höhe der Plasmaspiegel an Faktor VIII
bzw. IX. Obgleich sich die moderne Substitutionstherapie wesentlich verbessert
hat, bestehen die Ausblicke für die betroffenen Individuen in lebenslanger
Erkrankung und Therapiebedürftigkeit. Außerdem bleibt die Prognose der weit
verbreiteten Transfusionshepatitis und der damit verbundenen Zirrhose unsicher
(477), der Resistenzerwerb bei der Substitutionstherapie ist in 5-10% unvorher-
sagbar und die Bedrohung einer durch die Behandlung erworbenen HIV-
Infektion ist, trotz deutlicher Verbesserung der Konservensicherheit, nach wie
vor ein ernster Grund zur Besorgnis (410). Allerdings stehen heute
virusinaktivierte Einzelfaktor-Präparate zur Verfügung, die die
Substitutionstherapie relativ risikolos gemacht und die Prognose entscheidend
verbessert haben (564).

Die pränatale Diagnostik beruht auf der Beobachtung, daß im Midtrimester die
Höhe der mütterlichen und fetalen Gerinnungsfaktorspiegel voneinander unabhängig ist und auf der Entwicklung verläßlicher Gerinnungsfaktorassays, die
lediglich 100 Mikroliter fetalen Plasmas benötigen (100, 346). Zwar sind die
Spiegel der Gerinnungsfaktoren VIII und IX bei normalen Midtrimesterfeten
bemerkenswert niedriger als bei Neugeborenen, aber sie sind leicht unterscheidbar von Feten, die schwer an Hämophilie erkrankt sind (490, 566). Daher kann
bereits während der Schwangerschaft den Eltern eine Diagnose mitgeteilt werden
und gemeinsam das weitere Prozedere diskutiert werden. Inzwischen ist aber in
der Mehrzahl der Fälle eine Cordocentese nicht mehr nötig, da die Mutation
direkt auf der DNA-Ebene aus Chorion- oder Amnionzellen untersucht werden
kann.

7.2   Idiopathisch-thrombozytopenische Purpura

Die angeborene Thrombozytopenie ist eine relativ häufige hämostatische Norm-
abweichung, die ihre Ursachen in verringerter Produktion oder gesteigertem
Verbrauch der Blutplättchen hat. In der Mehrzahl der Fälle ist dieser Zustand
selbstlimitierend, da meistens andere Grunderkrankungen wie das HELLP-
Syndrom (hemolysis, elevated liver enzymes, low platelets), eine intrauterine
Wachstumsretardierung, Infektion, intrapartale Hypoxie oder hämorrhagischer
Schock die Thrombozytopenie herbeigeführt haben. Unter diesen Umständen
sind für die Prognose meistens die zugrundeliegenden Krankheitsbilder
entscheidend. Selbstlimitierende Thrombozytopenien werden auch beobachtet,
wenn mütterliche IgG Auto- oder Alloantikörper transplazentar auf den Feten
übergegangen sind.

Autoimmune Thrombozytopenien treten bei mütterlichen Immunthrombozyto-
penien sekundär auf, z.B. bei *Idiopathischer Thrombozytopenischer Purpura,
Systemischem Lupus Erythematodes* und *Lymphoproliferativen Erkrankungen.*
Plättchenassoziiertes IgG und Thrombozytopenie werden dann sowohl bei der
Mutter als auch beim Feten gefunden, die AK richten sich gegen mütterliche
Plättchen.

Anders bei *Alloimmunen Thrombozytopenien,* die mit einer Inzidenz von 1-2 auf
10 000 Lebendgeburten auftreten (588). Hier werden analog wie bei der Rhesus
Inkompatibilität von der Plättchen Antigen-negativen Mutter IgG Antikörper
gebildet gegen fetale plättchenständige Antigene (PLA-1), die der Fet vom
Plättchen Antigen-positiven Vater geerbt hat und die auf mütterlichen Plättchen
nicht vorkommen (689). Daher finden sich die AK nur auf fetalen Plättchen. Bei
dieser Erkrankung treten intrakraniale Hämorrhagien in ca. 10% während der
Schwangerschaft und weitere 20% während der Geburt und in der Neonatalperiode auf. Dabei ist die Gefahr bleibender Behinderung als äußerst ernst
einzuschätzen (703). Daffos empfielt trotz Blutungsgefahr die Cordocentese um
die 37. SSW, um das Geburtsprozedere festlegen zu können (148, 150). Bei
Thrombozytenzahlen unter 100.000/µl wird die Gabe von bestrahlten mütterlichen Thrombozytenkonzentraten empfohlen und die Geburt für den folgenden
Tag angestrebt, die dann per vaginam erfolgen kann. Ohne Transfusion wird der
Kaiserschnitt favorisiert wobei die intrakraniale Blutung unter der Geburt oder in
der Neugeborenenperiode nicht immer vermieden werden kann. Bei obigem
Vorgehen kann eine ICH (Intra Cranielle Hämorrhagie) vor der 37. SSW
natürlich nicht ausgeschlossen werden. Die Auswirkungen einer Plättchentransfusion um die 20. SSW können noch nicht beurteilt werden, da sie sich noch
im Erforschungsstadium befinden (703). Neuere Arbeiten empfehlen bei Müttern
mit einer zuvor betroffenen Schwangerschaft die in utero Transfusion von PLA-1
negativen Thrombozyten in wöchentlichen oder längeren Abständen in Abhängigkeit von den durch Cordocentese gemessenen Thrombozytenspiegeln und die
Entbindung, sobald eine ausreichende Lungenreife erzielt wird (554, 556).

Natürlich besteht bei dieser Erkrankung ein erhöhtes Blutungsrisiko während der Transfusion. Es sind auch hochdosierte Immunglobulingaben (1g/kgKG/wöchentlich) an die Mutter in der Hoffnung versucht werden, daß unter dieser Therapie die fetalen Thrombozytenspiegel ansteigen (98). Ein wiederholtes FBS soll den Therapieerfolg überprüfen und es sollten Thrombozyten transfundiert werden, wenn die erwartete Wirkung ausbleibt.

Die mütterliche *isoimmune thrombozytopenische Purpura* läßt sich relativ selten durch Nachweis mütterlicher Antikörper diagnostizieren, obgleich diese für die Erkrankung verantwortlich gemacht werden. Üblicherweise präsentiert sich die Erkrankung als mütterliche Thrombozytopenie ohne Defekte der weißen oder roten Zellinien. Die Thrombozyten sind relativ groß und besitzen eine normale Funktion. Normale Gravidae zeigten in einer großen Screening Studie mittlere Thrombozytenwerte von 225 000/µl wobei Werte von 107 000/µl innerhalb zweier Standardabweichungen vom Mittelwert lagen. Bei *auto-* und *alloimmunen Thrombozytopenien* wird neben präpartaler Thrombozytengabe an die Mutter ab der 16.-20. bis zur 26. SSW auch die Gabe von Kortikosteroiden und die Immunglobulingabe versucht. Ab der 26. SSW sollte durch Cordocentese der fetale Thrombozytenspiegel gemessen werden und der Fet bei Spiegeln <50 000/µl in wöchentlichen Abständen auftransfundiert werden. Mütterliche Antikörpertiter haben sich bei allen Thrombozytopenieformen als nicht sehr hilfreich bei der Vorhersage der fetalen Thrombozytenspiegel erwiesen. Die gelegentliche Abwesenheit mütterlicher Antikörper und sehr niedrige mütterliche Plättchenspiegel stellen damit eine Erschwernis für die Diagnostik dar. Zusammenfassend findet man nur in 20% der Feten betroffener Mütter eine korrespondierende Thrombozytopenie (96).

7.3   Kongenitale Amegakaryozytenthrombozytopenie

Die *Amegakaryozytische Thrombozytopenie*, die vermutlich autosomal rezessiv vererbt wird, kann während des zweiten Trimesters durch niedrige fetale Plättchenspiegel diagnostiziert werden. Von den weiteren vererbbaren Plättchenfunktionsstörungen seien noch das autosomal rezessive *Bernard-Soulier-Syndrom*, die *May-Heggelin'sche Anomalie* und die *Glanzmann'sche Thrombasthenie* erwähnt. Beide, besonders letztere, stellen schwere potentielle Blutungsstörungen dar, sind aber einer pränatalen Diagnostik zuführbar. Unter Einsatz spezifischer monoklonaler Antikörper ist in beiden Syndromen die Identifizierung von Membranglykoproteindefekten möglich geworden, Montgomery 1983 (513) und Seligsohn 1985 (676).

7.4 Protein S, Protein C, C4b Bindungsprotein

Das Protein S, ein Vitamin K abhängiges Plasmaprotein, ist ein nicht enzymatischer Cofaktor der antikoagulierenden und fibrinolytischen Eigenschaften des aktivierten Protein C (24, 241, 730, 763). Die Bedeutung von Protein S und C wurden durch viele in vivo Beobachtungen dokumentiert. Patienten mit angeborenem Defekt dieser Proteine sind für rekurrierende Thrombosen prädisponiert (93, 127, 128). Das Protein S existiert im Plasma in zwei Formen: als freies Protein (40%) und als nicht kovalent gebundener Komplex (C4b Bindungsprotein gebundenes Protein S) mit C4b Bindungsprotein (60%), (151, 152, 153). Nur das freie Protein S agiert als Cofaktor (60, 128). Das C4b Bindungsprotein ist das Regulatorprotein der "klassischen Komplement pathway convertase", das die Bildung des C4b2a kontrolliert (276, 658). S.a. unter Teil III, Tabelle 67.

7.5 von Willebrand-Jürgens-Syndrom

Die von Willebrand-Jürgens'sche Erkrankung ist ein autosomal dominant vererbter Defekt des Faktor VIII zugehörigen Antigens (VIIIRAg/vWF) der für die normale kapillare Plättchenadhäsion notwendig ist. Der meist damit verbundene Defekt des Plasmafaktors VIIIC wird häufig durch die Substitution des fehlenden oder defekten VIIIRAg/vWF ausgeglichen. Leider ist im Gegensatz zur Hämophilie der Schweregrad dieser Erkrankung nicht so streng von der familiären Häufung abhängig, so daß den Eltern bezüglich einer pränatalen Diagnostik nur schwer ein verläßlicher Rat gegeben werden kann. Beim seltenen homozygoten Vorliegen der Krankheit kommt es zu einem sehr schweren Verlauf. Die pränatale Diagnostik von Risikofeten orientiert sich an der Höhe der Spiegel bzw. dem Nachweis der Faktoren VIIIC und VIIIRAg/vWF (369, 492). Homozygote Zustände der Gerinnungsfaktoren I, II, V, VII, X, XI und XII machen sich durch bei wiederholtem Auftreten zu bleibenden Folgen führende Hämarthrosen, intramuskuläre Hämatome, intrakranielle Blutungen oder verlängerter Blutungszeiten nach der Geburt bemerkbar (624). In der Mehrzahl der Fälle können die auftretenden Blutungskomplikationen durch die Gabe von fresh frozen plasma (ffp) leichter vermieden werden. Über die pränatale Diagnose wurde in einigen Fällen berichtet und für Midtrimesterfeten sind inzwischen Normwerte bekannt (492).

8   Hämoglobinopathien

Bei der homozygoten *α-Thalassämie* kommt es zu einer erhöhten Sauerstoffaffinität, welche die Sauerstoffabgabe an die Gewebe verhindert. Dies kann sich
in einem fetalen Hydrops und intrauterinem Fruchttod äußern. Bei der homozygoten *β-Thalassämie* hängt das weitere Überleben häufig schon ab dem Alter
von etwa sechs Monaten von Bluttransfusionen ab. Der Tod tritt häufig im
zweiten oder dritten Jahrzehnt ein, verursacht durch Eisenüberladung, die Herz-
oder Leberversagen herbeiführt. Obgleich bisher über 80 verschiedene Varianten
der α-Ketten und über 180 der β-Ketten bekannt geworden sind, sind die
meisten Varianten funktionell dem HbA vergleichbar und führen nicht zu einer
signifikanten klinischen Abnormalität. In den Mittelmeerländern ist das Wiederholungsrisiko für eine β-Thalassämie eine der häufigsten Indikationen für die
Pränataldiagnostik, und auch in Deutschland ist dieses Problem wegen des
großen Anteils unserer Schwangeren mit Abstammung aus dem Mittelmeerraum
von großer Bedeutung (365). Bei der Sichelzellanämie kommt es in einem so
hohen Anteil der Genträger zu klinischer Morbidität und Mortalität, daß eine
pränatale Diagnostik gerechtfertigt erscheint und, wo erwünscht, ein
Schwangerschaftsabbruch durchgeführt werden kann. Pränatale Diagnostik der
Hämoglobinopathien durch fetale Blutanalyse schließt die Inkubation fetaler
Erythrozyten mit [3H]-markiertem Leucin gefolgt von der Reinigung und
Messung der neu synthetisierten Globinketten ein (769). In der Mehrzahl der
Fälle kann die Diagnostik heute direkt über den Mutationsnachweis erfolgen.

Tabelle 34. Zusammensetzung der humanen Hämoglobinketten (443)

Hämoglobin:	Globinzusammensetzung:	Produktionsstelle:	Entwicklungsstadium:
Gower 1	$\zeta_2\varepsilon_2$		Embryo
Gower 2	$\alpha_2\varepsilon_2$	Dottersack	Embryo
Portland	$\zeta_2\gamma_2$		Embryo
Fetal	$\alpha_2\gamma_2$		Embryo
Fetal	$\alpha_2\gamma_2$		Fetus
Adult	$\alpha_2\beta_2$	Leber	Fetus
HB A$_2$	$\alpha_2\delta_2$	Knochenmark	Fetus
Fetal	$\alpha_2\gamma_2$		Erwachsener
Adult	$\alpha_2\beta_2$	Knochenmark	Erwachsener
HB A$_2$	$\alpha_2\delta_2$		Erwachsener

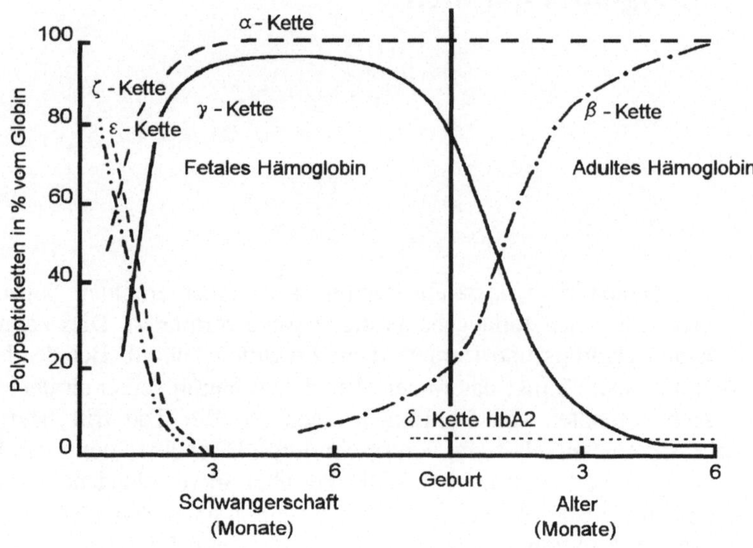

Abb. 29. Entwicklungsstadien des humanen Hämoglobins (371)

9 Hormonale Regulation

9.1 Blutdruck und Volumenregulation

9.1.1 Atriales Natriuretisches Peptid (ANP)

Das atriale natriuretische Peptid (ANP) besitzt vasodilatatorische Wirkungen und Eigenschaften, welche die Aktivität des Renin-Angiotensin-Aldosteron Systems supprimieren (286). Es wird von atrialen kardialen Zellen sezerniert, wenn die Vorhöfe durch erhöhten Druck einer Wanddehnung ausgesetzt werden und scheint daher eine Rolle bei der Regulation des Blutvolumens zu spielen. Es wurde untersucht, ob ANP in der menschlichen fetalen Zirkulation vorkommt und ob der Fetus mit einer Änderung seines ANP Spiegels auf die Expansion des fetalen Blutvolumens nach fetaler intravaskulärer Transfusion reagiert. ANP ist ab der 21. SSW nachweisbar. Verglichen mit Erwachsenen findet sich ein signifikant erhöhter fetaler Basisspiegel. Außerdem kann es nach Transfusionen zu einem regelmäßigen signifikanten ANP Anstieg im fetalen Plasma kommen, der mit der Höhe des transfundierten Volumens positiv korreliert. ANP scheint daher in der fetalen Volumenhomeostase eine wichtige Rolle zu spielen, s.a. Abb. 57 (582).

9.2 Erythropoiese

9.2.1 Erythropoietin

Die durchschnittlichen fetalen Erythropoietinspiegel steigen von 4 mU/ml in der 16. SSW bis auf 13 mU/ml in der 40. SSW. Dabei treten keine signifikanten Assoziationen zwischen fetalen Plasma-Erythropoietinspiegeln und fetalen Blutgasen, der Hämoglobinkonzentration, der Sauerstoffspannung oder der Erythroblastenzahl auf. Die mütterlichen Plasma-Erythropoietinkonzentrationen (Mittelwert: 14 mU/ml, Wertebereich: 1-77 mU/ml) verändern sich nicht im Verlauf der Schwangerschaft, sind aber signifikant höher als bei nicht schwangeren Frauen (Mittelwert: 6.6 mU/ml, Wertebereich: 1-25 mU/ml), s.a. Abb. 60 (375).

9.3 Flüssigkeits-und Salzhaushalt

9.3.1 Prolactin (PRL) und Arginin-Vaso-Pressin (AVP)

Es gibt verschiedene Mechanismen, mit deren Hilfe der Fet seine intravaskuläre Flüssigkeits- und Salzbalance aufrecht erhält. Dabei spielen einerseits die Perfusion der Plazenta und andererseits die Produktion von Fruchtwasser eine große Rolle. Battaglia studierte das Equilibrium zwischen der humanen maternalen und fetalen Zirkulation. Dabei fand er, daß sich die Kompartmente nahezu isoosmolal verhalten (40). Friesen postulierte für die Aufrechterhaltung der Homöostase eine entscheidende Rolle des Prolactins (PRL), das bei der Osmoregulation niederer Vertebraten, die wechselweise zwischen Süß- und Salzwasser leben, eine wichtige Rolle spielt (248). Dabei zeigt sich, daß Prolactin in der Amnionflüssigkeit in vitro die Flüssigkeitspassage durch die fetale Haut (vor dem Auftreten verhornenden Plattenepithels) und über die Chorionamnionmembranen beeinflussen kann (442). Außerdem scheint es eine antidiuretische Komponente zu besitzen (368). Dabei verhielten sich Serumprolactinspiegel und die Serumosmolalität (π) gleichsinnig.

In einer Untersuchung an 94 schwangeren Frauen (33.-34. SSW) wurden Prolactinspiegel aus Nabelschnur, Amnionflüssigkeit und mütterlichem Serum untersucht sowie der mütterliche und fetale Salz- und Flüssigkeitshaushalt dokumentiert (609). Dabei zeigten sich zusammenfassend folgende Ergebnisse:

1. Parallele Veränderungen von Osmolalität, Natrium, Hämatokrit und Gesamtprotein in Nabelschnurblut und mütterlichem Serum.
2. Bei erhöhter Nabelschnurosmolalität und erhöhtem Natrium verringertes Volumen der Amnionflüssigkeit mit erhöhter Osmolalität (Antidiurese, Ausscheidung von wenig konzentriertem Urin).
3. Nach einem postnatalen initialen Anstieg oder Abfall der Serumosmolalität Normalisierung von Nabeschnurhämatokrit, Natrium und Osmolalität innerhalb der ersten 2 neonatalen Stunden und
4. eine positive Korrelation zwischen fetalen PRL Spiegeln und Veränderungen der fetalen Osmolalität und des Natriumspiegels sowie neonatalen Veränderungen des Hämatokrit.

Demnach existiert ein osmotisches Equilibrium zwischen maternaler und fetaler Zirkulation. Störungen dieser Balance führen zu Veränderungen der fetalen und neonatalen Wasserexkretion. Eine fetale hypophysäre Ausschüttung von Prolactin und Arginin-Vasopressin, verursacht durch einen Anstieg der Serumosmolalität und der Konzentration von Na, wirkt antidiuretisch, was zu einer Erholung des extrazellulären Flüssigkeitsvolumens des Feten führt, s.a. Abb. 43 (609).

9.4 Schilddrüsenhormone

9.4.1 Thyroxin, Triiodthyronin, TSH, TBG

Die fetalen Werte für TT_4 , FT_4 , TT_3 , FT_3 , TBG und TSH nehmen im Verlauf der Schwangerschaft signifikant zu, der RT_3 (reverse T_3) Wert deutlich ab. Die fetale TSH/FT_4 Ratio fällt signifikant, was darauf hindeutet, das die TSH Sensitivität der Schilddrüse während der Schwangerschaft zunimmt. Mütterliches TT_3 korreliert als einziger Parameter positiv mit fetalem TT_4, FT_4, TT_3 und FT_3 (611).

10 Hydrops fetalis

10.1 Allgemeines

Beim fetalen Hydrops kommt es pränatal zu einer generellen Vermehrung des Gesamtkörperwassers. Diese manifestiert sich als Ödem (Hautdicke >0.5 cm) sowie als abnorme Flüssigkeitsverteilung zwischen verschiedenen Körperkompartimenten bzw. in serösen Räumen. Dabei ist die Flüssigkeit im interstitiellen Raum vermehrt. In den Körperhöhlen treten auch wechselnd große Ergüsse auf. Plazenta und Nabelschnur zeigen meist ödematöse Auflockerung und Schwellung (postpartales Plazentagewicht >1000g). Die Erkrankung kann zu jedem Zeitpunkt der Schwangerschaft auftreten (299).

Klinisch äußert sich das Auftreten eines fetalen Hydrops in Abhängigkeit vom Schwangerschaftsalter unterschiedlich. Im **ersten Trimester** folgt dem Auftreten eines Hydrops häufig ein Spontanabort. Im **zweiten Trimester** fallen die Feten durch eine überdurchschnittliche Hautschwellung bzw. Flüssigkeitsansammlung im Körper auf. Es zeigt sich ein Polyhydramnion. Die Schwangere leidet gehäuft unter Präeklampsien (405). Während des **dritten Trimesters** kommen Frühgeburtlichkeit, atonische Nachblutung und manuelle Plazentalösung öfter vor (299, 373). Bei lebenden Feten ist die Wahrscheinlichkeit wesentlich größer, die Ursache des Hydrops herauszufinden. Dabei ist es bemerkenswert, daß sich bei seriellen Ultraschalluntersuchungen auch schwere Formen des fetalen Hydrops spontan rückbilden können (374, 597). Leichte subkutane Ödeme, deren Ätiologie unklar ist, werden nach IUFD häufig beobachtet. Pleuraergüsse können eine beginnende pulmonale Hypoplasie verursachen. Die konkave Form der Basallappen und der scharfe Lungenunterrand gehen verloren.

10.2 Mechanismen

Bei der Verteilung der intrazellulären, interstitiellen und intravaskulären Flüssigkeit sind viele Faktoren beteiligt. Das intrazelluläre Wasser wird durch die osmotischen Kräfte auf beiden Seiten der Zellmembran und die Natrium-Kalium Pumpe kontrolliert. Die Menge der interstitiellen Flüssigkeit hängt vom kolloidosmotischen Druck dieses Raumes ab. Dieser setzt sich aus Makromolekülen, aus Mukopolysacchariden, kollagenem Bindegewebe, Salzen und Proteinen zusammen. Der Abfluß wird durch das Lymphgefäßsystem gewährleistet. Das intravasale Volumen und der Druck hängen zusammen mit der kardialen Auswurffraktion, dem kapillären hydrostatischen Druck, der Blutviskosität, dem erythrozytären Oxygenationsgrad und der autonomen vasomotorischen Kontrolle.

Die wichtigsten Störungen der fetalen Hämostase, die zum Hydrops führen, sind **schwere chronische Anämie**, **Hypoproteinämie** und **intrauterine Herzinsuffizienz**. Sobald eine dieser Störungen auftritt, kommt es zu einer gestörten Flüssigkeitsverteilung. Außerdem wird dem Serumalbumin und dem roten Gesamtzellvolumen eine wichtige Rolle zugeschrieben. Das entstehende Plazentaödem führt zu Störungen des materno-fetalen Stoffaustausches: ein niedriger Proteintransfer verschlimmert die fetale Hypoproteinämie, die mangelhafte Oxygenierung führt zu einer weiteren hypoxischen Schädigung fetaler Kapillaren mit Verlust von Plasmaproteinen in den interstitiellen Raum. Der gestörte venöse Rückfluß aus der Plazenta initiiert einen Kreislauf, der sich selbst unterhält und weiter aufschaukelt. Mögliche Ursachen sind der vorzeitige Verschluß des Ductus Arteriosus, die rechtsseitige Zwerchfellhernie und abdominale Tumoren (405, 425):

→ erhöhter venöser Druck → Plazentaödem → Störung des Gasaustausches → fetale Hypoxie → fetale Kapillarschädigung → Verlust von Plasmaproteinen → fetaler Hydrops.

10.3   Ursachen

Früher wurde der fetale Hydrops am Häufigsten durch die Rhesusinkompatibilität verursacht (immunologischer Hydrops), während heute der nicht-immunologische Hydrops (NIHF) deutlich häufiger geworden ist. Wenn eine Patientin asiatischer Abstammung ist, sollte vorrangig an eine α - Thalassämie gedacht werden (745). Über 150 verschiedene Ursachen für den NIHF sind inzwischen bekannt (534), von denen hier nur einige exemplarisch erwähnt werden können.

Nach den primären Mechanismen lassen sich folgende Ursachen eines Hydrops fetalis ermitteln (745):

1.   chronische intrauterine Anämie,
2.   intrauterine Herzinsuffizienz,
3.   Hypoproteinämie,
4.   Obstruktion der fetalen Zirkulation und
5.   genetische Ursachen mit verschiedenen Bildern.

10.4 Pathogenese, Ätiologie und Formen

10.4.1 Chronische intrauterine Anämie

Anämie ist ein Bilanzproblem. Es liegt eine defekte Hämoglobinsynthese bzw. exzessive Hämolyse vor oder es hat eine chronische Blutung aus dem fetalen Kreislauf stattgefunden.

α -Thalassämie

Die α -Thalassämie ist eine Erbkrankheit, bei der die Störung der α -Kettensynthese in rein- oder mischerbiger Form auftaucht. Reinerbig betroffene Individuen sind meist schwer erkrankt und versterben häufig intrauterin im letzten Trimester. Die Hb Werte liegen dann zwischen 3-5 g/dl (745). Das fetale Überleben hängt von dem Auftreten embryonalen Hämoglobins ab, das in ca. 20% zu finden ist. Barts Hämoglobin ist viel häufiger (ca. 80%), besitzt aber keine guten Sauerstofftransportfunktionen. Die mischerbige Form kann subklinisch verlaufen, ist aber einer Labordiagose zugänglich. Bei vorangegangenen hydropischen Feten sollte eine Abklärung der Eltern erfolgen, insbesondere wenn sie aus Südostasien, Indien oder dem mediterranen Raum stammen. Die Diagnose wurde durch die Hämoglobinelektrophorese aus Fetalblut gestellt, inzwischen wird aber meistens die DNA-Hybridisierung aus Amnionzellkulturfibroblasten bzw. Chorionzellen zum Auschluß von Wiederholungsfällen durchgeführt (401, 804).

M. Gaucher

Bei Feten tritt diese Erkrankung (β-Glukosidasemangel) äußerst selten auf. Es kommt zur massiven extramedullären Blutbildung. Als Ursache des fetalen Hydrops wurde die Beteiligung des retikuloendothelialen Systems angesehen (280). Das Wiederholungsrisiko bei heterozygoten Eltern beträgt 25%.

Rhesus-Inkompatibilität

Eine Inkompatibilität in den verschiedensten Blutgruppenantigenen zwischen Mutter und Feten kann eine fetale Hämolyse verursachen. Meist kann der Fetus die durch mütterliche AK verursachte Hämolyse jedoch gut durch extramedulläre Blutneubildung kompensieren, häufig sogar, wenn fetale Erythrozyten das D-AG tragen. Ein schwerer Hydrops kann sich intrauterin bei Hb Werten unter 4 g/dl entwickeln. Die **massive Hepatosplenomegalie** (Leber: doppelte Größe, Milz: 3-4 fache Größe) führt zu einer Auftreibung des Abdomens. Die extramedulläre Blutbildung in Sinusoiden und portalen Gängen ist wesentlich stärker ausgeprägt als es das Schwangerschaftsalter erwarten lassen würde. Im Blut liegt eine **Erythroblastosis** als Zeichen der fetalen Kompensationsversuche vor. Die **Hepatozyten** sind **stark eisenbeladen**. In der Milz finden sich Zeichen der

Stauung und **Erythrophagozytose**. Die **Gelbsucht** ist unterschiedlich stark
ausgeprägt, meist sind die überlebenden Feten auffallend blaß.

Glc-6-P-Dehydrogenasemangel

Die Glc-6-P-Dehydrogenaseinsuffizienz wird X-chromosomal vererbt. Homo-
zygote Mädchen und hemizygote Knaben haben übermäßig fragile Erythrozyten.
Es ist eine vorwiegend mediterran bzw. in Afrika anzutreffende Erkrankung.
Hämolytische Krisen werden durch die Exposition mit Antimalariamitteln, wie
Primaquin, durch Sulfonamide und Phenacetin und Bestandteile der Favabohne
verursacht. Bei erkrankten Müttern, die während der Schwangerschaft derartige
Bohnen gegessen hatten, wurden hydropische Feten beobachtet (487).

Fetomaternale Hämorrhagie

Zum Auftreten einer signifikanten fetomaternalen Hämorrhagie kommt es meist
nur beim Abortgeschehen oder bei der Entbindung. Der Fetus ist beim Akut-
geschehen **blaß** und im **Schock** (221). Treten fetale Blutgruppenantigene mit
dem mütterlichen Organismus in Kontakt, so kann dies die mütterliche AK
Produktion stimulieren (Boosterung), (158, 472). Kommt es zur chronischen
fetomaternalen Hämorrhagie, kann auch ein fetaler Hydrops auftreten. Die
sofortige Entbindung ist in diesen Fällen oft lebensrettend (589).

Zwillingstransfusionssyndrom

Eine ausführliche Darstellung findet sich im Teil II, Kap. 12. Mehrlingsgravidität: "feto-fetales Transfusionssydrom".

"Akardialer" Zwilling

Wenn in einer Zwillingsschwangerschaft eine Geminus keine Herzanlage besitzt
und "parasitär" durch die Zirkulation des anderen Zwillings mitbedient werden
muß, kann daraus leicht eine Herzinsuffizienz resultieren. Dies ist besonders
dann der Fall, wenn ausgedehnte Gefäßanastomosen in Form von arteriovenösen
Aneurysmata oder Angiomen vorkommen. Es treten **kardiale Stauungen** und
Anasarka auf. Stirbt der Akardius, so kann dies eine Freisetzung thrombo-
plastischer Substanzen mit der Auslösung von Gerinnungsstörungen beim
gesunden Zwilling verursachen, wobei diese Komplikation durch Heparingaben
behandelt werden kann, insgesamt aber sehr selten ist (373, 419). Eine weitere
Behandlungsmöglichkeit besteht in der fetoskopischen Laserkoagulation der zum
akardialen Zwilling führenden Gefäßanastomosen bzw. der entsprechenden
Nabelschnur. Der kardiale Zwilling muß dann nicht mehr zwei vollständige
Organismen bedienen und dies führt in der Regel zu einer völlig normalen
weiteren Entwicklung (Nicolaides, persönliche Mitteilung).

Intrauterine fetale Hämorrhagie

Eine fetale Anämie mit Hydrops kann durch einzelne große, aber auch wiederholte kleine Blutungen verursacht werden. Beispielsweise kann der *Dünndarm-
volvulus* mit **Hämatoperitoneum**, Verlust von Plasmavolumen und Plasmaproteinen einher gehen (680). Eine *intrazerebrale Hämorrhagie* kann ebenfalls
einen Hydrops z.B. durch meningeale vaskuläre Malformationen oder durch
neuroektodermale Tumoren verursachen (76, 406).

Intrauterine fetale Infektionen

Das klinische Bild der Feten mit intrauterinen Infektionen variiert in Abhängig-
keit von der Art der Infektion. Feten mit *kongenitaler Syphilis* sind bei der
Geburt meist **ödematös, die Plazenta** ist **groß und blass** (91). Bei anderen
Infektionen treten zusätzlich **Anasarka, Ergüsse** in wechselnden Körperhöhlen,
Hepatosplenomegalie, bei *Toxoplasmose* zusätzlich **Hydrozephalus** und
periventrikuläre Kalzifikationen auf. Bei der *Zytomegalieinfektion* ist der
Hydrops eher weniger häufig. Tritt er auf, so wird er mit der **hämolytischen
Anämie** und **Hypoalbuminämie** als Folge des Hypersplenismus und der Leber-
erkrankung gesehen (10, 311). Kann das infektiöse Agens nicht nachgewiesen
werden, so ist die Erkrankung dennoch histologisch von der Rh Inkompatibilität
unterscheidbar. Bei Infektionen finden sich keine Eisenablagerungen in Leber
und Milz, auch keine Gallenretention. Stattdessen treten **hepatozelluläre Nekro-
sen** und **Fibrosen** mit **riesenzellartigen Veränderungen** sowie **periportale
Gangtransformationen** auf. Gelegentlich kommt es auch zu leberzirrhoseartigen
Veränderungen (406). Wahrscheinlich mündet die mütterliche akute Virusinfektion in eine chronische fetale Erkrankung. So wurden bei Müttern mit
grippeähnlichem Krankheitsbild eine **subendokardiale Fibroelastose** des linken
Ventrikels und **Leberfibrose** beobachtet. Auch die entstehende **Virusbeteiligung
des fetalen Myokards** wurde mit dem Auftreten eines Hydrops in Zusammenhang gebracht (405).

10.4.2   Intrauterine Herzinsuffizienz

Der fetale Hydrops aufgrund einer fetalen Herzinsuffizienz entsteht meistens
durch Entwicklungsdefekte, die die Struktur (**Transposition** der großen Gefäße,
AV- Kanal Defekte, große **Ventrikelseptumdefekte, Klappenanomalien,
hypoplastisches Linksherzsyndrom, Ektopia cordis** oder **Endokardfibroelastose**) oder die Reizleitung betreffen oder als Folge einer intrauterinen
Erkrankung, die das Herz beteiligt (13).

Kardiale Reizleitungsstörungen

Fetale Rhythmusstörungen, die zu einer *intrauterinen Herzinsuffizienz* führen können, sind die **paroxysmale supraventrikuläre** Tachykardie, **Vorhofflattern- und -flimmern** und andere **Tachyarrhythmieformen**, **Bradykardien** und der **komplette AV- Block** (234, 299, 419). Rhythmusstörungen wurden bei Feten mit malformierten, aber auch mit gesunden Herzen gefunden. Es existiert aber eine positive Korrelation zwischen *mütterlichen Bindegewebserkrankungen* und angeborenem Herzblock (213, 481). Weitere Ursachen sind in einer **Endokard- fibroelastose**, in der **Hypoplasie** des **sinuatrialen** und **atrioventrikulären Knotens** und des **Hiss'schen Bündels**, sowie in **kardialen Rhabdomyomen** zu suchen (316, 338, 568).

Tabelle 35. Fetaler AV Block: Assoziation mit Herzfehlern, maternaler Kollagenose und **intrauteriner Herzinsuffizienz** (synonym mit *NIHF*), (271)

Literaturstelle:	N *(mit NIHF)*	Herzfehler *(mit NIHF)*	normale Herzanatomie *(mit NIHF)*	
			mit maternaler Kollagenose:	ohne maternale Kollagenose:
Shenker et al. (1979), (686)	13, *(1)*	5	2	6, *(1)*
Silverman et al. (1985), (691)	3	1	2	0
Crawford et al. (1985), (137)	10, *(4)*	4, *(4)*	5	1
Sandor et al. (1986), (656)	1	0	0	0
Kleinmann et al. (1986), (421)	9, *(3)*	3, *(3)*	4	2
Wladimiroff et al. (1988), (803)	11, *(2)*	5, *(2)*	4	2
Gembruch et al. (1987), (271)	21, *(11)*	18, *(11)*	1	2
total:	68, *(21)*	37, *(20)*	18	13, *(1)*

Myokarditis

Die entzündliche Infiltration des Myokards wird beim Hydrops fetalis mit anatomisch normalen aber dilatierten Herzen beschrieben. Dabei kann die Myokardentzündung mit dem Auftreten eines Hydrops einhergehen. Es kommt zu einer Verschlechterung der Kontraktilität und der Funktion des Reizleitungs- systems (405).

Myokardinfarkt

Die Herzinsuffizienz beim Feten aufgrund eines thrombotisch bedingten Ver- schlusses der Koronararterien bei vormals gesunden Endothelien stellt eine Rarität dar (419).

Gefäßanomalien

Abnormale *arteriovenöse Anastomosen*, **Angiome** im **Fetus** oder der **Plazenta**, stellen die häufigste Form dar. Sie gehen durch die Shuntbildung und dem damit verbundenen Widerstandsverlust mit einer hyperdynamischen Form der Herzinsuffizienz ("high output cardiac failure") einher. Die zweithäufigste Form sind *diffuse Kalzifikationen* der fetalen Arterien. Angiome kommen in Form von **retroperitonealen Anastomosen**, Verbindungen in **Leber**, **Haut**, **Gehirn** und **Muskel** vor (155, 405, 688). Bei großen Anastomosen in der Plazenta kommt es zu großen Shuntvolumina mit Herzinsuffizienz. Dabei konnte Keeling im Rahmen serieller Ultraschalluntersuchungen eine Auflösung der Ergüsse beobachten. In der Plazenta zeigten sich dann postpartal thrombosierte große plazentare Gefäße (405).

Teratom

Teratome, die zum Zeitpunkt der Entbindung häufig ein beachtliches Ausmaß annehmen können, werden auch in Zusammenhang mit einem fetalen Hydrops beobachtet. Dabei werden zwei Gründe postuliert, die für die Pathogenese verantwortlich sind: ein vergrößertes Gefäßbett führt wie bei den Gefäßanomalien zur hyperdynamischen Form der Herzinsuffizienz ("high output cardiac failure") und über pathologische Tumorkapillaren kommt es zusätzlich zum Proteinverlust (424).

Fetale arterielle Kalzifikationen

Äußerst seltenes Vorkommen verbunden mit wechselnden Verkalkungen in Aorta, Koronarien und Nieren (405).

10.4.3 Hypoproteinämie

Es gibt drei wesentliche Ursachen für die bei hydropischen Feten häufig auftretende Hypoproteinämie:

1. hypoxische Kapillarschädigung,
2. gestörter plazentarer Proteintransfer und
3. gesteigerten Proteinkatabolismus.

Einen erhöhten Proteinkatabolismus findet man auch bei erhöhter erythrozytärer Abbaurate. In diesem Fall kommt es zu Interaktionen mit der hepatischen Proteinsynthese und zu einer extensiven Hepatozytenschädigung. Dies kann für die Ausbildung eines Hydrops sogar eine größere Bedeutung als die Hämolyse haben (406).

Kongenitales Nephrotisches Syndrom

Das kongenitale nephrotische Syndrom wird autosomal rezessiv vererbt. Die Feten verlieren Protein in die Amnionflüssigkeit. Dabei kommt es zu einer fetalen Negativbilanz für Proteine, da die Ausscheidung die Neosynthese überschreitet. So erklärt sich auch bei der Finnischen Nephrose der exzessiv hohe α-Fetoproteinanstieg in der Amnionflüssigkeit und dem mütterlichem Serum (678). Die Diagnose kann durch Elektronenmikroskopie einer Nierenbiopsie gestellt werden.

Zervikales zystisches Hygrom

Es finden sich in dieser Gruppe normale Kinder und solche mit Chromosomenanomalien, wie dem Turner-Syndrom 45, X oder der Trisomie 21. Mädchen mit Turner-Syndrom weisen nach der Geburt gelegentlich ein "Flügelfell" im hinteren Halsbereich auf, sind aber sonst weitgehend unauffällig bis auf die oben beschriebenen Symptome. Der bei Nackenhygromen auftretende α-Fetoprotein- und Proteinanstieg kann durch die Exsudation im Nackenbereich erklärt werden. Als Ursache wird der fehlende Anschluß von Lymphgefäßen an das venöse System (Teil einer allgemeinen lymphatischen Hypoplasie) angenommen (120, 677, 753).

10.4.4   Obstruktion der fetalen Zirkulation

Prinzipiell sind hier mehrere Möglichkeiten denkbar, z.B. Obstruktion großer Gefäße der fetalen Zirkulation von innen oder außen, oder Durchflußbehinderung einer großen Anzahl villöser Kapillaren.

Frühzeitiger Verschluß des Foramen ovale oder Ductus arteriosus

Kommt es zum vorzeitigen Verschluß des Foramen ovale, so ist ein Druckanstieg in linken Vorhof dafür ein prädisponierender Faktor (522, 590). Bei vorzeitigem Verschluß des Ductus arteriosus werden strukturelle Wandanomalien beschrieben (47). Andere Untersuchungen fanden dagegen keine histologischen Veränderungen der Gefäßwand (425). Beide Ereignisse sind extrem selten, haben aber deletäre Auswirkungen.

Thorakale Malformationen

Hier spielen adenomatoide Malformationen der Lunge (18, 48, 122, 298, 373, 405, 419, 712), Zwerchfellhernien (35, 48, 373, 405, 602), pulmonale Sequestrationen (214, 419) und eine Tracheomalazie der Trachea die Hauptrolle (594).

Mediastinale Tumoren

Mediastinale Tumoren im vorderen Mediastinum, insbesondere Teratome, verursachen Störungen des venösen Rückfluß von der Plazenta zum Herzen (48, 234).

Kardiales Rhabdomyom

Kardiale Rhabdomyome bei Feten wurden erstmalig von Östör und Fortune beschrieben. Dabei handelt es sich um eine nicht abgekapselte Raumforderung, die eine exzentrische Verdickung des linksventrikulären Myokards verursachten (568, 777).

Intraabdominale Tumoren

Pathogenetisch verursachen sie eine Störung des venösen Rückstroms zum Herzen. Sie können eine Shuntbildung hervorrufen und zu Proteinverlust und Hämolyse führen (406).

Neuroblastom

Dieser bei Kindern häufigste Tumor liegt meist intraabdominal. Die dort auftretende Drucksteigerung führt zu venöser Kompression. Die Hepatomegalie ist meist Folge einer hepatischen Filiarisierung. Tumoremboli sind in fetalen plazentaren Kapillaren häufig und verschlechtern die Perfusionssituation (20, 509, 727, 754).

Genetische Ursachen mit verschiedenen Bildern

Verschiedenartige numerische und strukturelle Chromosomenanomalien, z.B. die **Triploidie** (373), **Trisomie 13** (472), **18** (48, 405) und **21** (252, 373, 405, 660), **Deletion des kurzen Arms von Chromosoms No. 13** (373) und Veränderungen des **Chromosoms No. 11** (419) sind u.a. für das Auftreten eines fetalen Hydrops verantwortlich gemacht worden. In einigen Fällen ist der verursachende Defekt aber nicht zu finden (252, 405, 509). Die häufigste zum Hydrops führende Chromosomenanomalie ist das *Ullrich-Turner-Syndrom: 45, X* (405, 653). Dabei kann es insbesondere zum Auftreten **massiver zervikaler Flüssigkeitsansammlungen** (120), sowie zu **generalisierten Ödemen, Anomalien großer Gefäße** und **Aortenbogenanomalien,** besonders der **partiellen Hypoplasie des distalen Aortenbogens** kommen. Viele dieser Feten (ca.75%) erreichen kein geburtsfähiges Alter. Es kommt stattdessen zu Spontanaborten.

Skelettdysplasien

Der *thanatophore Zwergwuchs* (234), *Saldino-Noonan Zwergwuchs* (621), die *Achondrogenesis* (287, 509), *Arthrogryposis multiplex* (767) und die *Osteogenesis imperfecta* (373) werden im Zusammenhang mit dem fetalen Hydrops des dritten Trimenons beschrieben. Dabei kann es bei einigen dieser Anomalien als Folge eines reduzierten Rippenwachstums zu pulmonaler Hypoplasie kommen. Der Hydrops steht bei diesen Feten <u>nicht</u> im Vordergrund. Sie haben meist kleinere Körper und dadurch eine relativ dickere Schicht subkutanen Fettgewebes, was nicht mit einem Hautödem verwechselt werden darf. Durch die reduzierte Blutbildung in dem verkleinerten Blutmark haben viele dieser Feten eine **persistierende hepatische extramedulläre Blutbildung** und **Hepatomegalie** mit konsekutiven Stauungserscheinungen und Hydropsbildung.

10.5   Diagnostik und Therapie des fetalen Hydrops

Eine prompte Diagnostik durch Ultraschall, Herzecho und durch invasive Maßnahmen, z.B. FBS (370), ist angezeigt, da festgestellt werden muß, ob der Fet von einer Medikameten- oder anderweitigen Therapie profitieren könnte (eine der schwierigsten Fragen bei der Behandlung des fetalen Hydrops überhaupt). Ziel hierbei ist die Diagnose noch in utero, da bei Todesfällen die Möglichkeit einer Diagnostik stark eingeschränkt sein kann. Nur so besteht die Möglichkeit, eine Aussage über das Wiederholungsrisiko zu machen (349).

Wichtig ist die Feststellung des **fetalen Ödems**, des **Hydrops**, der **Plazentadicke**, von **Ergüssen** in **Perikard, Pleura und Abdomen**, des **Ausmaßes des Polyhydramnions** sowie die Diagnostik von **fetalen Malformationen**. Dabei kann auch die Fetoskopie hilfreich sein (545). Auf der Grundlage der Ergebnisse kann eine rationale Diskussion geführt werden, welche der Feten von einer Therapie profitieren werden. In einigen Fällen kann eine fetale Medikamententherapie angezeigt sein, in anderen die mehrfache Entlastungspunktion oder Drainageneinlage bzw. die Feststellung der fetalen Lungenreife, Förderung der Lungenreife oder die sofortige notfallmäßige Sectio caesarea. Viele der Therapieansätze befinden sich noch im experimentellen Stadium. Es existieren noch keine ausführlichen Fallzahlen bezüglich der Frage, ob die Feten eher von einer konservativen (473) oder intervenierenden Behandlung profitieren (373, 589).

Tabelle 36. Empfohlene pränatale Untersuchungen bei Hydrops fetalis (215, 406)

Pränatale Untersuchungen:	
Untersuchungen bei der Mutter:	**Untersuchungen beim Feten:**
• Labor: Hämoglobin, Kleihauer Betke Test ABO-, Rh- und andere seltene Blutgruppen-Inkompatibilitäten Hämolysine, Hämagglutinine Infektabklärung (incl. Syphilis) Glukosetoleranztest • CTG: Score, Arrhythmien	• Ultraschall: Schwere des Hydrops Schwere des Polyhydramnions Hautdicke Mehrlingsschwangerschaft Fetale Anomalien: Herz Fetale Anomalien: andere Organe Plazenta: Dicke Plazenta: Anomalien

Tabelle 37. Untersuchungen des hydropischen Neugeborenen (215, 406)

zum Zeitpunkt der Entbindung:	
• Labor: großes Blutbild (incl. Differentialblutbild, Erythroblasten) Blutgruppen und Antikörper: ABO, Rh, Kell, Duffy etc. Gerinnung, Leberfunktionsanalysen Infektabklärung (IgM, IgG incl. Syphilis) Karyotypisierung	• Ergüsse: biochemische Analysen, Kulturen Plazentahistologie, Kulturen • radiologische Untersuchungen: Thorax, Abdomen, Schädel, lange Knochen • kardiologische Diagnostik: EKG, Herzkatheter

bei der Autopsie:	
Photodokumentation Gewicht und Maße Malformationen: Herz Malformationen: andere Organe Lungengewicht	Blutgruppen und Antikörper Viruskulturen und Antikörper Ergüsse: Kultur Ergüsse: biochemische Analysen Histologie

11 Medikamentengabe

11.1 Allgemeine Prinzipien

11.1.1 Überlegungen

Im Folgenden sollen die speziellen Besonderheiten der Medikamentengabe an den Fetus, der nicht nur ein "kleiner Erwachsener" ist, besprochen werden. Dabei liegt es bei diesem relativ jungen Anwendungsgebiet nahe, daß mehr Fragen aufgeworfen werden als gegenwärtig schon Antworten gegeben werden können. Prinzipiell ist zu unterscheiden zwischen der mütterlichen Medikamentengabe, mit plazentarer Passage bei geeigneten Arzneimitteln, und der direkten fetalen Applikation. Die Plazentaschranke stellt dabei eine physiologische Barriere für Arzneimittel dar. Medikamente mit einem Molekulargewicht von <600 können mühelos passieren. Der Austausch ist bis zu einer Grenze von M_W 1000 möglich, in zunehmendem Maße aber von der Fettlöslichkeit abhängig. Die Passage von größeren Molekülen ist eher fraglich (662). Es ist dabei erforderlich, ein vollkommen neues Verständnis der Pharmakokinetik und Pharmakodynamik zu entwickeln. Folgende Prinzipien sind dabei zu berücksichtigen:

- die fetale Medikamentenbehandlung folgt eigenen pharmakokinetischen Regeln,
- es werden Biomarker verwendet, um die Wirksamkeit fetaler und mütterlicher Therapien zu überprüfen,
- fetale Risiken müssen aktiv vermieden werden (504).

11.1.2 Pharmakokinetische Besonderheiten bei der fetalen Medikamentenbehandlung

Um die fetale Pharmakokinetik zu erforschen reicht es nicht aus, den Feten isoliert zu betrachten und z.B. die für einen Erwachsenen übliche Dosierung in mg/kg Körpergewicht auf den Feten zu übertragen. Es ist notwendig, den Feten als integrierten Teil verschiedener Kompartimente anzusehen: Mutter, Plazenta, extraembryonale Membranen, Fruchtwasser und Fet. Jedes dieser Kompartimente hat seine eigene Funktion und unterliegt eigenen Steuerungsmechanismen. Dabei weist die Schwangerschaft an sich bereits einige physiologische Besonderheiten auf:

- in der Physiologie und Biochemie kommt es zu fortlaufenden Veränderungen nahezu aller Normwerte, die sowohl die Mutter als auch den Feten betreffen,
- innerhalb desselben Organismus (Mutter) existieren zwei getrennte und unterschiedliche Genome,
- es gibt zwei vollkommen getrennte Blutkreisläufe, die spezifische Funktionen der Kontrolle, Koordination und des Transports der Metabolite ausüben und durch den Trophoblasten separiert werden,
- es kommt zu bestimmten Zeitpunkten der Schwangerschaft zu schnellem und selektivem Wachstum von spezifischen Zelltypen der Fruchtanlage,
- es gibt direkte und indirekte Interaktionen zwischen Mutter, Embryo oder Fetus, Plazenta, extraembryonalen Membranen und Fruchtwasser (modifiziert nach 501).

Bei der Anwendung von Arzneimitteln beim Fetus sollten außerdem einige weitere Aspekte Berücksichtigung finden:

1. die chemischen Charakteristika des verwendeten Arzneimittels:

   Molekulargewicht, Ionisationsgrad, Fettlöslichkeit, Proteinbindung, Metabolismus, Halbwertszeit, Verteilung, Transport und Exkretion,

2. der Applikationsweg:

- mütterlich: intramuskulär, subkutan, intravenös, intraarteriell, intraperitoneal, durch Inhalation oder oral,
- fetal: intravaskulär, intraumbilikal, intrakardial, intramuskulär, intraperitoneal, in Organe oder subkutan,
- über das Fruchtwasser: mit oralem re-entry oder durch die fetale Haut (504).

Der Fetus speichert, metabolisiert und scheidet Medikamente aus. Es existieren eine ganze Reihe von Unbekannten, deren Kenntnis eigenlich für eine korrekte Berechnung erforderlich ist, um die Dosis zu ermitteln, die der Fet erhalten soll. Bei Erwachsenen werden Medikamente renal, biliär mit enterohepatischem Kreislauf, durch Speicherung im Fettgewebe oder durch metabolische Umwandlung in inaktive Metabolite umgewandelt und ausgeschieden. Feten scheiden renal eliminierbare Medikamente in die Amnionflüssigkeit aus (der biliäre Kreislauf mit Ausscheidung über die Faeces spielt vermutlich nur eine untergeordnete Rolle, da bei der Geburt das Fruchtwasser in der Regel klar ist). Bei einer geschätzten Urinproduktion von 15-20 ml/h und oralen Wiederaufnahme von ca. 5-7 ml/h kommt es gewissermaßen zu einem "amnioenteralen Kreislauf" (698). Welche Rolle spielt die fetale Haut bei der Aufnahme oder Ausscheidung von Medikamenten aus dem Fruchtwasser, wie sind die Ausscheidungsraten von Medikamenten durch die Nabelschnur und die Plazenta, welche Rolle spielen die extraembryonale Membranen und die

Metabolisierungs- und Speicherkapazität der Plazenta, kommt es nach direkter Applikation in den Feten zur Akkumulation? Da Feten weniger Fettwebe als Erwachsene besitzen, bei ihnen aber das Gehirn einen wesentlich größeren Raum verglichen mit dem Gesamtkörpergewicht einnimmt, führt die Gabe von primär fettlöslichen Medikamenten zu einer relativen Anreicherung im Gehirn.

Von besonderem Interesse ist die Verteilung und das Vorkommen von spezifischen Rezeptoren für Arzneimittel. Im ZNS wurden schon früh in der Schwangerschaft Rezeptoren für Benzodiazepine, im Herzmuskel solche für Digitalis gefunden (502, 503).

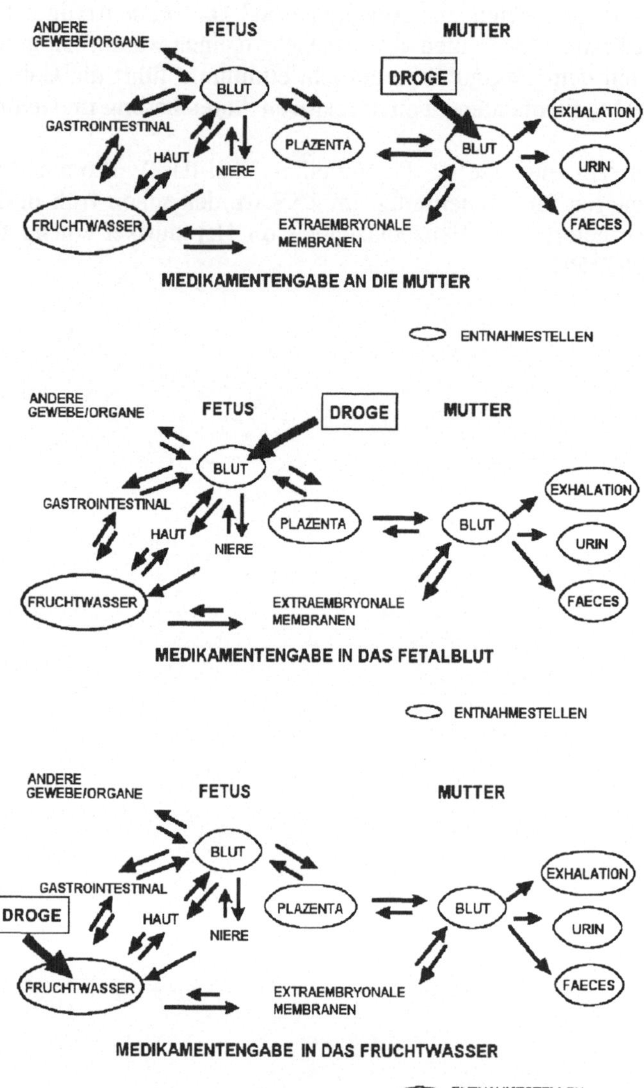

Abb. 30. Modell der mütterlichen und fetalen Medikamentenbehandlung, der metabolischen Wege und der Stellen, an denen Biomarker entnommen werden können (504)

Tabelle 38. Fetale Faktoren, die die Medikamententherapie und Toxizität beeinflussen (504)

Verteilung und Zirkulation

Andersgeartete Gefäßversorgung als bei Erwachsenen
- Offener Ductus Arteriosus (Botalli)
- Offener Ductus Venosus (Arantii)
- Offenes Foramen Ovale
- Offene Umbilikalarterie
- Offene Umbilikalvene
- Pulmonale Gefäßverbindungen (hoher Widerstand mit reduziertem Blutfluß)
- Filtration in der Leber von ca. 25% des über die Umbilikalvene zurückkommenden Blutes, Verteilung von ca. 40% des fetalen kardialen Output in Gehirn und Herz

Körperzusammensetzung

Totaler Wasseranteil	(Fetus>Neugeborenes>Erwachsener)
Extrazelluläres Wasser	(Fetus>Neugeborenes>Erwachsener)
Fettanteil	(Erwachsener>Neugeborenes>Fetus)
Gehirngewicht (in % des KG)	(Fetus>Neugeborenes>Erwachsener)

Plasmakonzentrationen
- Albumin   (Erwachsener>Fetus)
- Immunglobuline   (Erwachsener>Fetus)
- Spezielle Proteine

α Fetoprotein (AFP)	(Fetus>Erwachsener)
Humanes Chorion Gonadotropin (HCG)	(Erwachsener>Fetus)
Humanes Plazenta Laktogen (HPL)	(Erwachsener>Fetus)

- Spezifische zelluläre Rezeptoren oder Bindungsproteine
(Viele Rezeptoren aus vielen Organsystemen sind bereits beim Fetus aktiv)

Metabolismus

Phase I Enzyme, z.B. Monooxygenase variabel, generell
                                (Erwachsener>Neugeborenes>Fetus)
Phase II Enzyme, z.B. Konjugation, Glukuronidierung, Sulfatasierung
                                (Erwachsener>Neugeborenes>>Fetus)
Induktion von Enzymaktivitäten, z.B. Arylhydrokarbonhydroxylase, Glukuronyltransferase

Exkretion

Renal
- Filtration   (Erwachsener>Fetus)
- Sekretion   (Erwachsener>Fetus)
- Fruchtwasser (Entfernung über Fruchthüllen oder Recycling)

Gastrointestinal
- Absorption   (Erwachsener>Fetus)
- Metabolismus (z.B. β Glukuronidase)

Plazentar
- Diffusion (einfach/erleichtert)
- Aktiver Transport (einfacher oder Co-transport)
- Rezeptorvermittelte Endozytose/Pinozytose
- Metabolismus
- Zellbindung

11.1.3 Modelle zur fetalen Pharmakokinetik/Pharmakodynamik

In einer begrenzten Anzahl von Tierversuchen wurden die Wirkungen, der plazentare Transfer und die Verteilung eines Medikaments zwischen Mutter und Fet untersucht. Dabei wurde dem Feten die zu untersuchende Substanz direkt verabreicht, z.B. Kreatin, Cadmium und Diethylstilbestrol (332, 333, 444, 500, 788). Teilweise fungiert der Fet sogar als Quelle, die kontinuierlich die applizierte Substanz nicht nur an die Mutter, sondern - z.B. bei Mehrlings-schwangerschaft - auch an andere Feten abgeben kann (500). In einem anderen Modell wird die isolierte reife menschliche Plazenta dual perfundiert. Dabei konnten die Verteilung und der Metabolismus von Substanzen von der mütterlichen zur fetalen Seite und umgekehrt studiert werden (792). In diesem Modell wurden tight intercellular junctions beobachtet, es wird vermutet, daß der Mutterkuchen den transplazentaren Flow durch intrazelluläre "Pathways" regelt. Der Fluß von Volumina und Verbindungen zwischen Fetus und Mutter bedarf zusätzlicher Untersuchungen, um seine Charakteristika noch deutlicher werden zu lassen. Bezüglich dieser Fragestellung existieren keine praktischen oder theoretischen Modelle, die die Kinetik der direkten fetalen Medikamentenbehandlung ausreichend synoptisch berücksichtigten (447, 479, 529).

11.1.4 Beispiele für die fetale Medikamentenapplikation

Bis vor kurzem beschränkte sich die Gabe von Medikamenten an den Feten auf die mütterliche Applikation. Eine Ausnahme hierzu stellt die intraamniotische Applikation von **Indigokarmin** zur Diagnostik des *vorzeitigen Blasensprungs* dar. Beispiele für die Medikamentengabe <u>via Mutter</u> sind die **Glukokortikoid-** , **Thyroxin-** und **Ambroxolapplikation** bei einer L/S Ratio <2.0 zur Induktion der Surfactantbildung durch die Typ II Alveolarzellen, die **Vitamin B$_{12}$** Gabe bei *Methylmalonacidämie* (18), die **Dexamethasongabe** bei *21-Hydroxylasemangel* zur Reduktion fetaler Virilisierungserscheinungen bei Mädchen in utero (668) und mit begrenztem Erfolg die mütterliche **Karnitingabe** bei der oralen Behandlung der Plazentainsuffizienz (273). Über die *fetale Transfusion* bei Rh-Inkompatibilität, die Gabe von Muskelrelaxantien (**Vecuroniumbromid**, **Pancuronium**, **Atracurium**) und über die Applikation antiarrhythmischer Drogen wird im Teil II, Kap. 11. Medikamentengabe: "Kardiale Medikamente" berichtet. Hier stellt die direkte Gabe an den Feten eine wirkliche Verbesserung dar, da die Substanzen <u>nicht plazentagängig</u> sind. **Heparin** und **Curare** passieren ebenfalls nicht die Plazenta und können daher während der Schwangerschaft zur mütterlichen Therapie, z.B. bei deren *Antikoagulation* oder bei *Narkosen* eingesetzt werden. **Warfarin** kann hingegen bei der mütterlichen Therapie zu fetalen embryopathischen Nebenwirkungen führen (277, 278, 279). Andere Substanzen hingegen <u>passieren die Plazenta</u> leicht, z.B. **Indomethacin**, werden dem Feten <u>direkt verabreicht</u>, z.B. **Pancuronium** oder in die <u>Amnionflüssigkeit</u> gegeben, z.B. **Para-amino-Hippursäure (PAH)**.

11.1.5 Biomarker, Wirksamkeit der Medikamententherapie bei Fet und Mutter

Angesichts der vielfältigen Möglichkeiten der Applikation, Verteilung und Metabolisierung nach einer fetalen Medikamentengabe ist als invasive Methode die Arzneispiegelbestimmung beim Feten oder die Bestimmung bekannter metabolischer Intermediärprodukte von Medikamenten ein häufig empfohlenes Verfahren, die Dosierung und Wirksamkeit einer solchen Behandlung zu überprüfen. Ist dabei die Serumhalbwertszeit des Medikamentes, die Spitzenkonzentration oder die Fläche unter der Kurve maßgeblich? Die Möglichkeit, in Serie beim Feten Blut abzunehmen, ist heute leider immer noch beschränkt. Auch Fruchtwasserpunktionen können zur Metabolitenbestimmung nicht beliebig oft durchgeführt werden. Daher ist man bei der Beurteilung der Wirksamkeit der fetalen Medikamententherapie besonders auch auf nicht invasive Methoden, d.h. auf die "Klinik" angewiesen, auf den kardiovaskulären Status, z.B. Rückgang von Aszites oder Hydrops fetalis, Fetalbewegungen, Dopplerflußanalysen oder auf das Cardiogramm (504). Unter Biomarkern versteht man auch Substanzen, denen der Fetus unfreiwillig ausgesetzt wird und deren Spiegelbestimmung bei der Mutter oder dem Feten Hinweise für das relative Risiko geben, bestimmte Krankheiten zu entwickeln. Ein Beispiel hierfür ist die Spiegelbestimmung von Cotinin, welches der representative Metabolit bei Aktiv- und Passivrauchern ist. Cotinin ist ein Kurzzeitmarker in Körperflüssigkeiten, der die chronische Exposition gegenüber Zigarettenrauch wiedergibt. Die Halbwertszeit beträgt 20-40h, die mittlere Eliminierungszeit durch den Urin beträgt 68h (37-160h). Cotinin in der Amnionflüssigkeit ist 8fach höher bei Rauchern und 2.5fach höher bei Passivrauchern verglichen mit Nichtrauchern. Generell liegen die Spiegel in der Amnionflüssigkeit höher als im Urin (392). Für weitergehende Detailfragen, welche die Medikamentenwirkungen auf den sich entwickelnden Organismus betreffen, wird auf folgende Literaturstellen verwiesen (74, 154, 679, 687, 747, 799).

11.2 AIDS Behandlung

11.2.1 Allgemeines

Bei den Überlegungen, wie asymptomatische HIV-infizierte schwangere Frauen zu therapieren seien, werden in Ermangelung besseren Wissens die Maßstäbe von nichtschwangeren Erwachsenen angelegt. Über den Behandlungsbeginn entscheiden hier die absoluten T-Lymphozytenspiegel. Weiterhin spielen die T-Helferzellen (CD4+Lymphozyten) eine wichtige Rolle. Spiegel von 200 Zellen/μL oder weniger als 20% der totalen Lymphozytenzahlen stellen eine signifikante Immunsuppression dar mit dem damit verbundenen Risiko einer opportunistischen Infektion. 1990 wurde von den National Institutes of Health (NIH) empfohlen, daß zum Zeitpunkt der Diagnose der HIV-Infektion auch ein baseline CD4+ Spiegel bestimmt werden sollte. Zellzahlen >600/μL sollen in 6 Monaten wiederholt werden, <600/μL sollen 3 monatig und ein Spiegel <200/μL sollte nach einer Woche wiederholt werden. Fällt der Spiegel unter 200/μL und erhält der Patient eine Prophylaxe für Pneumozystis Carinii und **Zidovudine®** Behandlung ist eine weitere Kontrolle der CD4+-Lymphozyten nicht erforderlich (713). Obgleich es theoretische Überlegungen gibt, daß die Schwangerschaft das Fortschreiten von AIDS begünstigt und in schwangeren Frauen über ein Absinken der CD4+ Zellspiegel berichtet wurde, haben vorläufige Studien keinen Progress während der Schwangerschaft nachweisen können (59, 65, 79).

11.2.2 Prophylaxe der Immunsuppression und opportunistischer Infektionen

• Zidovudine (**AZT=Azidothymidin**)-Behandlung

Bei Patienten mit AIDS, "AIDS related complex" oder CD4+ Lymphozytenspiegel unter 200/μL hat die **Zidovudine®** Therapie die Mortalität, Frequenz und Schwere opportunistischer Infektionen und das Fortschreiten des Befalls des Immunsystems positiv zu beeinflussen vermocht (229). Bei asymptomatischen HIV-infizierten Patienten mit CD4+ Spiegeln <500/μL konnte das Auftreten von Symptomen verzögert werden (762).

Zidovudine® ist voll plazentagängig (684). Die minimale effective Dosis konnte noch nicht abschließend festgelegt werden. Frühere Untersuchungen verwendeten 1500 mg/die. Jedoch haben sich Dosen von 500 mg/die als wirksam erwiesen, die in 100 mg Einzeldosen 5 mal täglich eingenommen werden sollen. Die Nebenwirkungen betreffen die blutbildenden Organe. Man findet Anämie, Makrozytose und Neutropenie. Bei einem Hb <8 g/dl und einer Granulozytopenie <750 Zellen/μL wird die Dosisreduktion oder -unterbrechung empfohlen. Außerdem wurden bei Langzeiteinnahme eine periphere Myopathie, ein schweres Polymyositis ähnliches Syndrom und abnorme Leberenzyme beobachtet. Dies wird verständlich, da **Zidovudine®** hepatisch durch Glukuronidierung metabolisiert wird. Im Tierversuch zeigten sich außerdem nicht metastasierende vaginale Tumoren. Es können keine Angaben darüber gemacht werden, ob eine Zidovudine-Therapie die Rate an transplazentarem Virustransfer verringert. Teratologische Studien im Tierversuch haben bei einer bis zu 20 fachen Dosis keinen Hinweis auf verringerte Fertilität oder fetale Schädigung erbracht (95). Jedoch werden toxische Effekte auf Mausembryonen in der Frühschwangerschaft berichtet (746). Vorläufige Beobachtungen aus 15 Schwangerschaften, davon 5 mit Einnahme im ersten Trimester, ergeben keinen Hinweis auf signifikante mütterliche oder fetale Toxizität in Zusammenhang mit der Einnahme von **Zidovudine®** (761). Daten aus 43 Schwangerschaften ergeben auch keinen Hinweis auf Mutagenität, Malformation oder hämatogene Toxizität beim Neugeborenen (713). Fragen bezüglich der Toxizität, der langfristigen Wirkungen und der Entwicklung einer Resistenz können noch nicht abschließend beurteilt werden.

11.2.3 Prophylaxe der Pneumocystis Carinii Pneumonie

Bei HIV-Infizierten Patienten ist die häufigste opportunistische Infektion die Pneumocystis Carinii Pneumonie, die beim ersten Auftreten 5-20% Mortalität aufweist. Dabei besteht ein hohes Wiederholungsrisiko für Patienten, die keine Prophylaxe erhalten. Unter primärer Prophylaxe versteht man den Versuch, das Auftreten einer ersten Episode zu vermeiden, die sekundäre Prophylaxe soll Rezidive verhindern (110, 593).

Zur Vermeidung des primären Auftretens und von Rezidiven kommen verschiedene Medikamente zum Einsatz. **Pentamidin** ® in Aerosolform (713), **Trimethoprim-Sulfamethoxazol** ® (89, 230, 296, 329, 331, 423, 429, 579, 797) und **Dapson** ® (749) wurden hier eingesetzt. Gegenwärtig werden vergleichende Studien unternommen, um die günstigsten Dosierungen bei diesen Medikamenten zu ermitteln, so daß zu dieser Frage im Augenblick leider noch keine Angaben gemacht werden können.

11.3 Kardiale Medikamente

11.3.1 Allgemeines

Die *Supraventriculäre Tachykardie* (SVT) stellt die häufigste fetale Tachyarrhythmieform dar, obgleich auch *Vorhofflattern-* und *-Flimmern* vorkommen. Da die SVT häufig anfallsartig auftritt, ist die medikamentöse Therapie nur angezeigt, wenn die Anfälle andauern oder gemeinsam mit einem fetale Hydrops vorkommen (420). Protrahierte Verläufe einer SVT können wegen einer kardialen Stauung zur Ausbildung eines Nicht Immunologischen Hydrops Fetalis (NIHF) führen. Feten mit *komplettem AV-Block* bieten aufgrund der auftretenden Insuffizienz das Bild eines NIHF, wenn zusätzliche Herzfehler auftreten, insbesondere bei komplettem **atrioventrikulären Kanal** und **Endokardfibroelastose,** aber auch bei **Trikuspidalatresie, Common atrium** mit **Aortenklappenatresie, Fallot'scher Trilogie, Tetralogie** und **Pentalogie** und dem **hypoplastischen Linksherzssyndrom.** Das Auftreten einer intrauterinen Herzinsuffizienz bei komplettem AV-Block ohne Herzfehler stellt eine Rarität dar.

Für die Behandlung des **kompletten AV-Blocks** ergeben sich mehrere Therapieansätze: die transplazentare Digitalisierung, wie sie im Detail unten beschrieben wird, eine Erhöhung der ventrikulären Frequenz, z.B. durch die plazentagängigen Sympathomimetika oder Vagolytika (271). Die sonographisch gesteuerte Punktion der fetalen Brustwand mit Plazierung eines Schrittmacherdrahtes im rechten Ventrikel und ventrikulärer Elektrostimulation ist bisher rein experimentell versucht worden und dadurch problematisiert, daß es durch die Bewegungen des Feten leicht zur Dislokation der Elektrode kommen kann (105). Erwägenswert wäre eine ventrikuläre Elektrostimulation durch Einführen eines Schrittmacherdrahtes in die Vena Umbilicalis, der weiter in den rechten Ventrikel vorgeschoben werden könnte (271). Im Tierversuch werden Schrittmacher auch bei kompletten AV Block angewendet (138).

11.3.2 Klinik

Feten mit SVT können bereits um die 25. SSW Herzfrequenzen von 250/Min zeigen. Der gewöhnlich zu beobachtende schwere Hydrops geht dann mit Aszites, Perikardergüssen, Hautödemen und schwerem Polyhydramnion einher. Gelegentlich kommt es zur Dilatation der Vorhöfe und reversem Fluß in der unteren Hohlvene. Die Wharton'sche Sulze der Nabelschnur ist oft aufgequollen und ödematös, die Plazenta verdickt und ebenfalls ödematös. Der Fetus imponiert bei der Ultraschalluntersuchung häufig immobil, u.U. sogar wandständig - eine Folge der fetalen Herzinsuffizienz mit konsekutiver Ökonomisierung der Kindsbewegungen.

Die intrauterine Therapie stellt häufig die bessere Alternative zur Entbindung und neonatalen Behandlung dar. Leider führt die **transplazentare Digitalisierung** nur in etwa 25% zur Kardioversion (480, 724). Diese wenig ermutigenden Zahlen spiegeln die Schwierigkeiten wieder, während der Schwangerschaft therapeutische mütterliche Spiegel zu erzielen, da ein erhöhtes intravaskuläres Volumen und eine veränderte glomeruläre Filtrationsrate die Pharmakokinetik beeinflußen. Dabei sind die Erfolgsraten einer transplazentaren Therapie sehr davon abhängig, wie ödematös die Plazenta ist. Eine durch Hydrops und kardiale Kongestion verdickte Plazenta zeigt auch ein wesentlich verschlechtertes Passageverhalten bei der oralen Medikation der Mutter. Dabei ist der feto-maternale Quotient stark erniedrigt. Bei hydropischen Feten ist häufig eine suffiziente Therapie dringend erforderlich. Modifizierte Applikationsformen zur reinen transplazentaren mütterlichen Therapie, z.B. mehrfache intraperitoneale Injektionen in den Aszites bei fetalem Hydrops, Injektionen in die Nabelschnur unter Ultraschallsicht oder die intramuskuläre Gabe beim Feten sind eingesetzt worden (270, 272).

11.3.3 Einzelsubstanzen

In Kombination mit **Digoxin** finden häufig auch andere Medikamente wie **Verapamil** (320-480 mg/die), **Propafenon** (450-750 mg/die), **Quinidin** (1200-1600 mg/die) und **Amiodaron** (1000-1200 mg/die iV. als "loading dose") Anwendung. Dies führt bei der transplazentaren Therapie in etwa 50% zur Kardioversion. Diese Dosierungen orientieren sich am fetalen Schätzgewicht ohne Hydrops und sind relativ niedrig dosiert, um fetale Bradykardie, Herzstillstand oder negativ inotrope Nebenwirkungen auszuschließen. Die durch

FBS gemessenen Medikamentenspiegel liegen aber häufig noch unterhalb des therapeutischen Bereiches (269, 780). Das gegenwärtige Konzept sieht vor, mit der mütterlichen transplazentaren Therapie zu beginnen und gleichzeitig intravaskulär dem Feten 25% der Aufsättigungsdosis in einer an die fetale Pharmakodynamik angepaßten Höhe zu verabreichen (Digoxin 50µg/KgKG). Bei Versagen kann die Gabe nach 30' einmalig wiederholt werden. Tägliche intraperitoneale bzw. intravasale Gaben können notwendig werden, um ein steady state zu erreichen.

Tabelle 39. Klassifikation der Antiarrhythmica (nach Vaughan Williams), (756)

Klassifikation der Antiarrhythmica (nach Vaughan Williams)

I Substanzen mit <u>direkter Membranwirkung</u>
Ia   - mit Verlängerung des Aktionspotentials:
        Chinidin, Procainamid, Disopyramid, Ajmalin, Prajmalium
Ib   - mit Verkürzung des Aktionspotentials:
        Lidocain, Mexiletin, Tocainid, Phenytoin, Aprindin
Ic   - ohne Einfluß auf die Aktionspotentialdauer:
        Lorcainid, Flecainid, Propafenon
II Substanzen mit <u>β - Rezeptoren blockierender Wirkung</u>:
        Propranolol etc.
III Substanzen mit <u>selektiv verlängernder Wirkung</u> auf die Aktionspotentialdauer:
        Amiodaron, Sotalol
IV Substanzen mit <u>Ca-Kanal blockierender Wirkung</u>:
        Verapamil, Gallopamil, Diltiazem

- β - Methyldigoxin

Die antiarrhythmische Therapie beginnt mit der transplazentaren Applikation von Digitalis, insbesondere β -Methyldigogxin. Dabei sind mütterliche Serumspiegel von 1.5-2.5 ng/ml erforderlich. Die Überwachung besteht in klinischen Parametern, EKG und wiederholten Serumspiegelbestimmungen. Noch scheint nicht ganz geklärt zu sein, ob Digoxin die Plazenta passiert, da die erwarteten Spiegel in Feten von Müttern, deren Digoxinspiegel über vier Tage 1.8-2.6 ng/ml betrugen, nicht hoch genug ausfielen (780). Kleinmann hingegen berichtet über den freien Plazentatransfer (420). Bei Gembruch lag die fetomaternale Ratio von Digoxin während der Herzinsuffizienz bei 0.25-0.40, im Stadium der Rekompensation bei 0.70-85. Die Rate der transplazentaren Passage scheint in Abhängigkeit von der Diffusion, der fetalen Blutflußrate und dem fetalen Hydrops zu stehen (506). Es wurde für Digoxin eine neonatale Aufsättigungsdosis plus 25% plazentaren Bindungsverlustes vorgeschlagen. Die Halbwertszeit liegt mit ca. 16 h deutlich unter den 50 h, die bei LBW (low-birth-weight) Kindern gemessen werden. Tatsächlich benötigen Feten, verglichen mit Neonaten, für die intrauterine Therapie wesentlich größere Dosen, was man sich durch das erhöhte fetoplazentare Blutvolumen und die transplazentaren Verluste in den mütterlichen Kreislauf erklärt.

- Amiodaron

Amiodaron wird von einigen Untersuchern als das Mittel der Wahl bei der Injektion in die Nabelschnur angegeben. Dafür sprechen folgende Gründe:

1. es besitzt eine extrem lange Halbwertszeit, die die Rate erneuter Injektionen reduziert,
2. bei der Anwendung supraventrikulärer Tachykardien besitzt es eine hohe Effektivität,
3. die negativ inotropen Wirkungen verglichen mit anderen Antiarrhythmika sind gering (28, 669).

Amiodaron weist potentielle Nebenwirkungen an der Schilddrüse, der Leber, den Nieren und der Kornea auf, die aber beim Feten nicht beobachtet werden konnten (28). Bei schwerem Hydrops fetalis kann sich die alleinige mütterliche Gabe, auch wenn sie intravenös erfolgt, als nicht ausreichend herausstellen. Dies wird erkennbar, wenn der feto-maternale Medikamentenquotient bestimmt wird. Bei guter plazentarer Funktion sollte der Quotient nahe 0.1- 0.15 (28) bzw. 0.44 liegen (270). Ist die Plazenta stark hydropisch, werden Werte zwischen 0.015 und 0.028 beobachtet. Gembruch wendet zur Aufsättigung für die Injektion in die Umbilikalvene Dosen von 10, 20 und 40 mg/Injektion Amiodaron an. Eine andere Dosierung beträgt 2.5 mg/kg geschätztes Fetalgewicht steigerbar bis zu 5- 7 mg/kg geschätztem Fetalgewicht (270). Dabei betragen die Intervalle zwischen einem halben und drei Tagen (15 Injektionen innerhalb von 22 Tagen). Das Medikament sollte über einen längeren Zeitraum langsam appliziert werden, mindestens aber über eine Dauer von 30-45'. Der fetale Hydrops bildet sich innerhalb von 3 Wochen zurück, es wird in den weiteren Fällen eine dauerhafte Kardioversion erzielt. Amiodaron kann allerdings zu kornealen Ablagerungen führen (272).

12 Mehrlingsgravidität

12.1 Fetofetales Transfusionssyndrom

12.1.1 Allgemeines

Das fetale Transfusionssyndrom ist eine Erkrankung, die bei monochorialen Mehrlingsschwangerschaften in durchschnittlich 90% auftritt. Hierbei bestehen auf der Ebene der Plazenta, der Nabelschnurinsertionen oder der Eihaut Gefäßanastomosen, die zu einer asymmetrischen Blutverteilung und Ernährung der Feten führen können. Obgleich solche Gefäßanastomosen in fast allen monochorialen Zwillingsschwangerschaften gefunden werden, treten klinische Zeichen der Transfusion von einem zum anderen Zwilling nur in etwa 4 -26% auf (257, 625). Beim pathophysiologischen Verständnis dieser Erkrankung klaffen leider noch große Lücken. In der Regel ist jedoch der Donorzwilling anämisch und wachstumsretardiert und entwickelt ein Oligohydramnion, der Empfänger ist hydropisch, zeigt eine Kardiomegalie und ein Polyhydramnion als ultrasonographische Auffälligkeiten (521). Der unidirektionale Shunt zwischen den beiden fetalen Zirkulationen führt zu gesteigerter Urinexkretion des hypervolämischen Empfängers. Diese Situation resultiert häufig in akuter Polyhydramnie (0.7-6% bei Mehrlingsschwangerschaft). Die perinatale Mortalität liegt in der Größenordnung bis zu 100%. Dies wird z.T. durch die fetofetale Transfusion und durch die extreme Unreife als Folge der durch das Hydramnion ausgelösten Frühgeburtlichkeit erklärbar (666). Viele dieser Fälle werden leider erst postnatal oder bei der Autopsie diagnostiziert.

Plazentare Transfusionen kommen hauptsächlich bei monochorialen Plazenten vor. Sie werden aber auch bei fusionierten dichorialen Plazenten mit spärlichen Gefäßanastomosen beobachtet (625). Die intrauterine Wachstumsretardierung ist ein in dichorialen Zwillingsschwangerschaften häufig beobachtetes Phänomen, so daß die hier auftretenden Hämoglobindifferenzen viel eher die reflektorische Polyzythämie wiederspiegeln, die Folge der Wachstumsretardierung ist, als daß sie durch eine fetofetale Transfusion entstanden wäre. Bei den meisten untersuchten Feten finden sich Zeichen der fetalen Erythroblastose: erhöhte nukleierte Erythrozyten und Retikulozyten. Meist ist der Titer im Spender höher als im Empfänger. Die im Empfänger gefundene Erythroblastämie erklärt sich entweder aus der fetofetalen Transfusion, durch die Spendererythroblasten oder durch die Wirkung des Spendererythropoietins am Empfängerknochenmark (9, 174). Die letztere Beobachtung würde auch die bei einigen Feten festgestellte extramedulläre Hämatopoiese erklären. Außerdem könnte die Erythroblastämie bei den Empfängern auch aus der bei vielen Empfängern gefundenen Hypoxie resultieren. Alle fetalen Verluste in der o.g. Studie traten vor der 28. Schwangerschaftswoche auf. Nach verifizierter Diagnosestellung im zweiten Trimester ist das fetale Überleben eher die Ausnahme (605, 783). Bei acht monochorialen Zwillingsschwangerschaften im mittleren Trimester, die durch ein Polyhydramnion kompliziert worden waren, wurde eine 100%ige Mortalität beobachtet (783). Deshalb überrascht der Befund einer fetalen Hypoxämie und Acidämie in vier von fünf Schwangerschaften, die mit fetalem Verlust endeten, kaum.

12.1.2 Diagnose

Die Diagnose feto-fetale Transfusion kann bei einer Differenz der Hämoglobinkonzentration von 5 g/dl oder mehr und einer Differenz des Geburtsgewichts von 20% oder mehr gestellt werden (2, 614, 737). In einer Serie hatten 19 von 130 monochorialen Zwillingen eine solche Hämoglobindifferenz. Im Gegensatz dazu zeigten keine dieser dichorialen Zwillinge eine Differenz größer als 3.3 g/dl. Jedoch wurden auch in dichorialen Zwillingsschwangerschaften über differierende Hämoglobinspiegel berichtet (2). Eine kürzlich veröffentlichte Studie berichtet über 7 von 13 Zwillingspaaren mit neonataler Hämoglobindiskonkordanz von größer als 5 g/dl, die offensichtlich dichorial waren (156). Nach Rodeck gilt die Hb Differenz von 5 g/dl allerdings im zweiten Trimester nicht als beweisend für ein Zwillings-Zwillings-Transfusionssyndrom (646). Da ein unterschiedliches Wachstum der Zwillinge jedoch ein unspezifisches Zeichen ist, sind akkuratere Methoden der antenatalen Diagnose erforderlich, um die perinatale Mortalitätsrate von 40-81% zu reduzieren (33, 52, 90, 605).

Auf unorthodoxe Art und Weise stellte Tanaka die Diagnose eines fetofetalen Transfusionssyndroms (736). Die Methode eignet sich sowohl für mono - als auch für dichoriale Plazenten. Man geht dabei von der Annahme aus, daß der Spender über intraplazentare Shunts Blut auf den Empfänger überträgt. Um solche Verbindungen nachzuweisen, infundierte Tanaka Pancuroniumbromid (0.15 mg/kg KG), einen nichtdepolarisierenden neuromuskulären Blocker, über die Nabelschnur in den kleineren Zwilling. Es wird in der Arbeit über zwei Patientenpaare berichtet. Paar 2 zeigte Gewichtsdifferenzen im geschätzten Körpergewicht und unterschiedliche Resistenzindizes im umbilikalen Doppler, der größere der Zwillinge zeigte jedoch nach Pancuroniuminfusion keine Paralyse wie sie der kleinere aufwies. Außerdem zeigte im Gegensatz zum größeren Zwilling der kleinere fehlende Akzelerationen und eine Abnahme der Variabilität im CTG. Paar 1 jedoch, bei nur geringen Gewichtsdifferenzen und nahezu gleichem Dopplermeßbefund, zeigte eine prompte Paralyse beider Zwilllinge nach Pancuroniuminfusion sowie korrespondierende CTG Veränderungen in Sinne eines "sinusoidal-like-pattern". Somit konnte im mittleren Trimester die Diagnose eines fetofetalen Transfusionssyndroms gestellt werden.

Blickstein stellt zusätzliche Kriterien auf, die die Diagnosestellung des fetofetalen Transfusionssyndroms ermöglichen sollen (modifiziert nach 72). Dabei unterscheidet er zwischen "minor" und "major" Kriterien:

Minor: (a) Differenz im abdominalen Umfang >18 mm (US Bestimmung)
            Poly/Oligohydramnion, monozygote Schwangerschaft
        (b) S/D Quotienten Differenzen im umbilikalen Doppler > 0.4

Major: (c) Demonstration eines transplazentaren Shunts (Pancuronium Test)
        (d) Geburtsgewichtsdifferenzen >15%
        (e) Hämoglobindifferenzen >5g/dl

Fisk präsentierten Daten von 13 Feten (fünf Zwillings und eine Drillingsschwangerschaft), bei denen in 6 Schwangerschaften in 5 Fällen im mittleren und in 1 Fall im letzten Trimenon ein fetofetales Transfusionssyndrom aufgetreten war (231). Seine antenatal sonographisch gestellte Verdachtsdiagnose fundierte auf der Beobachtung von ungleichmäßigem fetalen Wachstum, diskordanter Fruchtwasserverteilung und gleichem Geschlecht. Sie konnte in allen Fällen postnatal verifiziert werden. Bei neun dieser Feten wurde eine Cordocentese durchgeführt, um die Diagnose zu sichern. Es zeigte sich hierbei, daß pränatal eine Differenz der Hämoglobinkonzentrationen von größer als 5 g/dl nur in einer Schwangerschaft nahe dem Termin gefunden wurde, obgleich alle Feten eine Erythroblastämie und eine Gewichtsdifferenz von 20% oder mehr aufwiesen. Die Diagnose der intrauterinen Transfusion wurde in vivo gesichert. Bei zwei Schwangerschaften wurden adulte rh-negative Erythrozyten in den kleineren Feten transfundiert. Der anschließend durchgeführte Kleihauer-Betke Test aus dem Blut des schweren Feten zeigte, daß hier nun auch adulte Erythrozyten angekommen waren. Die bei allen Feten durchgeführten fetalen Blutanalysen lieferten zusätzliche Informationen über eine fetale Azidose (in 4 Fällen), Hypoxämie (in 6 Fällen) sowie über erhöhte Drucke im Fruchtwasser (zwei Feten). Die Autoren ziehen aus diesen Ergebnissen den Schluß, daß auch bei geringeren Unterschieden der fetalen Hämoglobinkonzentrationen ein fetofetales Transfusionssyndrom vorliegen kann. Die Diagnose einer geteilten Zirkulation sollte sich in diesen Fällen auf Untersuchungen mit zirkulierenden Markern (z.B. adulte Erythrozyten) stützen.

Tabelle 40. Zusammenfassung der Diagnostik des feto-fetalen Transfusionssyndroms (2, 72, 614, 736, 737)

Morphologische Diagnostik:	monochoriale Plazenta, Geminigravidität, wachstumsretardierter "Spenderzwilling" (Oligohydramnion) hydropischer "Empfängerzwilling" (Polyhydramnion)
Fetalblutanalyse:	Hb Differenz > 5 g/dl
zirkulierende Marker:	adulte Erythrozyten Pancuroniumbromid

12.1.3 Therapiemöglichkeiten

In Anbetracht der in allen Fällen im mittleren Trimester beobachteten schlechten Ergebnisse ist die Suche nach Therapiemöglichkeiten mehr als dringend. In Tierversuchen und später auch bei Patienten ist die fetoskopische Unterbrechung der plazentaren Anastomosen durch Laser untersucht worden (160). Jedoch scheinen die tieferen, weniger zugänglichen Gefäßanastomosen für die hämodynamische Imbalance im fetofetalen Transfusionssyndrom verantwortlich zu sein (9, 52). Da zwei getrennte Zirkulationen existieren, die durch Anastomosen verbunden sind, trägt jedes Herz in unterschiedlichem Ausmaße zur Durchblutung der Feten und Plazenten bei. Stirbt nun einer der Zwillinge, bei weiter bestehenden Anastomosen, so wird zumindest anfänglich die Zirkulation des verstorbenen Zwillings bzw. die Perfusion der nunmehr gesamten Plazenta durch den überlebenden Zwilling mitbedient. Dies stellt eine erhebliche akute hämodynamische Mehrbelastung dar, die zu einer Zentralisierung mit zerebraler Minderdurchblutung des Feten führen kann. Diese macht sich in der Dopplersonographie u.a. durch den "brain-sparing-effect" bemerkbar und kann zu ischiämischen Infarkten mit der Ausbildung von Kolliquationsnekrosen führen. Nach einigen Tagen beginnen sich diese Areale zu resorbieren und es resultiert, sofern der Fetus überlebt, das Bild einer Porenzephalie. Aus diesem Grund verstirbt der zweite Zwilling häufig unmittelbar nach dem ersten. Es sollte daher möglichst versucht werden, die zwischen beiden Zwillingen bestehenden Anastomosen zu unterbrechen (Nicolaides, persönliche Mitteilung). Als weitere "Therapieform" ist über den selektiven Fetozid berichtet worden. In zwei von drei Fällen resultierte dies in der termingerechten Geburt eines lebenden Einlings (121, 778, 800), (s.a. unter Selektiver Fetocid). Bei ausgeprägtem Polyhydramnion wird die wiederholte AC diskutiert um die drohende Frühgeburtlichkeit zu verzögern, da die uterine Volumenüberlastung Wehen induziert. Die Erfolge werden nicht von allen Autoren bestätigt, obgleich offensichtlich kurzfristig eine subjektive Verbesserung eintritt (222, 521, 778). Dabei ist die Zeitspanne unbekannt, die verstreicht bis der ursprüngliche Druck des Fruchtwassers wieder erreicht wird. Als weitere Behandlung des Polyhydramnions ist auch via Mutter Indomethacin verabreicht worden, da es die fetale Urinproduktion herabsetzt. Dieses Verfahren ist allerdings bei dichorialer Plazenta und Polyhydramnion nur eines Zwillings kontraindiziert (411, 437).

Durch die iatrogene Punktion eines Gefäßes der Plazentaoberfläche im Rahmen der AC rief Vetter (759) eine intraamniotische Blutung hervor. Dies führte zum Sistieren des Polyhydramnions. Wiederholter Aderlaß des Empfängers und Transfusion des Spenders wurden seither ebenfalls diskutiert (778). Unter Berücksichtigung der Tatsache, daß der Empfängerfetus ein höheres Risiko trägt, stellt die alleinige Venenpunktion des Empfängerzwillings eine weitere Behandlungsmethode dar.

13 Plazentainsuffizienz

Die Plazenta ist das "Atmungsorgan" des Feten. Viele Erkrankungen, die in die sog. Plazentainsuffizienz einmünden, weisen die Hypoxie als gemeinsame letzte präterminale Endstrecke auf, z.B. die Präeklampsie, Abruptio plazentae, einige Fälle fetaler Wachstumsretardierung, mütterlicher Diabetes und nicht erklärbare intrauterine Todesfälle. Feten zeigen unter diesen Bedingungen häufig eine ausgeprägte Polyzythämie. Sie versuchen die chronische Hypoxie durch verstärkte Hämatopoese zu kompensieren. Die Plazentainsuffizienz verursacht ein weites Spektrum fetaler Schäden. Hierzu zählen die Wachstumsretardierung, fetal distress, neonatale Asphyxie, bleibende Hirnschäden und kindlicher Tod vor oder unter der Geburt. Kenntnisse fetaler Säure-Basen und Gasparameter erleichtern dem Geburtshelfer die weitere geburtshilflichen Entscheidung (703). Weitere Angaben zu dieser Fragestellung finden sich auch im Teil II, Kap. 16. Wachstumsstörungen "Systematische Fetaldiagnostik".

14 Selektiver Fetozid

14.1 Allgemeines

Hormoninduzierte Schwangerschaften (z.B. mit Clomiphen, HCG) resultieren gehäuft in Mehrlingsanlagen. Mit steigender Zahl der Feten steigen die Risiken für die Mutter und sinkt die Wahrscheinlichkeit des fetalen Überlebens. Viele der von dieser Situation betroffenen Eltern wünschen insbesondere beim Vorliegen höhergradiger Mehrlinge wegen des dann stark erhöhten Risikos den Schwangerschaftsabbruch. Die selektive Schwangerschaftsunterbrechung (SI, selective fetocide) bei Schwangerschaften mit mehr als 4 Embryonen stellt eine Alternative zum vollständigen Abbruch der Schwangerschaft dar und ermöglicht den 3 meist nicht tangierten Feten das Überleben (219). Weitere Indikationen stellen sich, wenn in diamniotischen dichorialen Zwillingsschwangerschaften ein Fet mit einer schweren chromosomalen Fehlbildung beobachtet wird.

14.2 Methoden

1. Sorgfältige Ultraschalluntersuchung: Feststellung der Zahl der Schwangerschaften, Lage der Fruchtsäcke und Plazenten, Suche nach fetalen Mißbildungen, Vitalitätsprüfung.
2. Insertion einer 22 Gauge Nadel transabdominal unter real-time Sektor Ultraschallkontrolle. Punktion des ersten Fruchtsackes.
3. Aspiration von Amnionflüssigkeit (ca. 2 ml, in Abhängigkeit vom Schwangerschaftsalter).
4. Instillation von z.B. 3 ml steriler **5% Na Cl Lösung** in den gleichen Fruchtsack.
5. Wiederholung der Prozedur mit den anderen Fruchtsäcken, bis gewünschte Anzahl intakter Schwangerschaften verbleibt.
6. Ultraschall Monitoring der fetalen Herzaktionen der übrigen Schwangerschaften.
7. Die Methode ist ein- oder zweizeitig durchführbar. Die einzeitige Durchführung kann die potentielle mütterliche Morbidität möglicherweise senken.
8. Nach dem Eingriff tritt erwartungsgemäß zunächst ein Abfall der Hormone HCG, Östrogen und Progesteronspiegel etc. auf (219, 314).

Bei der feto-fetalen Transfusion stellt der selektive Fetocid einen möglichen Therapieansatz dar. In zwei von drei Fällen resultierte dies in der termingerechten Geburt eines lebenden Einlings bei vorangegangener Zwillingsschwangerschaft (121, 800). Bei einer Gemini-Gravidität, bei der einer der beiden Feten erkrankt war, führte Rodeck durch **Luftembolisierung**, d.h. Injektion von 10-30 ml steriler Luft in die Nabelvene des erkrankten Fetus, den selektiven Fetozid einer der beiden Zwillinge herbei (633). Vorraussetzung hierfür sind zwei getrennte fetale Kreisläufe. Der abgestorbene Fetus mumifiziert im weiteren Schwangerschaftsverlauf (637, 638). Chescheir induzierte einen **iatrogenen Hydrothorax**, indem sie perkutan ultraschallgesteuert Kochsalzlösung in den oligohydramniotischen Zwilling injizierte. Dies erschien der Autorin günstiger als beim Vorkommen einer "3rd circulation" potentiell toxische Substanzen in den gemeinsam genützten Kreislauf zu applizieren, um einen selektiven Fetocid herbeizuführen (121).

Weiner erwog die Anlage eines **Nabelschnurbands oder - clips** durch Hysterotomie oder perkutan. Dies wurde aber wegen Vorderwandplazenta verworfen. Ohne Erfolg war auch die Anlage eines **Perikardergusses** mit 30 ml Ringer-Laktat, es kam zum Leck im Perikard, so daß der Erguß abfloß. Eine Injektion von 20 ml **destilliertem Wasser** in den linken Ventrikel rief zwar Asystolie hervor, diese war aber reversibel. Die **intrakardiale** Injektion von 3 ml einer 20 M **KCl Lösung** führte dann zu dem gewünschten Erfolg (778). Weitere in der Literatur verwendete Techniken sind die **transvaginale Vakuumaspiration** einzelner Feten unter Ultraschallkontrolle zwischen der 8. und 11. SSW. Von 16 Schwangerschaften endeten 3 mit dem Verlust aller Feten, Einlingsschwangerschaften resultierten in 5 Fällen. An mütterlichen Komplikationen fanden sich in erster Linie Blutungen, die für einige Wochen postoperativ vorkamen (463). Die **direkte Exsanguination** des erkrankten Feten wurden von Aberg (1) und Kerenyi (409) durchgeführt, indem das fetale Herz punktiert wurde. Ein ähnliches Verfahren beschrieb Kanhai (402). **Formaldehyd** oder **Luft** wurde von Rodeck intrakardial injiziert (638). Beck (46) entfernte den erkrankten Fetus durch **Sektio parva**, das nicht erkrankte Kind wurde gesund entbunden. Wittmann injizierte 5 ml 0.9% **Na Cl intrakardial** und rief so einen Herzstillstand herbei (800). KTM Schneider injizierte **Fibrinkleber intrakardial** (Tissucol®), (persönliche Mitteilung). Fibrinkleber besitzen adhäsive, hämostatische, Wundheilung fördernde und antiseptische Eigenschaften und werden in der Gynäkologie bisher u.a. bei der Tubenreanastomisierung, nach großflächigen Lymphonodektomien im Rahmen der Karzinomchirurgie mit postoperativen Lymphozelen und dem Verschluß des vorzeitigen Blasensprungs eingesetzt (41, 267, 274, 652).

15 Stoffwechseldefekte

15.1 Allgemeine Einführung

Von den 5000 bekannten Erbkrankheiten des Menschen lassen sich heute bereits etwa 300 auf der Stufe des Erbgutes selbst analysieren (663). Es gibt ungefähr 200 angeborene Stoffwechselerkrankungen für die spezifische Enzymdefekte beschrieben und exakte biochemische Tests entwickelt wurden (586). Für die meisten dieser Erkrankungen ist leider zum gegenwärtigen Zeitpunkt noch keine spezifische Therapie bekannt. Die Kinder sind schwer behindert oder versterben in frühester Kindheit. Durch FBS bzw. Plazentazentese kann innerhalb weniger Tage nach der Blutentnahme die Diagnose gestellt werden (132, 225, 636). Dies ist besonders dann hilfreich wenn rasche Entscheidungen getroffen werden müssen (z.B. Schwangerschaftsabbruch vor der 24. SSW).

15.1.1 Generelle Aspekte der Frühdiagnose und Prävention

Seit dem Jahre 1968 ist die bekannte Zahl der menschlichen Erkrankungen, von denen man annimmt, daß sie auf eine einzelne Genmutation zurückzuführen sind, von ca. 1500 auf über 5700 im Jahre 1992 angestiegen. Inzwischen sind etwa 647 autosomal rezessiv vererbbare Erkrankungen, 2470 autosomal dominant vererbbare Erkrankungen und 190 x-chromosomal vererbbare Erkrankungen bekannt geworden (482). Die Kenntnis des molekularen Defektes bei der genetischen Erkrankung ist insbesondere für die Grundlagenforschung, aber auch für die klinische Diagnostik von großer Wichtigkeit (262). Etwa 100 der gegenwärtig bekannten enzymalen Proteindefekte werden auch in Hautfibroblastenkulturen exprimiert (260, 715). Inzwischen haben die Genlokalisationen (Human Gene Mapping Conferences 1- 8 [1973-1985]), die Forschung bezüglich der molekularen Heterogeneität (39) und Modellstudien zur Durchführung eines Protein - oder Genreplacement Fortschritte gemacht (39, 107, 168, 247). Während der letzten Jahre wurde für eine steigende Anzahl genetischer metabolischer Erkrankungen deutlich, daß der "gleiche" enzymatische Defekt durch viele unterschiedliche Typen molekularer Defekte verursacht werden kann.

Tabelle 41. Mendel'sche Erkrankungen, die überwiegend durch Phänotypen identifiziert wurden, in Klammern finden sich Angaben über nicht vollständig identifizierte loci (482)

	Autosomal dominant	Autosomal rezessiv	x-chromosomal	summiert	gesamt
1992	2470 (+1241)	647 (+984)	190 (+178)	3307 (+2403)	5710

Die Störung bei einem Stoffwechselleiden kann beginnend mit der Gentranskription bis hin zu einer korrekten subzellulären Kompartmentbildung an jeder Stelle liegen (262, 328, 427). Das Wissen um die exakte genetische und molekulare Struktur eines besonderen Enzymproteindefekts ist essentiell für das Verständnis der klinischen Heterogenität, die bei den meisten genetischen Erkrankungen beobachtet wird.

15.2 Methoden

15.2.1 DNA-Analyse, z.B. Genkartierung

Übersichtsarbeiten zur DNA-Analyse finden sich bei Weatherall, 1982 (771); Old und Higgs, 1982 (570); Orkin. 1984 (573, 574) und Emery, 1984 (187). Die Gewinnung der DNA aus fetalem Gewebe oder deren Fruchthüllen wird weiter unten besprochen. Durch Restriktionsendonukleasen wird die genomische DNA in kleine Fragmente verschiedenster Größe zerlegt. Dabei handelt es sich um bakterielle Enzyme, die den DNA-Doppelstrang an sehr spezifischen Stellen (Schnittstelle innerhalb einer Erkennungssequenz) zerschneiden. Die entstandenen Fragmente werden durch Gelelektrophorese aufgetrennt, vom Gel auf eine Membran (vorwiegend aus Nitrozellulose oder Nylon) übertragen ("Southern-Blot") und fixiert (durch Erhitzen auf 80° C oder durch UV-cross-linking bei λ = 254 nm). Die Gene oder Genfragmente werden durch Hybridisierung mit ^{32}P radioaktiv markierten DNA-Sonden bekannter DNA Sequenz durch Autoradiographie, oder andersartig markierte Sonden durch adäquate Verfahren weiter klassifiziert (295, 571). Solche DNA-Sonden können aus geklonter DNA des Genoms hergestellt werden. Eine weitere Quelle für DNA-Sonden ist die aus der mRNA (messenger RNA) bestimmter Gene revers transkribierte komplementäre cDNA (complementary-DNA), (772).

Die molekularbiologischen Grundlagen für die Verfahrensweise bei der DNA Analyse wurden primär zur Aufklärung der Hämoglobinopathien erarbeitet. So existiert heute beispielsweise eine umfangreiche Sammlung an Restriktions-enzymen, die eine variable Spaltung der genomischen DNA ermöglichen. Natürlich lassen sich damit auch anderen genetisch bedingte Krankheiten Unter-suchen (772).

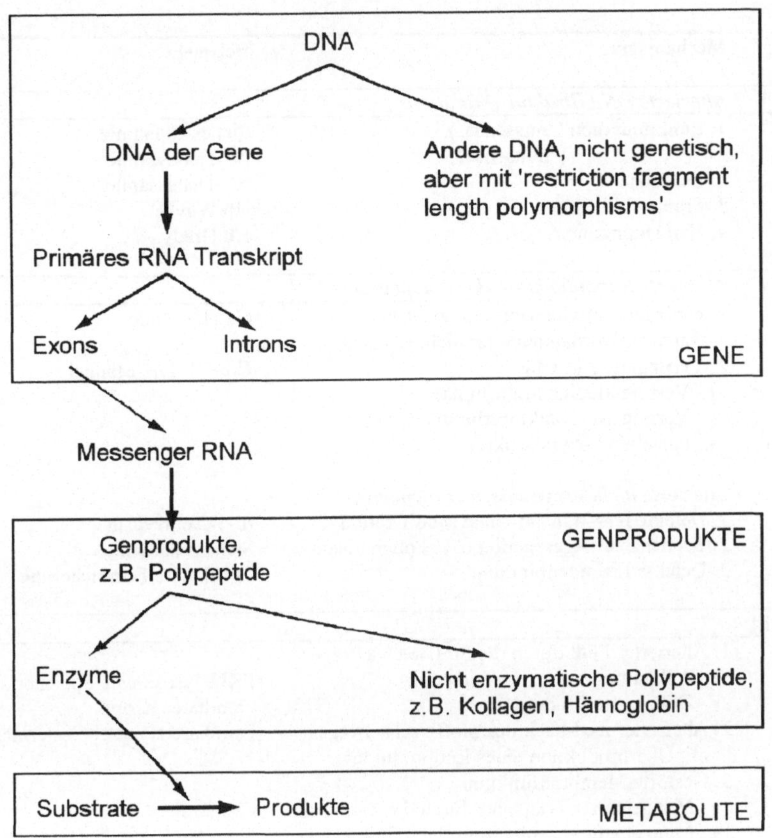

Abb. 31. Der Informationsfluß im normalen und pathologischen Metabolismus geht vom Gen zu den Genprodukten und den Metaboliten. Historisch wurden die Stoffwechselkrankheiten zunächst auf dem Level der Metabolite und später dann auf dem Genlevel verstanden (468)

Tabelle 42. Level der GMD's (genetic metabolic diseases), (469)

Level:	Mechanismus:	Beispiel:
Level I	*Alterierte DNA Struktur (Mutation)*	
	1. Punktmutation ("missense")	Sichelzellanämie
	("nonsense")	β - Thalassämie
	2. Deletion	α - Thalassämie
	3. Frame-shift Mutation	Hb Wayne
	4. Gen Duplikation	Hb Grady
Level II	*Alterierte Enzymfunktion der Polypeptide*	
	1. Fehlende Aktivität (immunologischer Nachweis vorhanden oder nicht möglich)	Galaktosämie
	2. Verringerte Aktivität	Glc-6-P-DH-Mangel
	• Verringerte Substrataffinität	
	• Verringerte Cofaktoraffinität	
	• unstabile Enzymstruktur	
	Alterierte nicht-enzymatische Polypeptide	
	1. Defekte post-translationale Modifikation	α -1-Antitrypsin
	2. Tendenz zur Aggregation o. z. Polymerisation	Sichelzellanämie
	3. Defekte Ligandenbindung	Testikuläre Feminisierung
Level III		
	1. Alterierter Fluß durch die Stoffwechselwege	
	• Anhäufung toxischer Vorstufen	PKU, lysosomale Speicherkrankh.
	• Defizientes Produkt	Familiärer Kropf
	2. Alterierter feed-back des Stoffwechselweges mit Überproduktion eines Endproduktes	Familiäre Hypercholesterinämie
	3. Gestörte Membranfunktion	
	• Mangelhafter Transport durch die Membran	Cystinurie
	• Mangelhafte rezeptorvermittelte Endozytose	familiäre Hypercholesterinämie
	4. Gestörte intrazelluläre Kompartimentbildung	
	• Akkumulation nicht-prozessierter Proteine	α -1-Antitrypsin
	• Mislokation von Proteinen	I-Zell-Krankheit
	5. Gestörte Zell-, Gewebe- oder Organform	
	• Gestörte Zellform	Sichelzellanämie
	• Gestörte Zellorganellen-Struktur	Kartagener-Syndrom
	• Gestörte extrazelluläre Matrix	Ehlers-Danlos Typ III

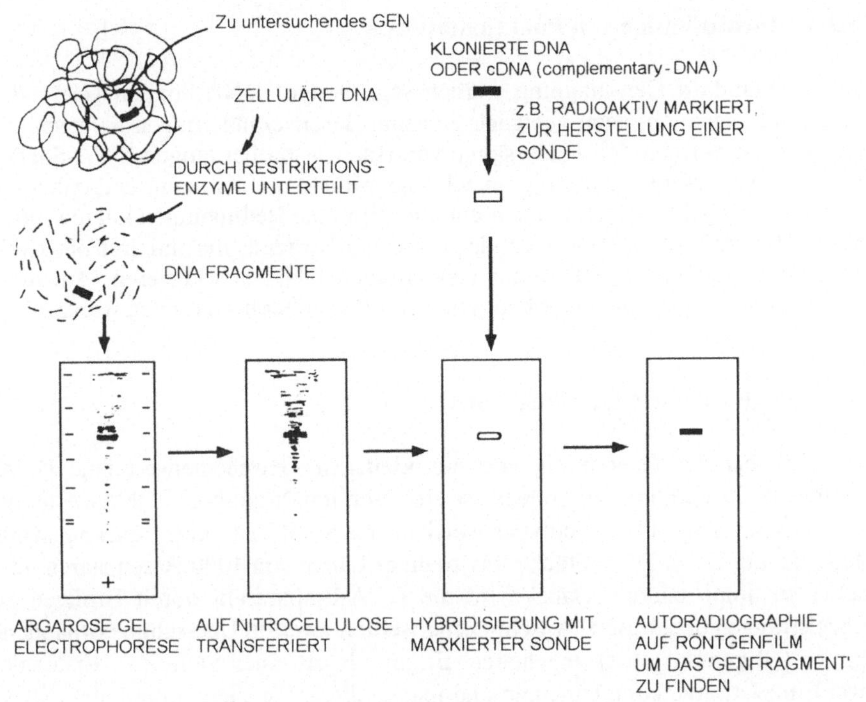

Abb. 32. Verschiedene Präparationsschritte beim "Gene Mapping" (772)

15.2.2 "restriction fragment length polymorphism (RFLP)-linkage" Analyse

Mit "restriction fragment length plymorphisms" (RFLP) werden Unterschiede in den Restriktionskarten zwischen zwei Individuen bezeichnet (lineare Anordnung der Schnittstellen von Restriktionsendonukleasen auf der DNA), (448). RFLPs entstehen, wenn durch Basenveränderungen, die normalerweise alle fünfzig bis hundert Basenpare vorkommen, neue Erkennungssequenzen für Restriktionsendonukleasen geschaffen oder zuvor bestehende entfernt werden. Diese harmlosen Polymorphismen folgen einem einfachen Mendelschen Erbgang. Sie schaffen einen Reichtum an genetischen Markern die durch Genkartierung unter Zuhilfenahme passender DNA-Sonden identifiziert werden können. Beispiele hierfür sind die homozygote Form der α° Thalassämie (Hydrops durch Bart's Hämoglobin) oder die indianische Form der β° Thalassämie, mit einer Deletion am 3' Ende der β Kette (772). Eine solche Schnittstelle einer Restriktionsendonuklease kann, wenn sie nahe genug an dem zu untersuchenden Gen liegt, um von diesem bei der Meiose normalerweise nicht getrennt zu werden, als "linkage marker" verwendet werden um festzustellen, welches Chromosom in dieser speziellen Familie die Thalassämie-Mutation trägt (RFLP-linkage analysis), (772).

15.2.3 Identifikation von Punktmutationen

Für das Standard Gen-mapping werden sog. "lange" DNA-Sonden verwendet.
Diese sind aber nicht dazu geeignet, einzelne Basenveränderungen aufzuspüren,
wie sie viele Formen der Thalassämie verursachen, da bei langen DNA-Sonden
eine einzelne Basenveränderung mühelos überbrückt werden kann und daher der
Diagnostik entgeht. Jedoch können unter bestimmten Bedingungen kurze synthe-
tische DNA-Stücke, Oligonukleotide, hergestellt werden, die nur mit der exakt
homologen Sequenz innerhalb der genomischen DNA hybridisieren. Auf diese
Weise können sogar einzelne Mutationen von Basen herausgefunden werden.

15.2.4 Polymerase Chain Reaction (PCR)

Um auch bei der Gewinnung von nur kleinsten Gewebemengen eine DNA-
Diagnostik durchführen zu können ist eine Vervielfältigung des DNA-Materials
erforderlich. Die PCR (polymerase-chain-reaction) ist eine wirkungsvolle
Methode, um kurze DNA Stücke (bis zu einer Länge von 1000 Basenpaaren oder
mehr) zu amplifizieren. Dabei wird die DNA-Präparation durch Erhitzen zu
Einzelsträngen denaturiert. Anschließend werden zwei im Überschuß vorhandene
Primer (Oligonukleotide) angeheftet, die jeweils zu einer Stelle (5'- Ende) der
zwei Einzelstränge komplementär sind und so die Zielsequenz umrahmen. Diese
dienen der DNA-Polymerase als Ausgangspunkt für die Synthese des komplementären DNA-Stranges. Durch 25- bis 40-fache Wiederholung des Synthese-
zyklus kann eine große Anzahl an Kopien der Zielsequenz erhalten werden
(449). Das so in größerem Umfang vorliegende DNA-Material kann nun einer
ausgefeilten Diagnostik zugänglich gemacht werden.

15.3 Fetale Diagnostik

Von vielen Eltern wird es als schwere Belastung empfunden, behinderte Kinder
zur Welt zu bringen, insbesondere wenn eines oder beide Elternteile persönliche
Erfahrung mit betroffenen Kindern oder engen Verwandten haben. In dieser
Situation stellt die pränatale Diagnostik und gelegentlich auch der Schwangerschaftsabbruch eine wichtige Hilfe dar (260, 505, 639). Von allen in der Bundesrepublik Deutschland durchgeführten Schwangerschaftsabbrüchen erfolgen
weniger als 1.5% aus embryopathischer Indikation. Gegenwärtig können ca. 100
genetische Stoffwechselkrankheiten in utero diagnostiziert werden. Die
Methoden bestehen in der biochemischen Analyse der Amnionflüssigkeit, von in
Kultur gebrachten Zellen der Amnionflüssigkeit, von Chorionzotten oder durch
Plazentazentese bzw. Cordocentese gewonnenen Materialien (212, 262, 263, 586,
635, 770).

Tabelle 43. biochemische Typen der GMD's (genetic metabolic diseases), (469)

Gruppe:	Beispiel:
1. Störungen des Kohlenhydratstoffwechsels	Galaktosämie, Glykogenosen
2. Aminosäurestoffwechselstörungen	Hyperphenylalaninämie, Alkaptonurie
3. Störungen des Harnstoffzyklus	Citrullinämie
4. Organische Acidämien	Methylmalonsäureacidämie
5. Lipoprotein- und Lipidstoffwechsel	Abetalipoproteinämie, familiäre Hypercholesterinämie
6. Störungen lysosomaler Enzyme	Mucopolysaccharidosen, Oligosaccharidosen, I-Zellkrankheit, M. Niemann-Pick, Gangliosidosen
7. Steroidstoffwechsel	Kongenitale adrenale Hyperplasie
8. Purin Metabolismus	primäre Gicht, Lesch-Nyhan-Syndrom, Adenosin-Desaminase Mangel
9. Metallstoffwechsel	M. Wilson, M. Menke, idiopathische Hämochromatose
10. Porphyrin- und Häm- Metabolismus	Porphyrie, Gilberts-Syndrom
11. Kollagen Störungen	Ehlers- Danlos-Syndrom, Osteogenesis Imperfecta, Marfan Synrom, rezessive Epidermolysis bullosa, α-1-Antitrypsin-Mangel
12. Muskuläre Störungen	Myotonische Dystrophie, Duchenn'sche Muskeldystrophie
13. Störungen des Blutes und der blutbildenden Gewebe	Sphärozytose, Glc-6-P-Dehydrogenase Mangel, Hämoglobinopathien, Thalassämie
14. Transportstörungen	intestinaler Laktasemangel, Cystinurie, Cystische Fibrose (?)
15. Störungen des Immunsystems	X-chromosomale Hypogammaglobulinämie, Störungen des Komplementsystems, Chronische Granulomatöse Erkrankung

Tabelle 44. Beispiele Mendel'scher Erkrankungen, die in utero durch biophysikalische Methoden diagnostiziert werden können (264)

Erkrankung:	Methode:
Achondroplasie	Ultraschall (US)
Camptomelische Dysplasie	US
Ceroid Lipofuscinose	Elektronenmikroskopie
Kongenitale Nephrose	US
Ektrodaktylie	US
Ellis-van-Creveld-Syndrom	US
Hypophosphatasie	US
Osteogenesis Imperfecta	US
Meckel-Syndrom	US, AFP aus Fruchtwasser
Polycystische Nieren	US, AFP, DNA
Robert-Syndrom	US und Zytogenetik
Seckel-Syndrom	US
Thrombozytopenie-Radiusaplasie-Syndrom	US

Tabelle 45. Hauterkrankungen, die durch fetale Hautbiopsien diagnostiziert werden können (264)

Erkrankung:	Methode:
Albinismus	Licht-und Elektronenmikroskopie
Congentiale Ichthyosis	" " "
Epidermolyse	" " "
Sjögren-Larsson-Syndrom	" " "

15.3.1 Fetale biochemische Diagnostik

Fruchtwasser-Analyse

In den letzten 10 Jahren hat sich die Technik der Identifikation spezifischer Metaboliten in den Körperflüssigkeiten sehr verbessert. Auf dem Gebiet der pränatalen Diagnostik der Aminosäurestoffwechselstörungen hat sich die Anwendung der Gaschromatographie in Kombination mit der Massenspektrometrie als sehr hilfreich erwiesen (294, 385, 715, 732, 770).

Um die interessierenden Metaboliten aus dem Fruchtwasser zu isolieren wird häufig die "Liquid-Partition-Chromatographie" angewendet. Weitere Verfahren sind in der Lage, Aminoazidurien (Störungen des Leucinkatabolismus, Galaktosämie (385), Methylmalonsäureacidämie (731, 810), Propionsäureacidämie (530, 731), Citrullinämie (236), Argininosuccinataciduria (235), Tyrosinämie (256), Glutaracidurie I, II, (293, 385), Mukopolysaccharidosen (517) oder die zystische Fibrose (12, 87, 88, 104, 220, 415, 519, 520, 671, 755) zu diagnostizieren.

Tabelle 46. Mendel'sche Erkrankungen, die in utero durch Metabolite aus dem Fruchtwasser diagnostizierbar sind (264)

Erkrankung:	Metabolit:
Argininosuccinin Acidurie	Arginino-Succinat
Kongenitale Erythropoietische Porphyrie	Porphyrin
Kongenitale Adrenohyperplasie	17-Hydroxyprogesteron
Citrullinämie	Citrullin
Cystische Fibrose	Alkalische Phosphatase, Maltase
Galaktosämie	Galaktitol
Glutaracidurie I, II	Dicarboxylsäure
Isovalerian Acidämie	Isovalerylglycin
Meckel-Syndrom	ß-Glykoprotein SP1, Alphafetoprotein
Methylmalonsäureacidurie	Methylmalonsäure
Mucopolysaccharidosen I, II, III, IV, VI und VII	Glukosaminoglykane
Multiple Acyl-CoA-Dehydrogenase Defizienz	Isovalerylglycin
Multiple Carboxylase Defizienz	Methylzitronensäure
(Bioptin-abhängiger Typ)	3-Hydroxyisovaleriansäure
Nicht-Ketotische Hyperglycaemie	Glycin, Serin
Hypophysendysgenesie	Prolaktin
Tyrosinämie	Succinylaceton

Enzym Assays von Amnionflüssigkeitszellen

Aus ca. 10 ml Fruchtwasser, das meist in der 16. SSW entnommen wird, können in der Regel über einen Zeitraum von 3 Wochen ausreichend lebende Zellen gewonnen werden. Unter Verwendung bestimmter mikrochemischer Techniken oder direkter zellbiologischer Methoden, z.B. der Autoradiographie nach **in vivo labelling** von in Kultur gebrachten Zellen (Inkubation mit radioaktiv markierten Substanzen die in lebende Kulturzellen inkorporiert oder von ihnen verstoffwechselt werden), kann der Ansatz auf 7-14 Tage reduziert werden (260, 261). Für etwa 40 genetisch verursachte Stoffwechselkrankheiten beruht die Fetaldiagnose auf der biochemischen Analyse von Zellhomogenat, nachdem in Kulturansatz gebrachten Zellen Trypsin hinzugefügt wurde. Die sensitivsten Assays sind solche, die fluoreszierende Substanzen wie 4-Methylumbelliferyl-Derivate enthalten. Mit ihrer Hilfe können ca. 16 lysosomale Speicherkrankheiten diagnostiziert werden. Unter Verwendung von Mikrovolumina kann bereits sehr wenig Zellmaterial mit ausreichender Sicherheit diagnostiziert werden (260, 261). Bei mehr als 20 Krankheiten beruht die Fetaldiagnose auf Enzymassays mit natürlichen Substraten. Manchmal kann man eines der spezifischen Reaktionsprodukte spektrophotometrisch messen. Meist gehören zum Assay jedoch die Inkubation mit radioaktiv markierten Substraten, die chromatographische Trennung der Produkte und die Messung der auftretenden Radioaktivität durch Szintillationszählung. Ein Vergleich mit verschiedenen Zentren zeigt, daß die häufigsten Fehler durch inadäquates Material, mütterliche Zellkontamination oder zu kleine Mengen an Zellen bzw. durch ungenügende klinische und biochemische Daten über den Patient oder die heterozygoten Eltern verursacht werden (259).

Biochemische Analyse von fetalem Blut und Gewebe

Die Indikation für Untersuchungen dieser Art stellen u.a. Erkrankungen dar, deren molekularer Defekt durch Amnionzellen nicht exprimiert wird. Am häufigsten kommen die Hämoglobinopathien und die Hämophilie vor (15, 434, 491). Die **fetale Leberbiopsie** wird wegen des Glukose-6-Phosphatasemangels, der für die Glykogenose I verantwortlich ist (344), und wegen der X-chromosomal gebundenen Ornithin-Transcarbamoylase Insuffizienz durchgeführt (634). **Fetale Hautbiopsien** werden seit Anfang der 80iger Jahre durchgeführt. Die Indikationen sind z.B. oculocutaner Albinismus, das Sjögren-Larsson-Syndrom, verschiedene Typen der Ichthyosis und vor allem die verschiedenen Formen der Epidermolysis gewesen. Hier wird meist der Verdacht durch die Licht-und Elektronenmikroskopie geprüft, bevor biochemische Tests zum Einsatz kommen wie z.B. ein spezifischer Enzymdefekt oder der Nachweis einer verringerten Kollagensynthese (212).

Seit der Einführung der DNA-Analysen hat die Anzahl der Gewebeentnahmen abgenommen, da der Defekt auf der Ebene des Genoms unter Verwendung von Zellen jeder Art festgestellt werden kann. Beispielsweise kann die α - Thalassämie durch den Nachweis eines unterschiedlichen RFLP's, die Sichelzellanämie und einige β -Thalassämien durch mit der Mutation auftretende Änderungen der Bindungsstellen der Restriktionsenzyme identifiziert werden (130, 562, 571). Material, das durch CVS gewonnen wurde und Blutlysate aus Fetalblut eignen sich inzwischen für die Diagnostik der Cystischen Fibrose oder der Deletion, die für die Duchenne'sche Muskeldystrophie verantwortlich ist. Die direkte Anwendung der PCR hat dies ermöglicht (37). Die extreme Sensitivität dieser Methode erfordert, da im Prinzip die DNA einer einzelnen Zelle ausreicht, strengste Vorkehrungen, um eine Kontamination möglichst auszuschließen. Der Begriff der "preimplantation diagnosis" beschreibt die Biopsie von embryonalem Gewebe vor der Implantation zur Diagnose genetischer Defekte. Hier ist sogar die Rede davon, aus den ersten Polkörperchen unbefruchteter Eizellen oder aus fetalen Zellen, die in dem mütterlichen Kreislauf zirkulieren, Diagnosen zu stellen. Die Präimplantationsdiagnostik stellt ein Verfahren dar, durch das eine Pränataldiagnostik vor Reimplantation im Rahmen eines IVF/ET-Programmes möglich ist. Da niedrige Verfügbarkeit und hohe Versagerquote bei der IVF vorkommen, ist die Anwendung und Akzeptanz dieser Technik allerdings limitiert (648).

Zellanalyse aus Choriongewebe

Aus Chorionzotten lassen sich alle Erkrankungen diagnostizieren, deren Gene auch in Amnionzellkulturen exprimiert werden (39, 404, 416). Wie bereits oben besprochen, basiert ein hoher Anteil der fetalen Diagnosen aus Enzymassays auf Zellhomogenat. Dies trifft auch auf die Chorionzotten Analyse zu. Nach mikroskopischer Kontrolle werden die Proben (ca. 10-40 mg Feuchtgewicht) in 0.9%igem Na Cl gewaschen und in destilliertem Wasser homogenisiert. Dann werden die Enzymassays durchgeführt und die Ergebnisse mit denen einer Kontrollgruppe verglichen. Diese besteht aus Chorionzotten und in Kultur gebrachten Fibroblasten von Patienten, heterozygoten Eltern und normaler Vergleichsschwangerschaft. In einigen Fällen ist die Enzymaktivität in den Chorionzotten so niedrig, daß eine verläßliche Diagnose schwierig oder unmöglich ist. Nach 2-3 Wochen Kultivierung werden die dann gewonnenen Werte mit den gleichartig behandelten Kontrollen verglichen (263, 416, 601). Chorionzotten können bei Raumtemperatur in Kulturmedien unter sterilen Bedingungen transportiert werden. Verläßliche Diagnosen können noch nach 1-2 Tagen Transport geliefert werden. Allerdings sollte dann unbedingt die Aktivität des Kontrollenzyms getestet werden.

Die Fehlerquellen sind in fehlender mikroskopischer Kontrolle (fraglich mütterliches Zellmaterial), in zu kleinen Materialmengen bei zu geringer Enzymaktivität, im Verlust der Enzymaktivität während des Transportes und durch fehlerhafte Zuordnung zu Patienten zu suchen. Eine weitere mögliche Fehlerquelle besteht darin, daß ein Isoenzym hoher Aktivität die Messung verfälscht. Beispielsweise kann bei der metachromatischen Leukodystrophie das Kennenzym Arylsulphatase A durch die Anwesenheit der C Arylsulphatase nicht mehr meßbar sein (263). Hier helfen die vorangehende Kultivierung und die vorherige Entfernung der C Arylsulphatase.

Nach den ersten Berichten von Williamson über die Durchführbarkeit der direkten Genanalyse durch DNA - Analyse aus Chorion Villi hat sich diese Technik sehr schnell entwickelt: 10-40 mg Feuchtgewicht ergaben nach Extraktion der Villi 10-40 µg DNA. Bei Verdacht auf X-chromosomal vererbbare Erkrankung muß eine Karyotypisierung vorangehen. Meist dauert das komplette Prozedere nicht länger als 6-14 Tage, wonach bei pathobiochemischem Befund meist wegen der frühen Schwangerschaftswoche noch ein einzeitiger Schwangerschaftsabbruch möglich ist (295, 795).

Einige dieser Diagnosen müssen durch andere Methoden gesichert werden, und bei einer steigenden Anzahl von Stoffwechselerkrankungen, z.B. beim adrenogenitalen Syndrom (21-Hydroxylase-Mangel) oder der Mukoviszidose (Cystische Fibrose) sind direkte DNA-Untersuchungen möglich.

Tabelle 47. Mendel'sche Erkrankungen, deren intrauterine Diagnose aufgrund einer Analyse der DNA aus Chorionzotten gestellt werden kann (264)

Adrenale Hyperplasie	Chorea Huntington
Adrenoleukodystrophie	Myotonische Dystrophie
Polyzystische Nieren Erwachsener	M. Norrie
α-1-antitrypsin Mangel	Ornithin-Transcarbamoylase Mangel
Becker'sche Muskeldystrophie	Osteogenesis Imperfecta IV
Chronische Granulomatöse Erkrankung (CGD)	Phenylketonurie
Cystische Fibrose	Retinitis Pigmentosa
Duchenn'sche Muskeldystrophie	Retinoblastom
Hämophilie:	Sichelzellanämie
Faktor VIII-und IX-Mangel	α-und β-Thalassämie

Tabelle 48. Erkrankungen, vor deren biochemischer Analyse die Kultivierung der Chorionzotten erforderlich ist (264)

Erkrankung:	Enzym:
Mucopolysaccharidose I (M. Hurler)	α-L-Iduronidase
Sialidose	α-N-Acetylneuraminidase
Mucopolysaccharidose II, III	lysosomale Enzyme (Mannose-6-P als Marker)
M. Niemann-Pick	Sphingomyelinase
M. Krabbe	Galaktocerebrosidase
Metachromatische Leukodystrophie	Arylsulphatase A (Typ "C" s.a. Text)
Homocystinurie	Cystathioninsynthetase
Vit B 12 abhängige Methylmalonsäureacidämie	Cobalamin Metabolismus

Tabelle 49. Mendel'sche Erkrankungen, in utero Diagnose mithilfe von Amnionzellkulturen oder Chorionzotten (264)

1. Angeborene Störungen des Kohlenhydratstoffwechsels:			
Aspartylglukosaminurie	AFC, CV	Glykogenose III	AFC, CV
Fucosidose	AFC, CV	Glykogenose IV	AFC
Galaktosämie:		Mannosidose	AFC, CV
• Transferase Defizienz	AFC, CV	Pyruvat-Carboxylase Defizienz	AFC
• Galaktokinase Defizienz	AFC		
Glykogenose II	AFC, CV		
2. Mucopolysaccharidosen:			
MPS I (M. Hurler)	AFC, CV	MPS IV (Morquio A-Syndrom)	AFC
MPS II (M. Hunter)	AFC, CV	MPS VI (Maroteaux-Lamy-Syndrom)	AFC, CV
MPS III A (Sanfilippo's Syndrom)	AFC, CV	MPS VII (Sly)	AFC, CV
MPS III B (Sanfilippo's Syndrom)	AFC, CV		
MPS III C (Sanfilippo's Syndrom)	CV		
3. Störungen des Lipidstoffwechsels:			
Adrenoleukodystrophie	AFC, CV	Metachromatische Leukodystrophie	AFC, CV
M. Fabry	AFC, CV	Multiple Sulphatase Mangel	CV
Familiäre Hypercholesterinämie	AFC	Mucolipidose II	AFC, CV
M. Farber	AFC, CV	Mucolipidose IV	AFC
Galaktosialidose	AFC	M. Niemann-Pick	AFC, CV
Gangliosidose GM1	AFC, CV	M. Refsum	CV
Gangliosidose GM2		Sialidose	AFC, CV
M. Tay-Sachs	AFC, CV	M. Salla	AFC, CV
M. Sandhoff	AFC, CV	M. Wolman	AFC, CV
M. Gaucher	AFC, CV	Zellweger-Syndrom	AFC, CV
M. Krabbe	AFC, CV		
4. Aminosäurestoffwechselstörungen:			
Argininosuccinin Acidurie	AFC, CV	Ahorn Sirup Krankheit	AFC, CV
Citrullinämie	AFC, CV	Methylmalonsäureacidämie	
Cystinose	AFC, CV	• Vitamin B 12 abhängig	AFC, CV
Glutaracidurie I	AFC	• Vitamin B 12 unabhängig	AFC
Glutaracidurie II	AFC, CV	Propionsäure Acidämie	AFC, CV
Homocystinurie	AFC, CV	Tyrosinämie I	AFC, CV
5. Nukleinsäure u.a. -störungen:			
Kombinierte Immundefizienz (Adenosin-Desaminase [ADA]-Mangel)	AFC, CV	Cytochrom b 5 Reduktase Mangel	AFC, CV
Kongenitale hämolytische Anämie (Glukose-P-Isomerase Mangel)	AFC	Hypophosphatasie	AFC, CV
Lesch-Nyhan-Syndrom	AFC, CV	M. Menke	AFC, CV
Xeroderma Pigmentosum	AFC, CV	Xanthin/Sulphit-Oxidase-Mangel	AFC, CV
Akute intermittierende Porphyrie	AFC	X-chromosomal gebundene Ichthyose	AFC

15.4 Genetische Beratung

15.4.1 Frühdiagnose

Die Grundlage für eine Frühdiagnose von Stoffwechselkrankheiten besteht häufig
in der aufmerksamen Beobachtung der Kleinkinder durch die Eltern und sich
daraus ergebenden Verdachtsmomenten, daß etwas mit ihrem Kind nicht in
Ordnung ist. Aufgrund der hohen Zahl von genetischen Erkrankungen und
klinischen Heterogenität der Symptome ist es für den behandelnden Arzt unmöglich, alle Details, die mit einer Krankheit in Zusammenhang stehen, in jeder
möglichen klinischen Ausprägungsform zu kennen. Jedoch gibt es einige regelmäßig wiederkehrende Merkmale einer physischen und mentalen Störung, die in
genetischen Erkrankungen häufig auftreten. Der Pädiater führt diese Kinder dann
in der Regel einem spezialisierten Zentrum zu (85, 260, 294, 715, 732). In den
letzten Jahren konnten bei der Diagnostik der Hämoglobinopathien erhebliche
Fortschritte gemacht werden (770). Durch molekularbiologische Verfahren
können zahlreiche Defekte auch auf der DNA Ebene nachgewiesen werden (562).

Über 100 genetisch verursachte Stoffwechselkrankheiten, z.B. einige Mucopoly-
saccharidosen und Oligosaccharidosen, weisen ein oder mehrere spezifische
Metaboliten im Urin, Blut oder anderen Körperflüssigkeiten auf. Man stellt hier
in der Regel die Labordiagnose durch Säulenchromatographie, HPLC, thin-layer
chromatography oder Gaschromatographie in Kombination mit
Massenspektrometrie und elektrophoretischen Methoden (294, 732). Obgleich die
Anwesenheit oder das Fehlen spezifischer Metabolite auf die genetische Diagnose
hindeuten kann, sollte doch die definitive Diagnose durch den Nachweis des
verantwortlichen Enzymproteindefekts gestellt werden. In einigen Fällen
erfordert dies eine kleine Organbiopsie, z.B. bei bestimmten Muskelerkrankun-
gen oder Leberenzymen. Meist reicht jedoch die biochemische Analyse von
Erythrozyten, Leukozyten, Lymphozyten oder Hautfibroblastenkulturen aus (260,
715). Wenn eine pränatale Diagnose in zukünftigen Schwangerschaften
angestrebt wird, werden die dann gewonnenen Enzymaktivitäten in der Regel mit
Daten von Hautfibroblastenkulturen verglichen, die von Patienten oder heterozygoten Eltern stammen. Um für solche Fälle ausreichend Material aus gesunden
Kontrollschwangerschaften zur Verfügung zu haben, wurden z.B. in
Rotterdam/Niederlande und Campden/U.S.A., große Banken mit Fibroblasten-
kulturen angelegt.

15.4.2 Bestimmung von Carriern

Die Diagnose einer autosomal rezessiven Erkrankung wird in der Regel durch
den Nachweis der Heterozygotie der Eltern für dieses Merkmal gestellt. Das
Wiederholungsrisiko für ein homozygot erkranktes Kind liegt somit bei 25%, in
50% sind heterozygot phänotypisch gesunde, in 25% geno-und phänotypisch
gesunde Kinder zu erwarten. Viele genetische Krankheiten sind aber X-chromosomal vererbbar. Weibliche Konduktorinnen können daher heute vielfach vor

dem Erreichen des Reproduktionsalters diagnostiziert werden. Die häufigste derartige Situation ist eine junge Frau vor der Geschlechtsreife, die ein oder mehrere betroffene Brüder besitzt oder eine Frau, deren Schwester einen erkrankten Sohn zur Welt gebracht hat. Leider liefern die meisten biochemischen und zellbiologischen Tests für Konduktorinnen nur in 70-80% der Fälle eine eindeutige Antwort, so daß einige Frauen bezüglich einer weiteren Schwangerschaft in Unsicherheit verbleiben. Die jetzt neu zur Verfügung stehende DNA Analyse hat diese Situation für einige Krankheiten wie Duchenn'sche Muskeldystrophie, Hämophilie, Lesch-Nyhan-Syndrom oder den M. Fabry deutlich verbessert.

Um einen Übertragungsstatus vor der Konzeption feststellen zu können, muß die Krankheit eine bestimmte Häufigkeit besitzen und ein einfacher, verläßlicher und billiger Test muß zur Verfügung stehen. Die ersten Erfahrungen mit solchem Carrier Screening wurden für die Tay-Sachs'sche Erkrankung (Gm^2 -Gangliosidose) gewonnen. Dabei handelte es sich bei der Gruppe mit erhöhten Risiken um Ashkenazy Juden bei denen die Inzidenz für Heterozygotie bei dieser autosomal rezessiven Mutation 1 zu 20-30 beträgt (396, 397). Während der letzten Jahre wurden Carrier Screening Programme erfolgreich auch für die β-Thalassämie entwickelt. Diese tritt häufig in Mittelmeeranliegerländern wie Sardinien, Zypern und Griechenland mit einer Heterozygotenfrequenz von 1 zu 7-10 auf. Ähnliche Screeningprogramme für die Sichelzellanämie unter Schwarzen in den U.S.A. (Inzidenz 1: 10) verliefen enttäuschend, hauptsächlich aus sozialen und politischen Gründen.

15.4.3 Zusammenfassung

Sobald feststeht, daß ein Paar ein erhöhtes Risiko für eine genetisch bedingte Fetalerkrankung besitzt, sollte eine genetische Beratung durchgeführt werden. Den Eltern sollte dabei erklärt werden, welcher Natur die Erkrankung ist, welche Prognose sie hat, welchem Vererbungsmuster sie folgt, wie hoch das Wiederholungsrisiko ist und welche Alternativen bezüglich der Reproduktion und Prävention zur Verfügung stehen. Viele Nachfolgestudien haben gezeigt, daß Eltern, die über das hohe Risiko eines Kindes mit einer genetischen Erkrankung informiert worden sind (z.B. 25% bei autosomal rezessivem Erbgang), in ca. 50-75% von der Erwägung einer weiteren Schwangerschaft Abstand nahmen (186, 398, 417).

15.5 Diagnostische Erfahrung

15.5.1 Fetale Diagnostik im I. Trimenon

Nach den ersten Berichten über die Ersttrimester-Diagnostik bei fetalen Stoff-wechselerkrankungen im Jahre 1984 erhöhte sich die Zahl der auf diese Art diagnostizierbaren Erkrankungen innerhalb von 2-3 Jahren auf 46 (275, 300, 412, 413, 414, 601). Das CVS kann bereits in der 9.-12. Woche durchgeführt werden. Durch einige Neuerungen kann die Fetaldiagnose bei einigen Erkrankungen auf wenige Tage verkürzt werden, z.B. durch Inkubation der intakten Chorionzotten mit radioaktiv markierten Metabolitenvorstufen. Falls das Kind schwer erkrankt ist, ist ein Schwangerschaftsabbruch zu erwägen (Einzelheiten s.a. unter Teil II, Kap. 15. Stoffwechseldefekte: Fetale Diagnostik "Zellanalyse aus Choriongewebe").

15.5.2 Fetale Diagnostik im II. Trimenon

Die bei weitem größte Erfahrung existiert für die pränatale Diagnostik im zweiten Trimester unter Verwendung von Fruchtwasser bzw. in Kultur gebrachten Amnionzellen. Die Diagnose einiger endokriner Krankheiten kann durch die Messung überhöhter Spiegel für bestimmte Hormone gestellt werden, z.B. für die Porphyrien (715). Ähnliches gilt für Glukosaminoglykane bei der Diagnostik bestimmter Mukopolysaccharidosen (517). Bei der cystischen Fibrose kann durch die Bürstensaumenzyme die Wahrscheinlichkeit des Auftretens der Krankheit mit 95-98% vorhergesagt werden. Der Fet kann zusätzliche Zeichen im Ultraschall wie Mekoniumileus oder andere Zeichen einer intestinalen Obstruktion zeigen. Für viele der Mendel'schen Erkrankungen wird die Diagnose durch Ultraschall gestellt, z.B. bei dem Meckel' schen Syndrom oder der kongenitalen Nephrose. Die seltene Ataxia Teleangiektatika, das Cockayne'sche Syndrom und die Fanconi'sche Anämie können durch die Demonstration einer Chromosomeninstabilität festgestellt werden.

Große praktische Erfahrung existiert für die pränatale Diagnose der Tay Sachs'schen Gangliosidose. In den U.S.A., Israel und Canada wurden über eine halbe Million junger Erwachsener getestet (etwa 1000 Paare mit erhöhtem Risiko wurden vor der Reproduktion identifiziert), (397).

15.6 Behandlung

Bis zum heutigen Tage sind die Möglichkeiten, einen Patienten mit einer geneti-schen Erkrankung zu behandeln, sehr limitiert. Bei einigen Krankheiten, wie der Phenylketonurie, der Galaktosämie und einem Dutzend anderer Defekte folgte der Klärung des biochemischen Defektes die Entwicklung eines einfachen, verläßlichen und billigen Screening-Testes, der sich für den Einsatz in groß

angelegten Neugeborenen-Screeninguntersuchungen eignet. In den meisten
Ländern beschränkt sich die Anwendung von Neugeborenen-Screening-Untersu-
chungen aber auf Erkrankungen mit einer relativ hohen Inzidenz (1:5000 bis
1:15 000). Bei solchen Erkrankungen kann eine früh einsetzende diätetische
Behandlung die sonst regelmäßig entstehenden mentalen Retardierungen und
physischen Behinderungen vermeiden (53, 64, 527, 715). Aus diesem Grunde ist
es nicht überraschend, daß die pränatale Diagnostik der genetischen unheilbaren
Erkrankungen große Bedeutung hat. Für Erkrankungen mit einfachem Gendefekt
gilt, daß Patienten und Carrier möglichst frühzeitig erkannt, ein pränatales
Monitoring durchgeführt und die Eltern eine genetische Beratung erhalten
sollten.

15.7 Zusammenfassung

Im Jahre 1974 wurden in 46 Zentren an 10 westeuropäischen Ländern insgesamt
6100 pränatale Diagnosen einer genetischen Erkrankung gestellt. Davon waren
206 (2%) Risikoschwangerschaften für eine der 25 damals diagnostizierbaren
Stoffwechsekrankheiten (258). In Jahre 1977 berichteten Epstein und Golbus
über aus 76 Zentren in den U.S.A. gesammelte Daten mit über 10 000 pränatalen
Diagnosen. Für das Jahr 1980 lag die Schätzung bei etwa 1500-2000 geschätzten
fetalen metabolischen Erberkrankungen mit etwa 50 unterschiedlichen Einzel-
erkrankungen (260, 505). Mit Beginn des Jahres 1987 wurde die jährliche Rate
für Amniocentesen auf 130 000 geschätzt. Die Zahl der seit 1982 durchgeführten
Chorionzotten-Diagnosen liegt bei über 100 000. Jährlich wurde etwa eine
Anzahl von 5000 Risikoschwangerschaften für eine genetische Stoffwechsel-
erkrankung überprüft, da ein erkranktes Kind oder eine vermutete oder bewiesene
Konduktorenschaft der Mutter für eine X-chromosomal vererbare Erkrankung
vorlag. Durch Screening Programme für autosomal rezessive Krankheiten wie
der Gm^2-Gangliosidose Tay Sachs, der Sichelzellanämie oder ß Thalassämie
erhöht sich diese Zahl um weitere 1000 fetale Diagnosen (263, 434, 719, 790).

Zum gegenwärtigen Zeitpunkt sind mehr als 100 unterschiedliche Krankheiten,
die nach den Mendel'schen Gesetzen vererbt werden, diagnostizierbar (39, 212,
263, 404, 810).

16 Wachstumsstörungen

16.1 Allgemeine Einführung

Feten können aus konstitutionellen oder ethnischen Gründen "untergewichtig" sein ohne deshalb eine erhöhte perinatale Mortalität oder Morbidität zu besitzen. Andere sind wachstumsretardiert, weil z.B. Karyotypanomalien vorhanden sind oder externe Faktoren (z.B. Infektionen) Einfluß genommen haben. Bei einer dritten Gruppe besteht eine "uteroplazentare Insuffizienz" die sich in inadäquater mütterlicher Blutversorgung äußert. Feten können ein symmetrisches (proportionierte Retardierung von Kopf- und Körperumfang) oder asymmetrisches Wachstum aufweisen (dysproportioniert, mit nahezu normalem Kopfumfang und zurückgebliebenen thorakalen und abdominalen Umfängen, Folge des sog. "brain-sparing-effects"). Letzteres Wachstumsmuster wird meist im späten zweiten oder frühen dritten Trimester beobachtet und stellt mit ca. 70% das häufigste Muster dar. Die antenatale Unterscheidung zwischen diesen Gruppen stellt an den Untersucher die größten Herausforderungen.

Die Analyse von Nabelschnurblut aus strukturell und normalen SGA Feten zeigt das häufige Auftreten von hypoxischen, hyperkapnischen, hyperlactämischen und azidotischen Zuständen (702). Pardi analysierte die Blutproben von SGA Feten und kam zu dem Ergebnis, daß es sich um einen normalen PO_2 handeln müsse (584). Die gewonnenen Werte hatte er mit Blutgasen reifer normalgewichtiger Kinder verglichen, die durch Kaiserschnitt am Termin entbunden worden waren. Da der PO_2 bei zunehmendem Gestationsalter absinkt, waren die Werte in Wirklichkeit aber hypoxisch. Die häufig beobachtete postpartale fetale Asphyxie bei SGA Feten mag aus diesem Grunde ein bereits antenatal existierendes Phänomen sein und entsteht nicht durch die Geburt an sich. Wenn sich diese These weiterhin bestätigt, ergäben sich daraus weitreichende juristische Konsequenzen und Folgerungen für das Geburtsprozedere. Ein Abfall des PO_2 in der Umbilicalvene oder im mütterlichen arteriellen Blut zieht umgehend einen Anstieg des fetalen PCO_2 , der Lactatkonzentration und des Hydrogencarbonats nach sich. Dabei entstehen sowohl fetale respiratorische (CO_2 Anstieg) als auch fetale metabolische (Lactatanstieg) Azidosen. Fällt der PO_2 in der Umbilicalvene, können der PCO_2 und der Lactatspiegel noch normal bleiben. Ein Abfall des PO_2 in der Umbilicalarterie führt jedoch zu einem sofortigen Ansteigen der beiden anderen Parameter. Postpartal hypoglykämische SGA Feten sind meist bereits intrauterin minderernährt. Die uteroplazentare Minderperfusion äußert sich in niedrigen PO_2 und niedrigen Glukosespiegeln. Die Hypoxie im Intermediärstoffwechsel verschlimmert die Hypoglykämie noch, da sie zu gesteigerter anaerober Glykolyse und verringerter Gluconeogenese mit hohen Laktatspiegeln führt. Bei Kindern diabetischer Mütter mögen die makrosomen Auswirkungen die intrauterine Wachstumsretardierung lange maskieren. Hier können Dopplernuntersuchungen Hinweise auf die Plazentainsuffizienz geben. Die Hypoglykämie zeigt die Nabelschnurpunktion. In einigen Fälle unterbleibt der Wechsel des Gefäßwiderstandes der plazentaren Arterien von einem high-resistance in ein low-resistance Niveau. Dies äußert sich in einer Erhöhung des Resistenzindex, lange bevor die Wachstumsretardierung im Ultraschall sichtbar wird. Ein Pulsed Doppler System kann die mittlere Strömungsgeschwindigkeit in den fetalen Blutgefäßen feststellen. Eine Erhöhung des Gefäßwiderstandes korreliert gut mit der fetalen Hypoxie, Hyperkapnie, Azidose und Hyperlactatämie (705). Bei der Interpretation der Daten der fetalen Stoffwechselsituation könnte ein pH kleiner 7,20 (durch FBS gewonnen) die sofortige Schnittentbindung nach sich ziehen - in Analogie zur Blutgasanalyse aus fetalem Skalpblut. Jedoch läßt die Beobachtung, daß viele Neugeborene klinisch unauffällig erscheinen, aber schlechte pH-Werte haben, den Rückschluß zu, daß chronische Hypoxie und Azidose wesentlich häufiger sind als ursprünglich angenommen. Nach Ruths Daten (654) lassen pH und Laktatkonzentration wenig Rückschlüsse auf das pädiatrische Outcome zu. Biophysikalische Untersuchungen bzw. der ultrasonographisch geäußerte Verdacht einer intra cerebral hemorrhage (ICH) lassen über die fetale Gehirnfunktion bessere Schlüsse zu als biochemische Tests. Langjährige Nachuntersuchungen von Neugeborenen können die Validierung der Prüfparamenter ermöglichen.

Economides et al. beschrieben bei IUGR Feten ein verringertes Glukoseangebot, niedrige fetale Insulin-Glukose und erhöhte fetale Glycin-Valin Quotienten (biophysikalisches Profil). Sie zeigten, daß fetale Hypertriglyzeridämie als Marker für Hypoxie in IUGR Feten dienen kann. Da die intrauterine Wachstumsretardierung nach der Prämaturität an zweiter Stelle der perinatalen Morbidität und Mortalität steht, stellt sich die Frage, ob nicht durch fetale Hyperalimentation das Schicksal dieser Kinder verbessert werden könnte. In der Diskussion befinden sich Silastik oder Hickman Katheter die bereits in der parenteralen Ernährung Frühgeborener ihren festen Platz haben (178, 179, 180, 182). Eine Indikation für die Cordocentese stellt die "perplazentare" Steroidgabe dar, wodurch sich die 12 bis 14 Stunden-Periode zur Lungenreifung nach mütterlicher i.m. Applikation verkürzen ließe. Durch die Invasivität, Blutungsgefahr und potentielle Infektion wäre die Anwendung auf SGA-Feten mit uteroplazentarer Insuffizienz beschränkt. Solche Feten zeigen in der Regel ein reduziertes Bewegungsverhalten was zwar die Nadelapplikation erleichtert, aber mit einer erhöhten Empfindlichkeit für Vasospasmen einhergeht. Meizner stellte 1992 die größte und umfassendste Arbeit zu diesem Thema vor (485).

16.2 Systematische Fetaldiagnostik

16.2.1 Karyotypisierung bei Wachstumsretardierung

Die am häufigsten gefundene Chromosomenanomalie ist die fetale Triploidie (136), aber auch die Trisomie, z.B. Trisomie 13, 18, bei der Trisomie 21 und das Turner-Syndrom (45, XO). Durch Cordocentese läßt sich mithilfe der Karyotypisierung fetaler Lymphozyten innerhalb von 72 h die Diagnose stellen, die Plazentazentese kann sogar ein Ergebnis im Verlaufe desselben Tages erbringen.

16.2.2 Diagnostik kongenitaler Infektionen

Zu den häufigsten kongenitalen Infektionen gehören die Toxoplasmose und die Infektion mit dem Zytomegalievirus (167, 436). Die Diagnose kongenitaler Infektionen stützt sich auf direkte und indirekte Parameter (781). Hier helfen quantitative Immunglobulinbestimmungen, Viruskulturen und Elektronenmikroskopie viraler Partikel. Die Bestimmung der Leukozyten, eosinophilen Granulozyten, der Leberenzyme sowie der spezifischen IgM und IgG Antikörpertiter erleichtern die Diagnose. In einer prospektiven Studie von über 746 Fällen einer mütterlichen Toxoplasmainfektion, wurden 39 infizierte Feten aufgespürt. In einigen Fällen trug die Inkubation von fetalem Serum in Mäusen zur Isolierung des Parasiten bei (149).

16.2.3 Blutgase

Die Bestimmung der fetalen venösen umbilikalen Sauerstoff-und Kohlendioxidspiegel, des ph-Wertes und der Laktatkonzentration gehören zum Standard (702). Dabei korreliert der Grad der Hypoxie streng mit der Höhe der Acidämie, Hyperkapnie, Laktatacidämie und Erythroblastose. Diese Daten legen die Vermutung nahe, daß eine fetale Asphyxie bereits antenatal existieren kann. Vergleichbare Daten wurden auch aus weiteren Studien berichtet (135, 781).

16.2.4 Erythroblastose

Der wachstumsretardierte Fet scheint auf die chronische Hypoxie mit extramedullärer Blutneubildung, z.B. in der Leber zu reagieren (67). Erhöhte fetale Erythropoietinspiegel finden sich ab der 32. Schwangerschaftswoche sowohl bei anämischen Feten als auch bei Feten mit Hypoxieverdacht (528). Bei Erwachsenen stellt die Hypoxie im Gewebe den Reiz für eine verstärkte Erythropoietinbildung dar (135). In Analogie scheint dies auch für den Feten zuzutreffen.

16.2.5 Leberinsuffizienz

Bei wachstumsretardierten Feten beobachtet man häufig erhöhte Werte der γ-Glutaryltransferase und leberspezifischen Laktatdehydrogenase (LDH), (135). Störungen des Kohlenhydrat, Fettsäure - und Aminosäurestoffwechsels sind durch eine Infiltration des Leberparenchyms durch erythropoetisches Gewebe erklärbar (67).

16.2.6 Hypoxie und Hypoglykämie

Die oben genannten Phänomene erklären eine Abnahme der Leberspeicherkapazität für Glykogen (685). Diese führt zur fetalen Hypoglykämie. Weitere Ursachen der fetalen Hypoglykämie sind in erhöhtem Glukoseverbrauch durch anaeroben Metabolismus, reduzierte Glukoneogenese und verringerten plazentaren Transfer zu suchen (178). Die fetale Hypoglykämie ließ sich im Tierversuch auch durch partielle Plazentaligatur, selektive Embolisierung einzelner Kotyledonen oder maternale Hypoxie induzieren (216, 626). Die hohe Korrelation zwischen fetaler Hypoxie und Hypoglykämie legt den Schluß einer gleichsinnig verringerten uteroplazentaren Perfusion nahe (178). Ein Vergleich der venösen und arteriellen umbilikalen Spiegel von Glukose, Insulin und C Peptid zwischen normalgewichtigen und SGA Feten, die durch Kaiserschnitt entbunden wurden, zeigen eine signifikant niedrigere Insulin-Glukose Ratio und niedrigere Glukosespiegel der wachstumsretardierten Feten verglichen mit der normalgewichtigen Kontrollgruppe (583). Auch diese Daten weisen darauf hin, daß die Wachstumsretardierung durch verringerten mütterlich-fetalen Glukosetransfer zustande kommt.

16.2.7 Urinproduktion

Malnutritiv ernährte Feten zeigen als Folge des "brain-sparing-effects", d.h. der Kreislaufumverteilung auf lebenswichtige Organe wie dem Gehirn, eine verringerte Urinproduktion mit konsekutivem Oligohydramnion. Diese Beobachtung hat sich bei wiederholten Messungen des fetalen Blasenvolumens bestätigt (610). Es besteht auch hier eine Korrelation zwischen der fetalen Urinproduktion und dem Grad der Hypoxämie (553).

16.3 Hämatologische Indizes

Wachstumsretardierte Feten zeigten signifikant höhere Hämatokrit- und MCV Werte (781). Bei Erwachsenen kann bekannterweise ein Anstieg des MCV u.a. auf einen Folsäuremangel zurückzuführen sein (Megaloblastische Anämie). Der MCV Anstieg bei IUGR Feten ist wohl ebenfalls auf einen Folatmangel zurückzuführen (135). Weitere Ursachen, die für ein erhöhtes fetales MCV verantwortlich sein können sind die gesteigerte erythrozytäre Abbaurate und verkürzte erythrozytäre Überlebenszeit (135).

16.3.1 Plasma Aminosäurespiegel

Die in IUGR Feten gemessenen Aminosäurespiegel sind durchweg höher als die korrespondierenden mütterlichen Werte (181). Diese Beobachtung läßt den Schluß eines aktiven plazentaren Transports zu. Dabei erhöht sich der Anteil an nichtessentiellen Aminosäuren an den Gesamtaminosäuren (Glycin/Valin Ratio), insbesondere bei fetaler Malnutrition (29, 347). Bei nachgewiesener Hypoxie mag der Anstieg der nichtessentiellen Aminosäuren auch auf deren Nichtverwendung für die Glukoneogenese zurückzuführen sein. Diese Vorgänge korrelieren wieder signifikant mit der fetalen Hypoxämie. Die Ursache wird in gestörtem aktivem plazentaren Transport oder in inadäquatem Angebot essentieller Aminosäuren am intervillösen Spalt, Resultat einer beeinträchtigten uteroplazentaren Perfusion, gesehen.

16.3.2 Plasma Glukosespiegel

In 54 Schwangerschaften zwischen der 18. und 34. SSW wurden simultan maternale und fetale Blutglukosekonzentrationen gemessen. Bei IUGR Feten ist der Glukosespiegel signifikant erniedrigt. Mütterliche und fetale Glukosekonzentrationen korrelierten in allen Gruppen signifikant. Bei vorgegebener mütterlicher Glukosekonzentration ist der fetale Spiegel verglichen mit normalen Schwangerschaften bei Feten mit Rhesus-Inkompatibilität häufig erhöht und bei IUGR Feten erniedrigt. Bei IUGR Feten korreliert der fetale pO_2 direkt mit dem fetalen Glukosespiegel und indirekt mit dem Δ m-f Gradienten, s.a. Abb. 73 (557).

16.3.3 Plasma Insulinspiegel

Es wurden Referenzwerte für AGA und SGA Feten für fetales Insulin zwischen der 17. und 38. Schwangerschaftswoche ermittelt (179). In AGA Feten nimmt der Insulinspiegel exponentiell mit steigendem Gestationsalter zu, was eine zunehmende Reifung des fetalen Pankreas reflektiert. Zwischen der Insulin-

Glukose Ratio, dem fetalen Insulinspiegel und dem Geburtsgewicht besteht
keinerlei Korrelation. Daher können diese Daten nicht das weit verbreitete
Konzept einer durch Insulin regulierten fetalen Gewichtszunahme belegen.

16.3.4 Plasma Triglyzeridspiegel

IUGR Feten zeigen eine streng invers mit dem Grad der Hypoxie korrelierte
Erhöhung der Triglyzeridspiegel (176, 182). Keinerlei Unterschiede werden
beobachtet für die Spiegel an nicht veresterten Fettsäuren und Glyzerol (176). Bei
AGA Feten sinkt der Spiegel an Triglyzeriden mit zunehmendem Gestationsalter
exponentiell ab. Zwischen mütterlichen und fetale Triglyzeridspiegeln ergibt sich
keine Korrelation. Daher spiegeln die fetalen Triglyzeridspiegel im Wesentlichen
den fetalen Metabolismus wieder (182). Die Abnahme der Plasmalipidspiegel im
Laufe der Gravidität scheint durch die gesteigerte Einlagerung in das fetale
Fettgewebe erklärbar zu sein. IUGR Feten mit erhöhten Plasmatriglyzerid-
spiegeln und Hypoxie verschaffen sich alternative Substratangebote durch
gesteigerte Lipolyse. Hohe Spiegel an nicht veresterten Fettsäuren senken
außerdem den peripheren Glukoseverbrauch, die daraus resultierenden höheren
Plasmaglukosespiegel stehen so eher für den wichtigen zerebralen Metabolismus
zur Verfügung.

16.4 Therapeutische Ansätze

Verringertes Nahrungsangebot oder reduzierter plazentarer Austausch werden
u.a. für die intrauterine Wachstumsretardierung verantwortlich gemacht. Eine
Supplementierungstherapie wurde bei Menschen bisher allerdings ohne großen
Erfolg versucht (330). Ein direkter Zugang zur fetalen Zirkulation mag hier neue
Wege eröffnen. Gegenwärtig konzentriert sich die Therapie auf zwei Behand-
lungsansätze:

16.4.1 Aktiver nutritiver Ersatz

Bei vielen experimentell erzeugten Formen der IUGR konnte ein verringerter
Transfer von Nährstoffen durch die Plazenta auf den Feten gezeigt werden. Bei
fetalen Lämmern konnte eine gesteigerte fetale Nahrungsmittelverfügbarkeit die
IUGR verhindern. In einer experimentellen Serie wurde durch wiederholte
plazentare Mikroembolisierung eine entsprechende Situation geschaffen. Glukose
und Aminosäureinfusionen durch die fetale Femoralvene konnten in der Ver-
suchsgruppe die Entwicklung einer IUGR wirksam verhindern (118). Maltose-
Heparininfusionen konnten, über 10 Tage gegeben, ebenfalls eine vergrößerte
Zunahme des biparietalen Durchmessers der Versuchstiere hervorrufen (735).

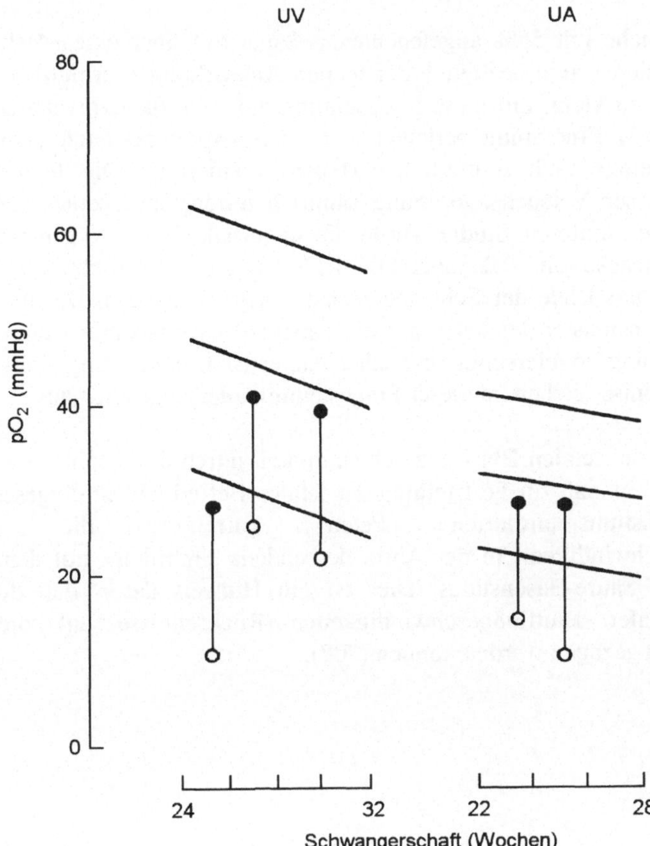

Abb. 33. Fetale pO$_2$ Konzentrationen von 5 wachstumsretardierten Feten vor (leere Kreise) und nach (volle Kreise) einer 10 minütigen mütterlichen Hyperoxygenierung. Im Hintergrund die auf das fetale Gestationsalter bezogenen Normwerte. UV: Umbilikalvene; UA: Umbilikalarterie (546)

16.4.2 Verbesserung des fetalen Säure-Basen Status

Therapieversuche mit 55% angefeuchtetem Sauerstoff über eine Maske an die
Mutter appliziert waren bezüglich der fetalen Auswirkungen ermutigend, in der
Fallzahl aber zu klein, um diese Beobachtung auf Signifikanzniveau bestätigen
zu können (703). Eine Studie berichtet über einen Anstieg des fetalen pO_2 bis hin
zu Normalwerten nach mütterlicher Hyperoxygenierung. Die fetalen Werte
wurden in dieser Versuchsanordnung sämtlich durch Cordocentese gewonnen
(546). In einer weiteren Studie wurde die maternale Hyperoxygenierung über
eine Gesichtsmaske mit 60% Sauerstoff, 4 l/h, 24 h/die untersucht. Die Therapie
wurde bis an das Ende der Schwangerschaft fortgesetzt (612). Da unterschiedliche Verhaltensmuster der Feten auf die Sauerstoffgabe bekannt sind, erscheint
die Einbeziehung dopplersonographischer fetaler Blutflußmessung sinnvoll (27).
Langzeitergebnisse stehen zu dieser Fragestellung allerdings noch aus.

Die Messung der fetalen Blutflußgeschwindigkeit durch die Dopplersonographie
ist ein Verfahren, daß zur Feststellung der fetalen Befindlichkeit eingesetzt wird.
Bei wachstumsretardierten Feten korreliert die mittlere
Blutstromgeschwindigkeit in der Aorta descendens signifikant mit dem fetalen
Blutgas- und Säure-Basenstatus. Dies ist ein Hinweis dafür, daß durch die
Messung fetaler Blutflußgeschwindigkeiten Rückschlüsse auf die fetale
Oxygenierung gezogen werden können (707).

TEIL III Tabellarium

1 Allgemeines

1.1 Qualitätssicherung

Bei der Etablierung von Referenzwerten invasiv gewonnener fetaler Blutproben besteht der erste Schritt darin, mit Sicherheit eine Kontamination auszuschließen. So hat in Abhängigkeit von der Fragestellung jede Art der Kontamination unterschiedliche Auswirkungen. Am häufigsten werden Verunreinigungen mit mütterlichem Blut, Amnionflüssigkeit oder Natriumcitrat beobachtet. Mütterliches Blut in Proben läßt sich am besten durch den β-HCG Spiegel, hämatologische Indices (Dilution) und Erythrocytenantigene nachweisen (Seren mit hohen Titern an anti-I Ak gegen I-Ag mütterlicher Erythrocyten), (720). Verglichen mit adulten Erythrozyten zeigen die fetalen Antigene entweder eine abnormal erniedrigte Frequenz oder eine signifikant reduzierte Expression: A, B, A_1 , H, Lu^a, Lu^b, Le^a, Le^b, P_1 , P und I (Abb. 55). Ausgewählte Anti-I und anti-i Kälteagglutinine, die bei Raumtemperatur aktiv sind, können in passenden Dilutionen verwendet werden, um eine mögliche Kontamination der Proben mit mütterlichem Blut festzustellen. Dieser Test kann eine Kontamination ab 5% nachweisen und so die maternale oder fetale Herkunft des Blutes feststellen (305). Amnionflüssigkeit kann durch die zusätzliche Bestimmung der Gerinnungstests und Anfertigung eines Blutausstriches und Natriumcitrat durch die Bestimmung der Dilution und der Gerinnungstests diagnostiziert werden. Verunreinigungen mit mütterlichem Blut sollten bei der Interpretation hinsichtlich der IgM Werte beim Feten zu äußerster Vorsicht Anlaß geben. Eine fetale Infektion ist dann nicht mehr sicher von einer Kontamination mit mütterlichem Blut abgrenzbar. Hierbei spielt die Gegenwart von Amnionflüssigkeit keine Rolle. Will man aber mit der gleichen Probe Gerinnungsfaktoren bestimmen, Gerinnungstests durchführen oder die Thrombozytenaggregation messen, so spielt der IgM-Spiegel keine Rolle. Die Tests sind aber unbrauchbar da Amnionflüssigkeit einige Gerinnungsfaktoren aktiviert und die Thrombozytenaggregation verstärken kann.

Forestier hat ein Verfahren etabliert, das bei Patienten auch die Verwendung von reinen Blutproben ermöglicht, ohne im Nachhinein wegen Verunreinigung erneut Fetalblut gewinnen zu müssen. Er führte einen Zweiphasentest durch. Die erste Phase besteht in der Untersuchung der Proben auf absolute Kontaminationsfreiheit. Dafür liegen die Ergebnisse nach etwa einer halben Stunde vor. In der zweiten Phase folgen dann ausführliche Ergebnisse nach wenigen Tagen. Die gleiche Arbeitsgruppe bestimmte den prozentualen Anteil der Verunreinigung

einer Probe, indem sie unterschiedliche Mengen an mütterlichem Blut, Natriumcitrat und Fetalblut in Verdünnungsreihen ansetzte und die gemessenen Spiegel
mit ihren Fetalblutproben verglich (239).

Lazebnik entwickelte ein weiteres grob orientierendes Verfahren, um Kontamination mit Amnionflüssigkeit nachweisen zu können. Dabei nützt er die Tatsache
aus, daß Amnionflüssigkeit in bestimmten Verdünnungsstufen mit Fetalblut auf
Objektträgern in getrocknetem Zustand charakteristische Muster hervorruft
(441). Dieses auch als Farnkraut-Test bekannte Verfahren wird in der
Frauenheilkunde seit 1962 verwendet, um die Zeit um den Eisprung in der Mitte
des Zyklus aus dem Cervixschleim bestimmen zu können (403). Bei der
Bestimmung der Kontamination von Nabelschnurblut mit Amnionflüssigkeit ist
das Verfahren geeignet, eine Kontamination in der Größenordnung von 1:5 bis
1:10 nachzuweisen (441). Chao publizierte nahezu zeitgleich eine Arbeit, in der
zusätzlich noch die entstehenden Verzweigungsmuster in primäre, sekundäre und
tertiäre Aufzweigungen unterteilt und dem entsprechenden Kontaminationsgrad
zugeordnet wurden. Allerdings können Kontaminationen nur ab einem Anteil
von 10% Amnionflüssigkeit im Fetalblut nachgewiesen werden (115). Reece et
al. führten in vitro Studien durch, um die Wirkung von Blut und Mekonium auf
den Farnkraut Test in verschiedenen Verdünnungsstufen zu untersuchen (616).

1.2   Biochemische Standarduntersuchungen

Standarduntersuchungen bestehen bei den meisten Autoren aus Bestimmung des
fetalen **Hb**, **Hk**, **MCV** und anderen **erythrozytären Volumina**, **Leukozyten**,
Blutausstrich mit **Differentialblutbild**, *Kleihauer-Betke* Test (Betke 1968 (62)),
von **Thrombozyten**, **Immunglobulinen**, **Serumproteinen**, **Säure-Basenstatus**,
Blutgasen, **Enzymen**, **Hormonen** z.B. **Erythropoietin**, **Aminosäure**spiegeln,
FFA Spiegeln, **Vitamin K** Spiegeln, etc. *Partikelgrößenanalyzer* und
isoelektrische Fokussierung des Hämoglobins sind heute zur Verfügung stehende
wichtige Zusatzuntersuchungen (172). Das gewonnene Blutvolumen liegt
zwischen 2 und 6 ml. Proben die an auseinanderliegenden Tagen vom selben
Fetus gewonnen werden, zeigen keine signifikante Modifikation des fetalen
Hämatokrits oder Hämoglobinspiegels. Um unter Verwendung kleinster Blut-
mengen eine verfeinerte Diagnostik insbesondere der Thalassämie durchführen
zu können, verwendete Alter 1988 *Carboxymethylcellulose Säulen*, neue
Elektrophoreseverfahren und *high performance liquid chromatography* (HPLC),
(16).

Tabelle 50. Prozentsatz der Kontamination, der durch die einzelnen Methoden diagnostizierbar ist (239)

Methode:	Fruchtwassert:	Mütterliches Blut:	Natriumcitrat:
Hämatologische Indizes	20%	>5%	20%
Ausstrich (Giemsa)	10%	10%	
Erythrozytäre Antigene		5%	
HCG	1%	0.2%	
Gerinnungsfaktoren:			
II, V, VII oder IX	>0.1%	30%	10-50%
Kleihauer-Betke Test		5%	

1.3 Einheiten

Es wird dringend empfohlen, in Technologie und Wissenschaft nur SI Einheiten (International System of Units) und Präfixe zu verwenden. Leider werden bis heute in der Medizin viele konventionelle Einheiten beibehalten. Die Umrechnung in der Klinik gebräuchlicher Einheiten in SI Einheiten führt zu Größen, die für viele Kliniker unvertraut sind. In diesen Fällen wurde bei der Darstellung von Normwertkurven auf die Umrechnung von konventionellen in SI Einheiten verzichtet und die alten Maße beibehalten. Um dennoch eine Umrechnung zu ermöglichen, wurden dem Tabellarium eine Konversionstabelle angefügt.

Der Name **International System of Units** wurde von der Conférence Générale des Poids et Mesures in der jetzigen Form geschaffen und wird laufend aktualisiert. Die SI Basiseinheiten sind **Meter** (Länge), **Kilogramm** (Masse), **Sekunde** (Zeit), **Ampere** (Elektrizität), **Kelvin** (Thermodynamische Temperatur), **Kandela** (Helligkeit) und **Mol** (Substanzmenge). Im International System of Units gibt es für jede physikalische Quantität nur eine SI Einheit. Diese besteht entweder aus der zugehörigen SI Einheit (*SI Unit, SI Base Unit*), oder wird durch Multiplikation oder Division von zwei oder mehr SI Basiseinheiten abgeleitet (*SI derived Unit*). Einige solcher SI derived Units wurden mit speziellen Namen oder Symbolen bezeichnet. Dezimale Prefixe (*SI Prefixes*) können dazu verwendet werden, dezimale Multiple oder Submultiple der SI Units zu schaffen.

2 Biomarker

2.1 Zigarettenrauchen

S.a. unter Teil II, Kap. 11. Medikamentengabe: Allgemeine Prinzipien "Biomarker".

Tabelle 51. Cotinin* und Kreatininkonzentrationen in der Amnionflüssigkeit und im Urin rauchender schwangerer Frauen und ihrer Neonaten (392)

Schwangere Frauen am Termin:	Statistische Symbole:	Alter (Jahre):	Amnion-flüssigkeit:			Maternaler Urin:			Neonataler Urin:			
			Cotinin (μmol/l)	Creatinin (mmol/l)	Continin/ Creatinin (μmol/ mmol)	Cotinin (μmol/l)	Creatinin (mmol/l)	Continin/ Creatinin (μmol/ mmol)	Alter (SSW)	Cotinin (μmol/l)	Creatinin (mmol/l)	Continin/ Creatinin (μmol/ mmol)
I Nichtraucher	n	8	8	8	8	8	8	8	8	8	8	8
	x	26	15	0.36	42	14	13.3	1.0	40	13	3.4	3.8
	SD	3	3	0.06	14	4	5.3	0.7	2	3	0.6	0.5
	Mittelwert	26	14	0.35	41	14	13.3	0.9	41	13	3.3	3.7
	Bereich	19-31	3-20	0.23-0.46	24-70	8-20	7.2-23.7	0.3-2.8	36-42	8-16	2.6-4.2	3.1-4.7
II Passivraucher	n	14	14	14	14	14	14	14	14	14	14	14
	x	25	37	0.36	103	17	11.9	1.4	39	18	3.2	5.6
	SD	3	9	0.07	31	5	3.1	0.6	1	4	0.5	1.4
	Mittelwert	25	37	0.35	105	18	11.7	1.2	40	17	3.2	5.5
	Bereich	19-31	25-58	0.23-0.49	65-154	9-26	8-18.6	0.6-2.8	38-42	13-25	2.5-4.3	3.2-9.0
III Aktivraucher	n	9	10	10	10	9	9	9	9	9	9	9
	x	24	111	0.35	317	53	10.7	4.9	39	44	3.2	13.8
	SD	6	64	0.08	176	36	3.6	3.6	2	18	0.7	7.5
	Mittelwert	25	88	0.33	270	39	9.3	5.0	40	40	2.8	12.9
	Bereich	16-35	51-274	0.22-0.46	111-668	20-127	7.4-19.6	1.1-13.9	35-41	22-90	2.4-4.3	8.7-34.2
P	I/II		<0.001	>0.05	<0.001	>0.05	>0.05	>0.05		<0.01	>0.05	<0.001
	I/III		<0.001	>0.05	<0.001	>0.01	>0.05	<0.001		<0.001	>0.05	<0.002
	II/III		<0.002	>0.05	<0.001	>0.01	>0.05	<0.01		<0.001	>0.05	<0.01

*(Cotinin ist ein Kurzzeitmarker in Körperflüssigkeiten, der die Exposition gegenüber Zigarettenrauch wiedergibt.)

2.2 Hormone als potentielle biologische Marker

Tabelle 52. Hormone als potentielle biologische Marker für das fetale Wohlbefinden (462)

Chorion Gonadotropin (HCG)
Chorion Somatomammotropin (HCS), synonym mit Plazentalactogen (HPL)
andere plazentare Hormone: (SP1, PP5, β_1-PAM, PAPP-A, PAPP-B)

Prolactin (PRL)
Östrogene (E$_1$, E$_2$, E$_3$)
Progesteron (P$_4$)
α - MSH
β - Endorphin
β - Lipotropin
Adrenocorticotropes Hormon (ACTH)
Cortisol
Dehydroepiandrosteron (DHEAS)

Renin-Angiotensin
Arginin-Vaso-Pressin
Arginin-Vasotocin
Atriales Natriuretisches Peptid (ANP)
Katecholamine (Dopamin, Noradrenalin, Adrenalin)
Prostaglandine

2.3 Medikamente mit potentiellen fetalen Nebenwirkungen

Tabelle 53. Medikamente mit potentiellen fetalen Nebenwirkungen (462)

Medikament:	Potentielle Nebenwirkung:
Azathioprin	Immunsuppression
Cannabis	Neurologische Abnormalitäten
Chloramphenicol	Gray-Syndrom
Diazepam	Floppy-Infant-Syndrom
Heroin	Prä- und -postnatale Wachstumsretardierung, Mikrozephalie
Hexamethonium	Paralytischer Ileus
Lithium	Kardiale Malformationen
Naphthalen	Hämolyse (Glc-6-P-DH-Mangel)
Drogenabhängigkeit	(Kokain Entzug etc.)
Nitrofurantoin	Hämolyse (Glc-6-P-DH-Mangel)
Oxytocin	Hyperbilirubinämie
Phenobarbital (Mißbrauch)	Blutung Neugeborener
Propranolol	Hypoglykämie, Bradykardie
Quinin	Thrombozytopenie
Salizylate	Gestörte Plättchenfunktion
Zigarettenrauchen	IUGR
Sulfonamide	Hyperbilirubinämie
Thiazide	Thrombozytopenie, Elektrolytstörungen
Warfarin	Blutungsstörungen

3 Blutgase

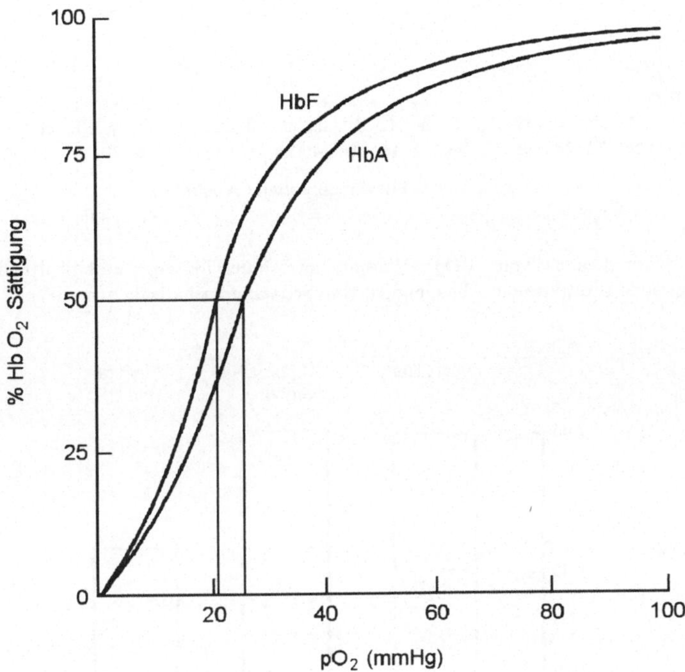

Abb. 34. Die **Sauerstoffdissoziationskurven** des **HbA** und **HbF**, deren Sauerstoffaffinität durch den P_{50} Wert beschrieben werden kann (Sauerstoffpartialdruck, bei dem 50% Sättigung des Hämoglobins vorliegt).

Der P_{50} Normwert für fetales Hb liegt bei 21 mmHg (27 mmHg beim HbA). Acidose, pCO_2-Anstieg, Temperaturanstieg und 2,3-DPG (Diphosphoglycerat) verringern die Sauerstoffaffinität des Hämoglobins (führen zu einer Rechtsverschiebung der Kurve), (708).

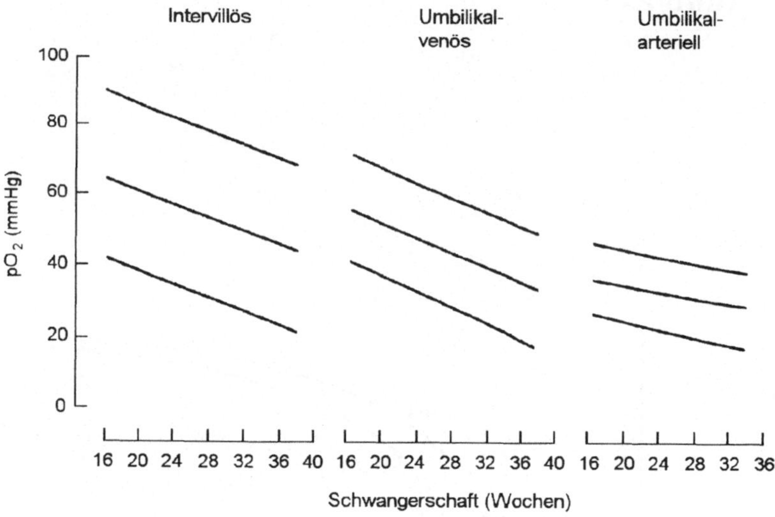

Abb. 35. Normalwerte von **pO₂** Werten aus intervillösen, umbilikalvenösen und umbilikalarteriellen Blutwerten in Abhängigkeit vom Schwangerschaftsalter (n=200), (706)

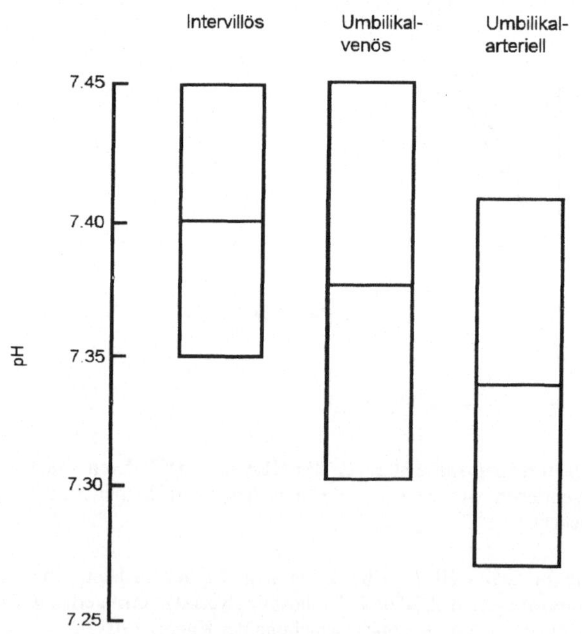

Abb. 36. Normalwerte für Blut **pH** in intervillösen, umbilicalvenösen und umbilicalarteriellen Blutproben (n=200), (706)

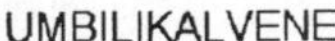

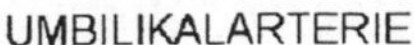

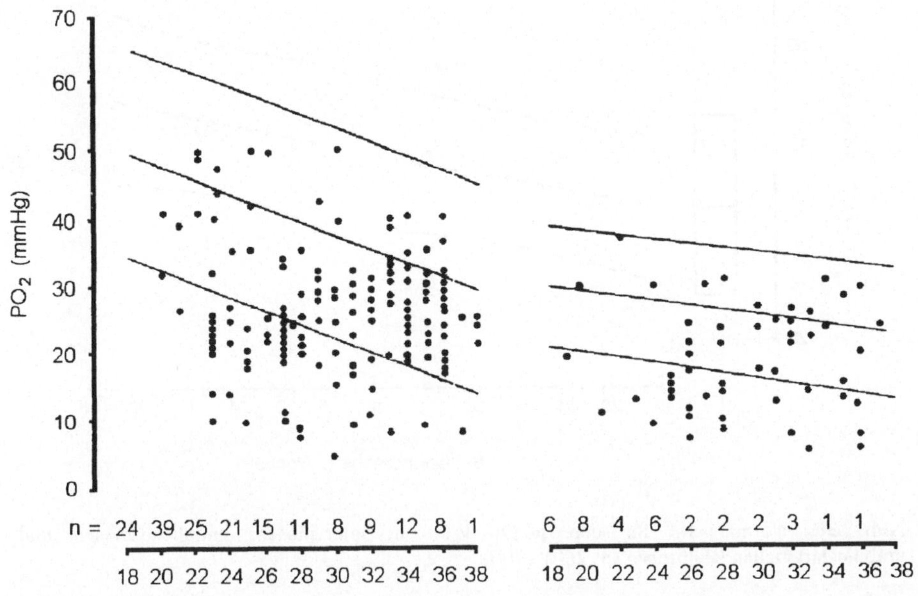

Abb. 37. Normalwerte der umbilikalvenösen und - arteriellen **PO₂** Drucke im Verlauf der Schwangerschaft. Die Punkte geben Meßwerte von SGA Feten wieder (551)

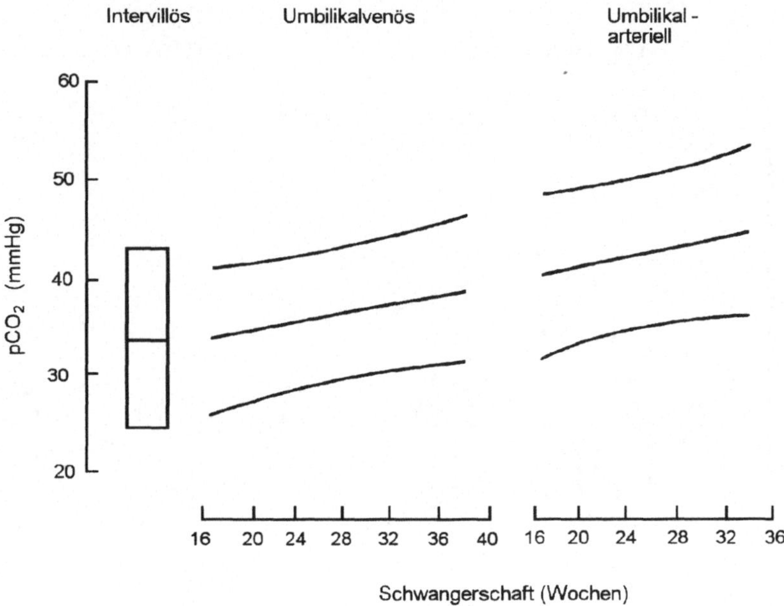

Abb. 38. Normalwerte für den **pCO$_2$** Wert in intervillösen, umbilicalvenösen und umbilicalarteriellen Blutproben (n=200), (706)

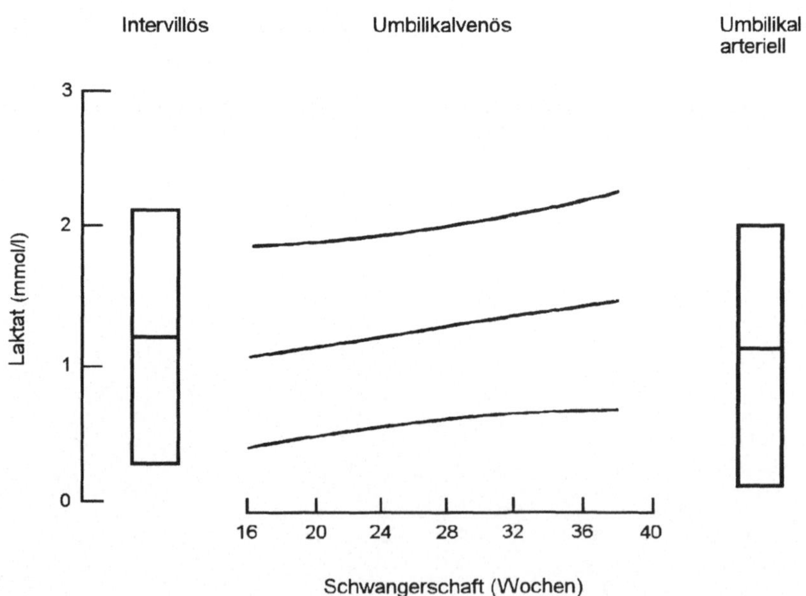

Abb. 39. Normalwerte für den **Laktat**spiegel in intervillösen, umbilicalvenösen und umbilicalarteriellen Blutproben (n=200), (706)

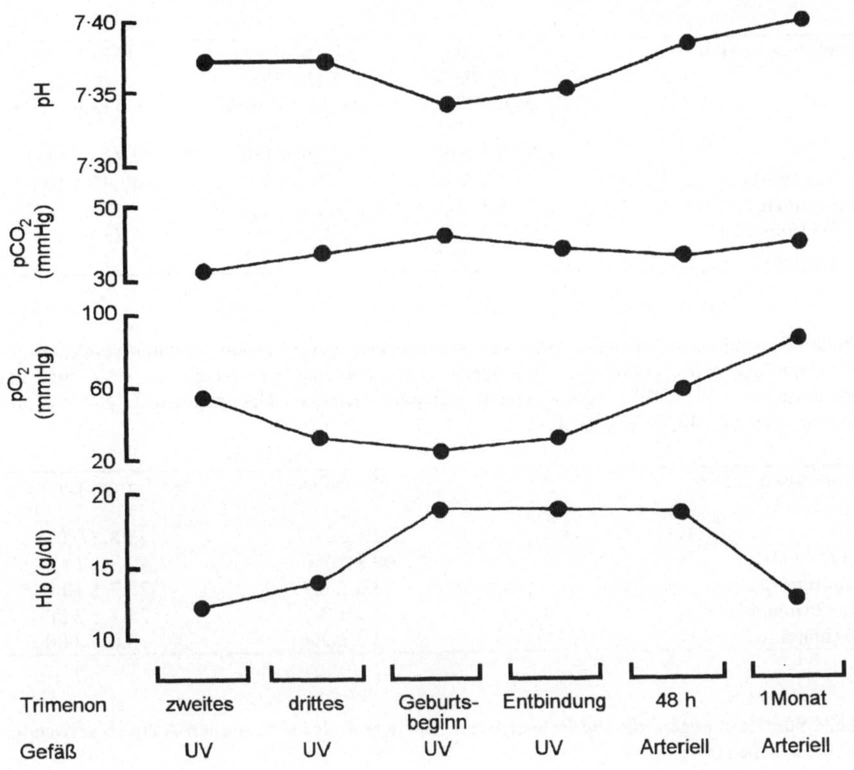

Abb. 40. pH, pCO₂, pO₂ und **Hb** Konzentrationen in arteriellem Blut (UV, Umbilikalvene) von normalen Feten des zweiten Trimesters bis zum Ende der Schwangerschaft (42, 240, 531, 704, 706, 807)

Tabelle 54. Mittlere umbilikalarterielle Säure-Basenwerte (n=77) von frühgeborenen, aber **nicht wachstumsretardierten** Kindern gruppiert nach Geburtsgewichten mit der diesem Gewicht entsprechenden Schwangerschaftswoche (613)

Säure-Basen Faktor	≤ 1499g (N=20) ≤ 32. SSW	1500-1999g (N=25) ca. 32.-24. SSW	2000-2499g (N=32) ca. 34.-36. SSW
pH	7.27 ± 0.05	7.29 ± 0.07	7.310 ± 0.07
pCO2 (mmHg)	52.4 ± 6.70	48.9 ± 7.9	47.40 ± 10.6
pO2 (mmHg)	22.3 ± 10.2	22.6 ± 7.6	25.2 ± 9.1
HCO3 (mmol/L)	24.0 ± 1.50	22.1 ± 5.3	23.1 ± 2.1
BE (mmol/L)	- 3.1 ± 2.00	- 3.6 ± 3.3	- 3.2 ± 1.8

Tabelle 55. Mittlere umbilikalarterielle Säure-Basenwerte von 77 **frühgeborenen** verglichen mit 1292 **termingerecht geborenen Kindern,** (Frühgeborene: Geburtsgewicht ≤2500g und Gestationsalter ≤35. SSW; termingerecht geborene Kinder: Geburtsgewicht ≥2500g und Gestationsalter 37.- 42. SSW), (613)

Säure-Basen Faktor	Frühgeborene	am Termin geborene
pH	7.29 ± 0.07	7.28 ± 0.07
pCO2 (mmHg)	49.2 ± 9.0	49.9 ± 14.2
pO2 (mmHg)	23.6 ± 8.9	23.7 ± 10.0
HCO3 (mmol/L)	23.0 ± 3.5	23.1 ± 2.80
BE (mmol/L)	- 3.3 ± 2.4	- 3.6 ± 2.80

Tabelle 56. Gleichungen, die die Referenzwerte für jede in der statistischen Analyse verwendete Variable angeben (68)

Variable	Gleichung	Quelle
PO2	$76.5 - 1.244G$	Soothill et al. (700, 701)
PCO2	$38.29 - \exp(11.873 - 0.5961G)$	" "
pH	7.38 (constant)	" "
UA PI	$\exp(0.585 - 0.2289G)$	Pearce et al. (587)
UP RI	$\log_e - 0.454 - 0.015$	" "
Ao Vm	$- 16.27 + 2.706G - 0.03845\,G^2$	Bilardo et al. (66)
Ao PI	$0.4294 + 0.1118G - 0.00175G^2$	" "
CC Vm	$3.482 + 0.4655G$	" "
CC PI	$- 0.6613 + 0.3701G - 0.0075G^2$	" "
CA PI (Ratio)	$0.4046 + 0.1316G - 0.0029G^2$	" "
CA Vm (Ratio)	$0.3059 + 0.00986G$	" "

G: Gestationsalter (SSW)
UA PI: umbilikal arterieller Pulsatilitäts Index
UP RI: utero plazentarer Resistenz Index
Ao Vm: aortale "mean velocity"
Ao PI: Aorten Pulsatilitäts Index
CC Vm: common carotid artery mean velocity ("mean velocity" der A. carotidea communis)
CC PI: common carotid artery pulsatility Index (Pulsatilitätsindex der A. carotidea communis)
CA Vm: carotid-aortic mean velocity ("mean velocity" der Aorta bzw. A. carotidea)

Tabelle 57. Blutgase, pH und **Laktat** von AGA und SGA Feten entsprechend der 25. SSW (551)

	AGA Feten		SGA Feten			
Parameter	Mittelwert	SD	Mittelwert	SD	t	p
UV PO_2 * (mmHg)	42.7	7.4	31.5	10	11.4	<0.0001
UV PCO_2 * (mmHg)	34.9	3.8	41.0	9.9	7.54	<0.0001
UV pH*	7.41	0.03	7.35	0.08	8.91	<0.0001
UV Laktat (mmol/L)	0.99	0.32	2.31	1.1	7.8	<0.0001
UA PO_2 * (mmHg)	28.0	4.2	20.8	8.0	4.93	<0.0001
UA PCO_2 * (mmHg)	35.0	2.0	47.3	10.1	4.97	<0.0001
UA pH*	7.37	0.03	7.32	0.07	3.98	<0.0001
UA Laktat (mmol/L)	0.92	0.21	2.05	1.04	6.76	<0.0001
MV Laktat (mmol/L)	0.87	0.32	0.96	0.28	1.04	NS

UV: Umbilikalvene; UA: Umbilikalarterie; MV: mütterliche Vene. * Die so markierten Parameter ändern sich im Verlauf der Schwangerschaft und werden in dieser Tabelle entsprechend der 25. SSW unter Verwendung von Regressionsgeraden festgelegt.

Tabelle 58. Verlauf der umbilikalvenösen und umbilikalarteriellen **Blutgase und Laktatspiegel** und der mütterlichen venösen Laktatspiegel während AGA Schwangerschaften (551)

Verlauf während der Schwangerschaft

Parameter	r	n	p	Konstante	Steigung	SD
UV PO_2	- 0.59	173	< 0.0001	67.5	- 0.99	7.43
UV PCO_2	0.30	173	< 0.0001	29.4	0.22	3.80
UV pH	- 0.36	173	< 0.0001	7.46	- 0.002	0.028
UV Laktat	0.15	144	NS	-	-	0.32
UA PO_2	- 0.40	35	< 0.01	36.5	- 0.34	4.26
UA PCO_2	0.65	35	< 0.0001	29.7	0.35	2.06
UA pH	- 0.38	35	< 0.05	7.43	- 0.002	0.027
UA Laktat	0.07	35	NS	-	-	0.21
MV Laktat	0.17	83	NS	-	-	0.32

UV: Umbilikalvene; UA: Umbilikalarterie; MV: mütterliche Vene; NS: nicht signifikant

Tabelle 59. Umbilikalvenöse Blutwerte, das biophysikalische Profil und Outcome von 14 schwer wachstumsretardierten Feten (619)

| | Umbilikalvenöse Blutdaten | | | | | | | Biophysikalisches Profil | | | | | Outcome | | |
No.	GA (SSW)	PO_2 (mmHg)	PCO_2 (mmHg)	pH	Sat (%)	Hb (g/L)	O_2c	AFV	Tone	FGM	FBM	FHR	Outcome	SSW	Gewicht (g)
1	25	17.3	42.7	7.34	41	12.6	3.097	2	2	2	0	0	LB	29	580
2	27	23.8	50.3	7.32	64	10.3	3.967	2	2	2	0	0	IUD	34	600
3	28	24.7	38.2	7.40	62	15.8	5.809	2	2	2	2	0	NND	30	800
4	28	28.3	34.6	7.37	72	7.8	3.350	2	2	2	0	0	NND	29	880
5	29	28.0	44.6	7.37	71	12.4	5.281	2	2	2	2	0	LB	30	630
6	29	36.5	44.7	7.28	87	9.5	4.952	2	0	0	0	0	LB	30	950
7	30	27.4	41.4	7.33	72	7.7	0.332	2	2	2	2	0	LB	30	1015
8	30	21.0	39.5	7.31	57	12.3	4.171	2	2	2	0	0	LB	30	836
9	32	30.7	38.6	7.34	78	12.7	5.908	0	2	2	2	0	LB	33	1330
10	32	22.8	41.5	7.35	59	14.8	5.242	0	2	2	2	2	LB	32	1020
11	33	8.1	52.6	7.30	9	14.2	0.734	0	2	2	0	0	LB	33	1330
12	36	26.9	45.2	7.37	69	13.2	5.446	2	2	2	2	2	LB	37	1840
13	37	25.6	45.9	7.35	67	15.7	6.269	2	2	2	2	2	LB	37	1463
14	39	28.5	42.6	7.34	74	18.5	8.185	0	2	2	2	2	LB	39	1540

GA: Gestationsalter (vollendete Schwangerschaftswochen)
Sat: Sättigung
Hb: Hämoglobin
O_2c: Sauerstoffgehalt
AVF: Volumen des Fruchtwassers
FGM: fetal gross body movements
FBM: fetal breathing movements
FHR: fetal heart rate pattern
LB: Lebendgeburten
IUD: intra uteriner Tod (death)
NND: neo nataler Tod (death)

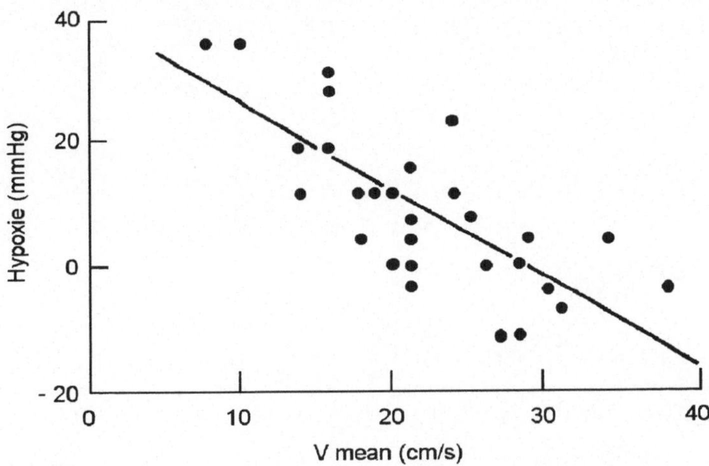

Abb. 41. Verhältnis zwischen Hypoxie der Umbilikalvene (V. Umbilicalis) und der mittleren Geschwindigkeit (V_{mean}) des Blutes in der fetalen Aorta (r= - 0.73, P=0.0001), (n=29), (707)

4 Cardiovasculäre Parameter

Tabelle 60. Vergleich fetaler und maternaler **cardiovasculärer Funktionen** (ohne Angabe von Fallzahlen), (462)

Funktion:	Fetus:	Mutter:
PaO_2 (torr)	25	100
$PaCO_2$ (torr)	48	40
pH	7.35	7.40
VO_2 (mL· min $\cdot^{-1} \cdot$ kg^{-1})	8	4
[Hb](g · dL $^{-1}$)	17.5	11.5
Hämatokrit (%)	55	35
O_2 Gehalt (mL · dL^{-1})	16	15.4
O_2 Gehalt (mM)	7	6.7
Blutvolumen (mL/kg)	130	80
Druck in der Aorta Descendens (mmHg)	45	95
Druck in der Arteria Pulmonalis (mmHg)	45	15
Cardialer Output (mL · min $\cdot^{-1}$ kg^{-1})	220	100
Systemische Resistance	niedrig	hoch
Vasculäre Compliance	hoch	niedrig

5 Drucke (intrauterine)

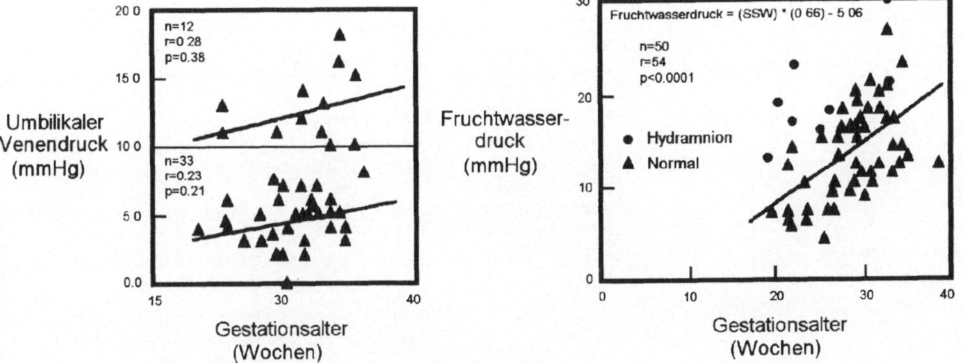

Abb. 42. *links*: **umbilikalvenöse Drucke** von 45 Feten (n=12: umbilikaler Venendruck >2 SD; n=33: alle anderen Werte). *rechts*: **Druckwerte des Fruchtwassers**, bei Hydramnion erhöhte Druckwerte, Anhydramnion hier nicht aufgeführt (n=10), (782)

In der folgenden Abb. werden schematisch die Veränderungen in der fetalen Zirkulation, der Amnionflüssigkeit und der fetalen Konzentration solider Substanzen als Antwort auf die Veränderungen des maternalen Hydratationszustandes wiedergegeben. Gezeigt werden außerdem die Rolle der hypophysären **Prolactin** und **Vasopressin**spiegel bei der Wiederauffüllung der fetalen Salz- und Wasserbalance. *Linker Teil der mittleren Abb.:* normaler Status des maternalen intravasculären Kompartiments, Erythrocyten, gelöste Proteine und osmotisch aktive Ionen im richtigen Verhältnis. *Rechts:* Fetale Zirkulation, Änderungen der Natriumionenkonzentration [Na] und der Osmolalität beeinflussen die Freisetzung von **Prolactin** und **AVP**. Diese greifen an der fetalen Niere an und wirken als Antidiuretikum. In der *oberen* und *unteren Abb.* werden die maternale Hyper- und Hypohydratation beschrieben mit ihren Auswirkungen auf die fetale Zirkulation und ihren Gegenregulationsmechanismen (609).

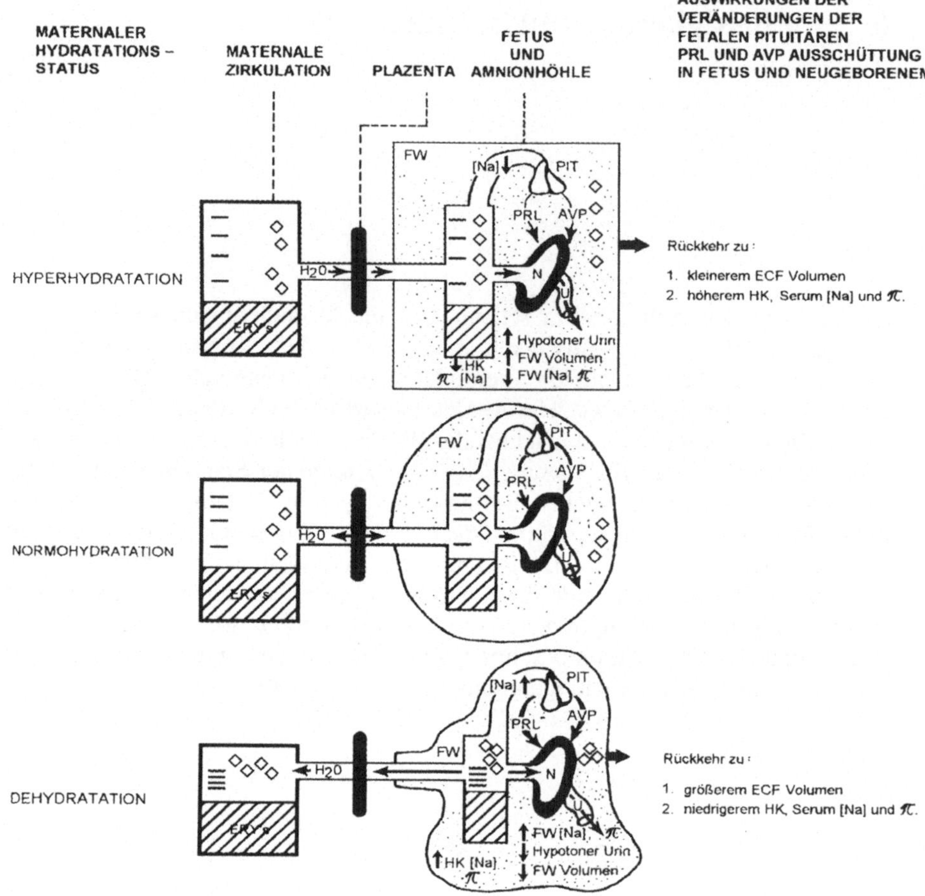

Abb. 43. AVP: Arginin-Vaso-Pressin (ADH), ECF: extra cellular fluid volume (extrazellulläres Flüssigkeits Volumen), ERY's: Erythrocytenzahl, FW: Fruchtwasser, HK: Hämatokrit, [Na]: Natriumkonzentration (indirekt parallel zur Osmolalität), N: fetale Niere, π : Osmolalität, PIT: Glandula Pituitaria (Hypophyse mit Vorder- und Hinterlappen), PRL: Prolactin, U: Urin (609)

7 Gerinnung

7.1 Allgemeine Gerinnungsparameter

(Alle Angaben in % der Normwerte des Erwachsenen)

Tabelle 61. Fetale **Blutgerinnungsfaktoren** zwischen der 18. und 27. SSW (239)

SSW:	II (%)	V (%)	VIII (%)	IX (%)
18-22 (n=63)	16 ± 3	50 ± 8	39 ± 12	9 ± 2
23-27 (n=63)	16 ± 3	53 ± 15	41 ± 11	10 ± 2

Tabelle 62. Fetale **Blutgerinnungsfaktoren** zwischen der 19. und 27. SSW (237)

SSW:	VIII C (%):	VIII R Ag (%):	IX C (%):	V C (%):	II C (%):
19-21 (n=51)	40 ± 12	59 ± 12.5	9 ± 2.5	39 ± 11	13 ± 4
22-24 (n=44)	39 ± 13.5	64 ± 13	9 ± 3	40.5 ± 5	14 ± 2
25-27 (n=44)	42.5 ± 12	63 ± 13	12 ± 4	39 ± 9	14 ± 3.5
mütterliche Referenzwerte:	160 ± 80	190 ± 110	90 ± 20	85 ± 10	95 ± 15

Tabelle 63. Fetale **Blutgerinnungsfaktoren** zwischen der 19. und 27. SSW (238)

SSW:	VIII C (%):	VIII R Ag (%):	II (%):	V (%):	VII (%):	IX (%):	XII (%):
19-27 (n=103)	40 ± 12	60 ± 13	12 ± 3	47 ± 10	28 ± 5	9 ± 3	22 ± 3

Tabelle 64. Fetale Blutgerinnungsparameter zwischen der 19. und 27. SSW (238)

SSW:	Fibronektin	Protein C	α_2 - Makroglobulin	α_1 - Antitrypsin	AT III	α_2 - Antiplasmin
19-27 (n=103)	40 ± 10	11 ± 3	18 ± 4	40 ± 4	30 ± 3	61 ± 6

Tabelle 65. Fetale Blutgerinnungsparameter zwischen der 19. und 27. SSW (238)

SSW:	Prekallikrein	Fibrin stabilisierender Faktor	Fibrinogen	Plasminogen
19-27 (n=103)	19 ± 2	30 ± 5	40 ± 15	24 ± 15

Tabelle 66. Venöse Normalwerte für **Gerinnungsfaktoren** der ersten postpartalen 72h von Frühgeborenen, termingerecht geborenen Kindern bzw. Erwachsenen (ohne Angaben von Fallzahlen), (748)

Faktor:	30.-36. SSW	am Termin
II	30-65	40-65
V	50-100	50-100
VII	20-50	40-70
VIII	60-120	70-150
IX	10-30	15-55
X	10-45	20-55
XI	10-50	15-70
XII	20-50	25-70
XIII	50-100	50-100

Screening Test:	30.-36. SSW	am Termin	Erwachsene
Thromboplastinzeit, Quick (TPZ)/% (I, II, V, VII, X)	13-23	13-17	13-16
Thrombotest (modifiz. Quick), (TT)/% (II, VII, IX, X)	15-50	15-60	80-100
Partielle Thromboplastinzeit (PTT)/s (II, V, IX, X, XI, XII)	35-100	35-70	35-45
Thrombinzeit (TZ)/s	12-24	12-18	10-14
Reptilasezeit/s	18-30	18-24	18-22
Thrombozytenspiegel $\times 10^9$/l	100-350	150-400	150-400
Fibrinogen g/l	1.2-3.8	1.5-3.5	1.5-3.5

7.2   Protein S, Protein C, C4b Bindungsprotein

Tabelle 67. Spiegel von C4b bindendem Protein, freiem Protein S und Protein C in mütterlichem und fetalem/Neugeborenen Plasma ab der 15. Schwangerschaftswoche bis zur Geburt. Die Spiegel sind in % der Spiegel von normalen gepoolten Blutplasmen (30 gesunde Blutspender ohne Medikamenteneinnahme, zwischen 18 und 48 Jahren, 12 Männer, 18 Frauen) angegeben, (*: abnormale fetale Entwicklung mit konsekutivem IUFD), (486)

	15.-23. SSW	n:	24.-38. SSW	n:	39.-40. SSW	n:
C4b bindendes						
Protein	112.8 ± 12.4	16	135 ± 20.2	4	66.5 ± 22.6	4
Mütter:	0	15	0	2	0	2
Feten/Neugeborene:	10	1*	18.5 ± 6.5	2	23.4 ± 3.8	5
Freies Protein S						
Mütter:	75.2 ± 6.5	16	62.5 ± 15.4	4	63.4 ± 13.4	4
Feten/Neugeborene:	37.7 ± 10.5	16	48.2 ± 10.4	4	42 ± 3.1	7
Protein C						
Mütter:	99.4 ± 4.5	16	103.5 ± 15.9	4	87 ± 18.6	4
Feten/Neugeborene:	11.5 ± 2	16	15.5 ± 7.4	4	45.7 ± 9.5	7

S.a. unter Teil II, Kap. 7. Gerinnungsstörungen.

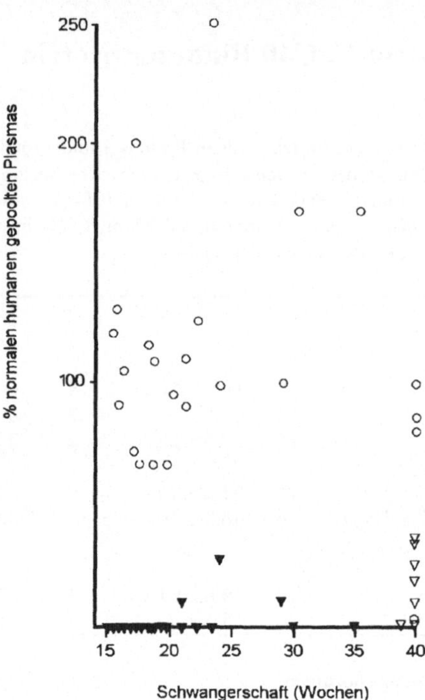

Abb. 44. C4b Bindungsprotein in Müttern (leere Kreise), Feten (volle Dreiecke) und Neugeborenen (leere Dreiecke), (486)

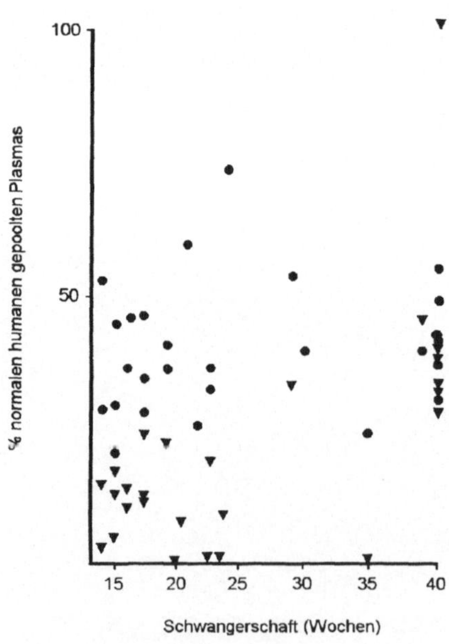

Abb. 45. Spiegel an freiem **Protein S** (Kreise) und **Protein C** (Dreiecke) in Feten und Neugeborenen (486)

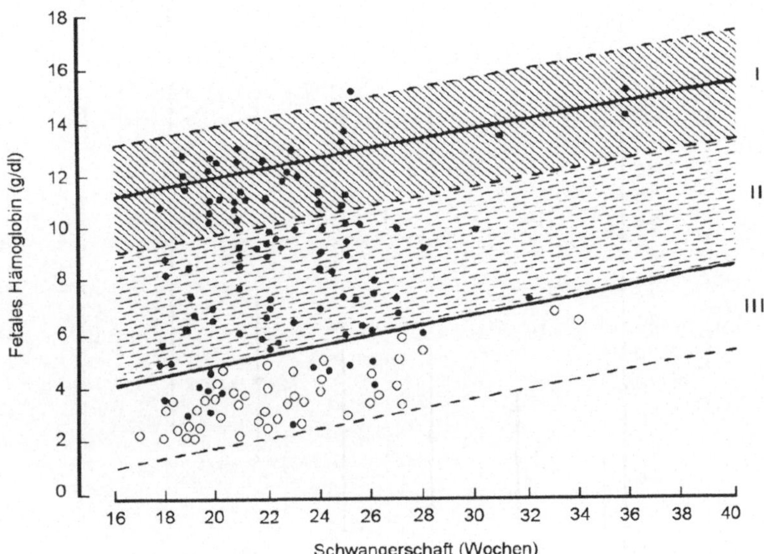

Abb. 46. Zone **I** (*schraffiert*): Referenzwerte für fetale Hämoglobinkonzentration (n=210), Zone **II** (*gestrichelt*): unterhalb der normalen Hb Werte, oberhalb der Hydrops Schwelle, Zone **III** (**offene** Kreise): Hb-Konzentrationen von sonographisch hydropischen Feten; (**volle** Kreise) 154 Feten mit Isoimmunisierung (703)

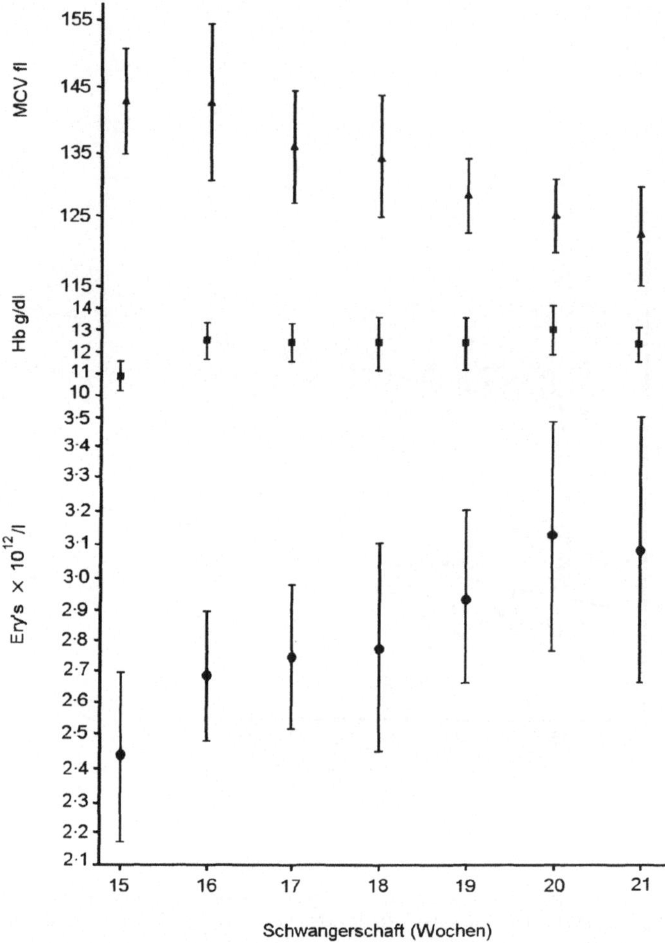

Abb. 47. Verteilung (Mittelwerte und Standardabweichung) des **MCV** (fl), des **Hämoglobin** (g/dl) und der **Erythrozytenzahlen** ($\times 10^{12}$/L) aus humanem Fetalblut zwischen der 15. und 21. SSW (n=99), (497)

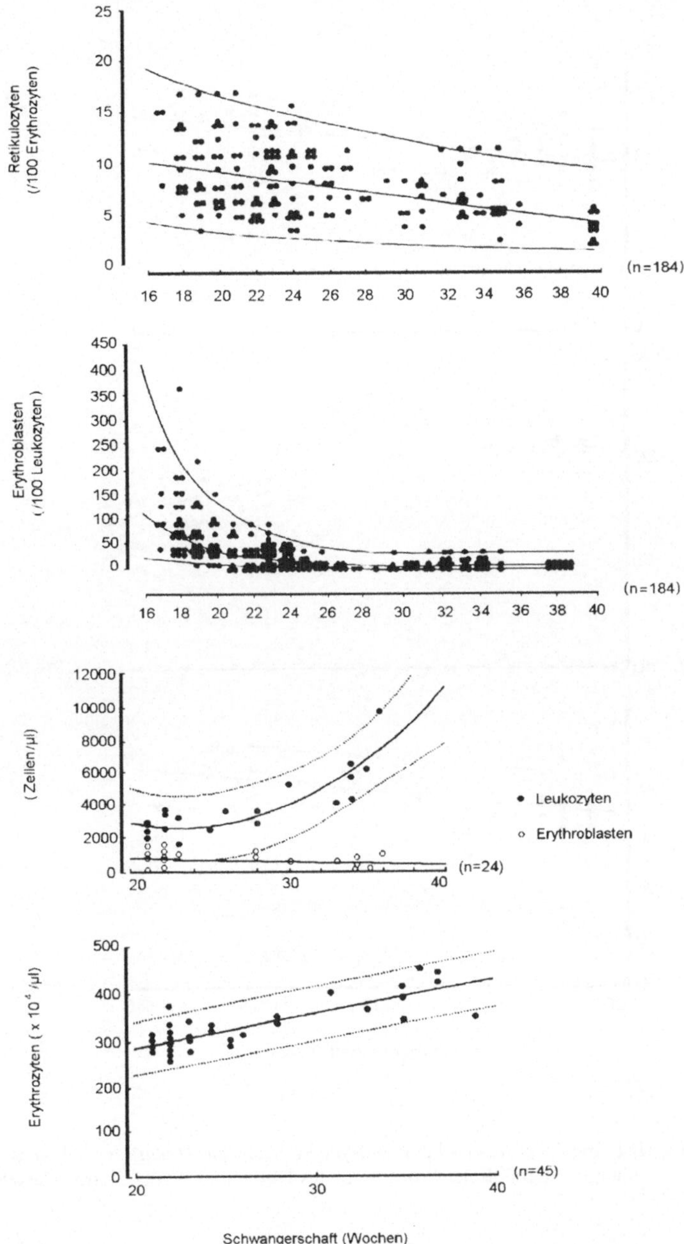

Abb. 48. Referenzwerte der fetalen **Erythroblasten**zahlen (pro 100 Leukozyten), und der fetalen **Retikulozyten**zahlen (pro 100 Erythrozyten) in Abhängigkeit vom Schwangerschaftsalter (552). Verlauf fetaler **Erythroblasten**, **Leukozyten** und **Erythrozyten** im Verlauf der Schwangerschaft bei unauffälligen Feten (734)

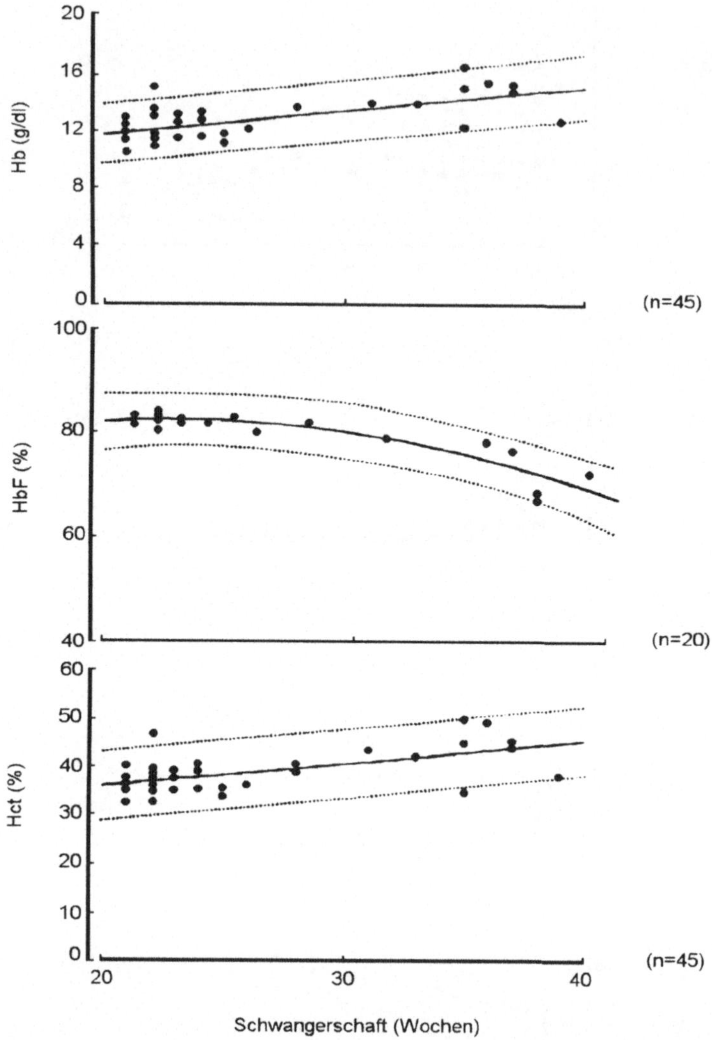

Abb. 49. Hb, HbF und **Hämatokrit** bei unauffälligen Feten im Verlauf der Schwangerschaft. Bei insgesamt zunehmendem Hb fällt der Prozentsatz des HbF im Laufe der Schwangerschaft (734)

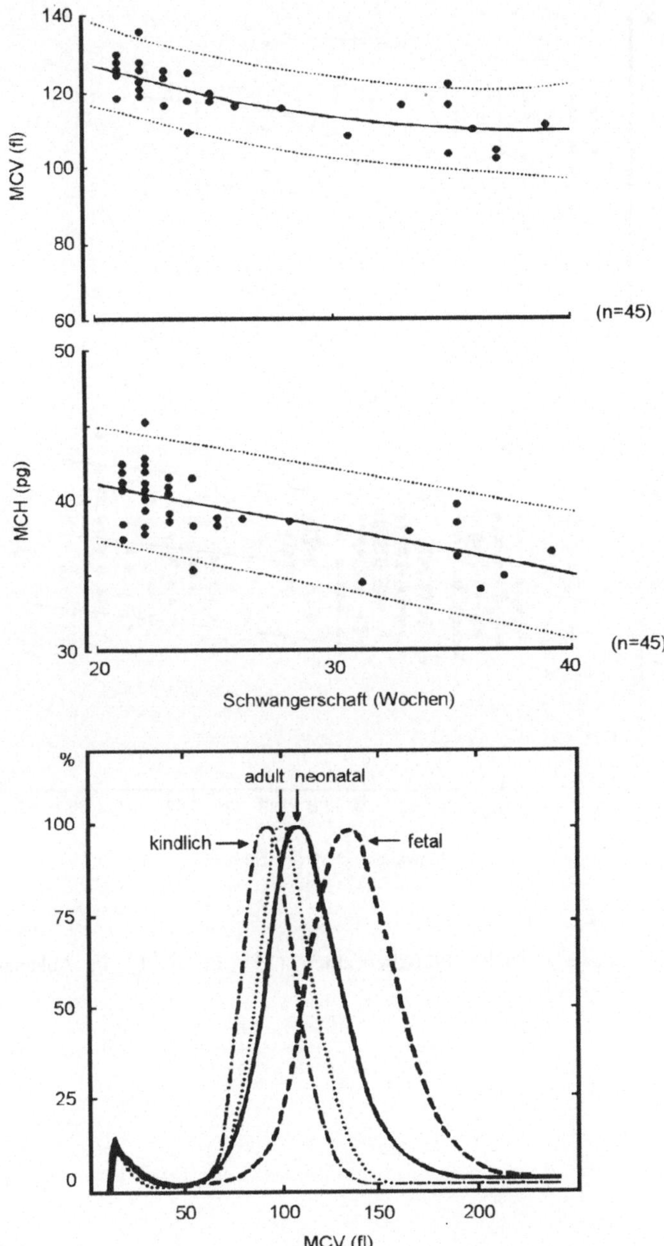

Abb. 50. MCV und **MCH** unauffälliger Feten im Verlaufe der Schwangerschaft. Verteilung der **erythrozytären Volumina** beim Feten, Neugeborenen, Kind und Erwachsenen (734, 739)

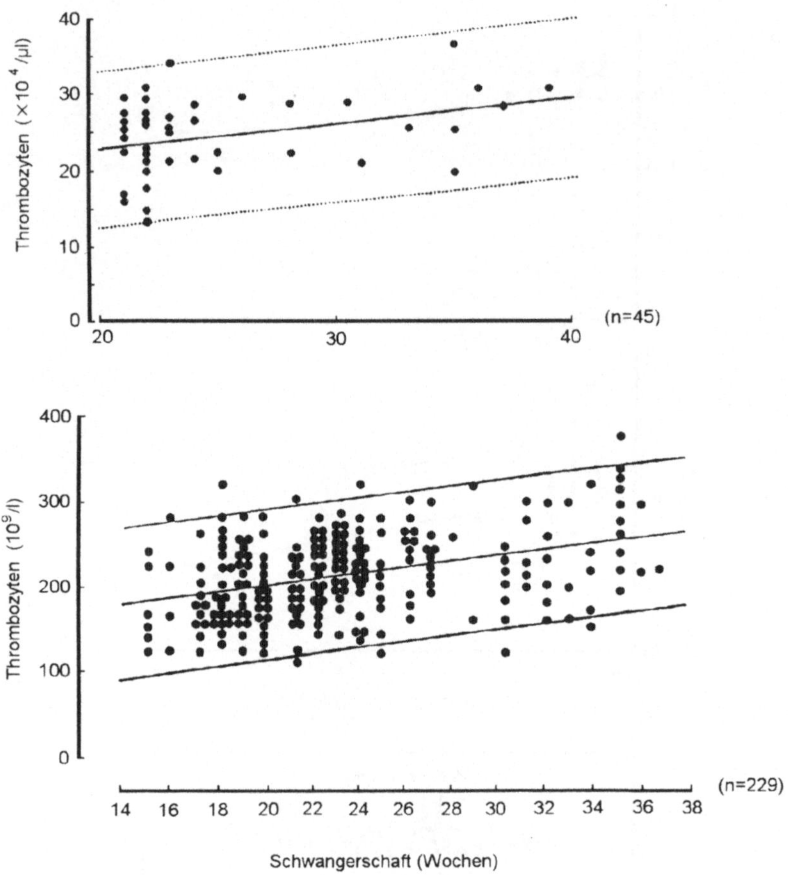

Abb. 51. Referenzwerte fetaler **Plättchenzahlen** ($10^4/\mu L$; $10^9/L$) in Abhängigkeit vom Gestationsalter (734, 752)

8.1 Allgemeine Werte

Tabelle 68. Hämatologische Fetalblutwerte zwischen der 15. und 21. Schwangerschaftswoche (497)

SSW:	Erythrozyten ($\times 10^{12}$/L):	Leukozyten ($\times 10^9$/L):	Thrombozyten ($\times 10^9$/L):	Hb (g/100 mL):	HK (%):	MCV (Fl):	MCH (pg):	kernhaltige Erythrozyten ($\times 10^9$/L):	Retikulozyten ($\times 10^9$/L):
15 (n=6)	2.43 ± 0.26	1.6 ± 0.7	190 ± 31	10.9 ± 0.7	0.346 ± 0.036	143 ± 8	45.4 ± 3.9	2.1 ± 0.8	0.63 ± 0.15
16 (n=5)	2.68 ± 0.21	2.4 ± 1.7	208 ± 57	12.5 ± 0.8	0.381 ± 0.021	143 ± 12	46.6 ± 3.5	3.6 ± 1.8	0.43 ± 0.07
17 (n=16)	2.74 ± 0.23	2.0 ± 0.8	202 ± 25	12.4 ± 0.9	0.374 ± 0.028	137 ± 8	45.4 ± 2.5	2.5 ± 0.9	0.43 ± 0.08
18 (n=18)	2.77 ± 0.33	2.4 ± 0.9	192 ± 45	12.4 ± 1.2	0.373 ± 0.041	135 ± 9	44.7 ± 2.7	2.2 ± 1.0	0.36 ± 0.09
19 (n=29)	2.92 ± 0.27	2.5 ± 0.8	211 ± 48	12.3 ± 1.2	0.375 ± 0.031	129 ± 6	42.5 ± 2.6	1.7 ± 1.6	0.360 ± 0.014
20 (n=12)	3.12 ± 0.36	2.6 ± 1.2	170 ± 60	13.0 ± 1.1	0.393 ± 0.041	126 ± 6	41.8 ± 2.4	1.2 ± 0.5	0.32 ± 0.17
21 (n=13)	3.07 ± 0.42	2.7 ± 0.7	223 ± 61	12.3 ± 0.8	0.373 ± 0.035	123 ± 8	40.6 ± 3.7	0.8 ± 0.5	0.23 ± 0.08

Tabelle 69. **Hämatologische** Fetalblutwerte zwischen der 18. und 30. Schwangerschaftswoche (237)

SSW:	Erythrozyten ($\times 10^{12}$/L):	Leukozyten ($\times 10^9$/L):	Thrombozyten ($\times 10^9$/L):	Hb (g/100 mL):	HK (%):	MCV (Fl):	MCH (pg):
18-20 (n=25)	2.66 ± 0.29	4.20 ± 0.83	242.1 ± 34.48	11.47 ± 0.78	35.86 ± 3.29	133.92 ± 8.83	43.14 ± 2.71
21-22 (n=55)	2.96 ± 0.26	4.19 ± 0.84	258.2 ± 53.65	12.28 ± 0.89	38.53 ± 3.21	130.06 ± 6.17	41.39 ± 3.32
23-25 (n=61)	3.06 ± 0.26	3.95 ± 0.69	259.43 ± 42.45	12.40 ± 0.77	38.59 ± 2.41	126.19 ± 6.23	40.48 ± 2.88
26-30 (n=22)	3.52 ± 0.32	4.44 ± 0.85	253.54 ± 36.6	13.53 ± 1.17	41.54 ± 3.31	118.17 ± 5.75	37.94 ± 3.67

Tabelle 70. *links*: Referenzwerte von 64 Fetalblutproben zwischen der 17. und 32. Schwangerschaftswoche; *rechts*: Evolution des Hb A/Hb **Fac** Quotienten beim Feten zwischen der 19. und 36. Schwangerschaftswoche (146, 237)

SSW:	HK (%):	Hb (g/100 mL):	MCV (Fl):	SSW:	HbA/HbFac:
17-20 (n=26)	35.98 ± 4.96	11.47 ± 1.14	133.87 ± 8.18	19-21 (n=34)	0.86 ± 0.13
21-24 (n=24)	39.10 ± 4	12.73 ± 1.20	126.50 ± 7.64	22-24 (n=44)	0.92 ± 0.18
25-28 (n=12)	38.22 ± 7.06	12.64 ± 1.29	120.5 ± 5.87	25-27 (n=15)	0.94 ± 0.21
29-32 (n=2)	26.25 ± 4.45	8.85 ± 1.06	96.3 ± 1.70	28-30 (n=7)	1.00 ± 0.20
				31-36 (n=9)	1.19 ± 0.18

Tabelle 71. Referenzwerte aus 1233 Fetalblutproben zwischen der 18. und 35. Schwangerschaftswoche (238)

SSW:	Erythrozyten ($\times 10^{12}$/L):	Leukozyten ($\times 10^9$/L):	Thrombozyten ($\times 10^9$/L):	Hb (g/100 mL):	HK (%):	MCV (Fl):
18-23 (n=771)	2.87 ± 0.28	4.41 ± 1.2	241 ± 45	11.7 ± 0.8	37.4 ± 3.18	131.2 ± 7.3
24-29 (n=407)	3.38 ± 0.32	4.6 ± 1.3	267 ± 49	12.8 ± 1.1	40.4 ± 3.4	119.1 ± 5.6
30-35 (n=55)	3.86 ± 0.43	5.8 ± 1.6	265 ± 59	14.1 ± 1.4	44.3 ± 4.4	114.3 ± 7

8.2 Differentialblutbild

Tabelle 72. Fetales **Differentialblutbild** zwischen der 15. und der 21. Schwangerschaftswoche (497)

SSW:	Lymphozyten (%):	Monozyten (%):	Blasten (%):	Neutrophile (%):	Eosinophile (%):	Basophile (%):	Metamyelozyten (%):	Myelozyten (%):	Leukozyten (gesamt), (10^9/l):
15 (n=6)	85 ± 38.75	3.56 ± 2	1.31 ± 0.81	7.06 ± 4.43	0.56 ± 0.68	0.125 ± 0.25	0.25 ± 0.68	0.31 ± 0.5	1.6 ± 0.7
16 (n=5)	90.41 ± 67.9	1 ± 0.91	0.58 ± 1.04	8.25 ± 0.75	0.87 ± 0.87	-	0.125 ± 0.25	-	2.4 ± 1.7
17 (n=16)	85 ± 35	3.65 ± 2.6	1 ± 1.35	6.35 ± 3.3	0.85 ± 0.95	0.75 ± 1	0.05 ± 0.2	0.1 ± 0.4	2.0 ± 0.8
18 (n=18)	88.3 ± 35.4	3.125 ± 2.08	0.66 ± 0.625	6.7 ± 2.62	0.91 ± 0.875	0.54 ± 0.70	0.375 ± 0.708	0.25 ± 0.45	2.4 ± 0.9
19 (n=29)	86.4 ± 28	4.4 ± 2.64	0.76 ± 0.6	5.36 ± 3.08	1.12 ± 1.04	0.68 ± 0.72	0.08 ± 0.2	-	2.5 ± 0.8
20 (n=12)	89.6 ± 44.6	4.3 ± 3.53	0.42 ± 0.57	4.96 ± 2.80	1.73 ± 1.53	0.46 ± 0.92	0.11 ± 0.30	0.11 ± 0.32	2.6 ± 1.2
21 (n=13)	86.2 ± 19.25	3.8 ± 3.2	0.37 ± 0.70	7.1 ± 4.37	4 ± 4.14	0.88 ± 0.62	-	-	2.7 ± 0.7

Tabelle 73. Fetales **Differentialblutbild** zwischen der 18. und der 30. Schwangerschaftswoche (237)

SSW:	Lymphozyten (%):	Monozyten (%):	Normoblasten (%):	Neutrophile (%):	Eosinophile (%):
18-20 (n=25)	80 ± 9	1.5 ± 2	12 ± 8	5 ± 2	1.5 ± 2.5
21-22 (n=55)	81 ± 7	1.5 ± 1.5	11 ± 7	5.5 ± 3.5	1 ± 1
23-25 (n=61)	82 ± 6	1.5 ± 1.5	7 ± 4	7.5 ± 4.5	2 ± 2
26-30 (n=22)	84 ± 6	1.5 ± 1	4 ± 3.5	8.5 ± 2.5	2 ± 1

Tabelle 74. Fetales **Differentialblutbild** zwischen der 18. und der 35. Schwangerschaftswoche (238)

SSW:	Lymphozyten (%):	Monozyten (%):	Normoblasten (%):	Neutrophile (%):	Eosinophile (%):
21-22 (n=55)	77 ± 12	1.5 ± 2	16.5 ± 11	4 ± 3	1 ± 1.5
23-25 (n=61)	77 ± 13	1.5 ± 1.5	9 ± 9	9 ± 4	3.5 ± 3
26-30 (n=22)	68 ± 11	2.5 ± 2	5 ± 5	20 ± 9	4.5 ± 2.5

8.3 Lymphozytensubpopulationen

8.3.1 Normalwerte und bei HIV-Infektion

Tabelle 75. Fetale, neonatale und adulte T **Zell-Subpopulationen** aus dem peripheren Blut (238)

	Lymphozyten × 10/L	T_4 :	T_8 :	T_4/T_8 :
Feten: (n=25)	3.8 ± 0.90	40 ± 11	8 ± 3.5	5.7 ± 2.5
Neugeborene: (n=26)	7.1 ± 2.3	52.2 ± 10.3	10.2 ± 3.4	5.0 ± 1.9
Erwachsene: (n=18)	2.5 ± 0.95	46.2 ± 13.3	15.6 ± 4.1	3.1 ± 1.1

S.a. unter Teil II, Kap. 6. Fetale Infektionen: "Erworbenes Immundefekt-Syndrom (AIDS)"

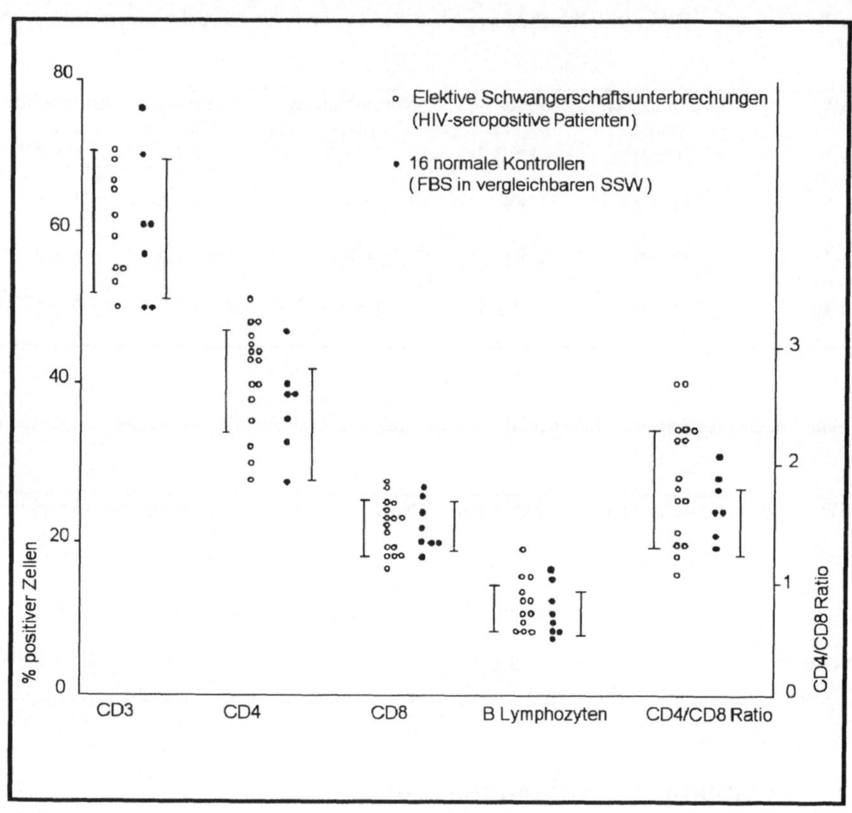

Abb. 52. CD3, CD4, CD8, B-Lymphozyten und CD4/CD8 Ratio aus FBS von 8 Feten (16-18 SSW), (599)

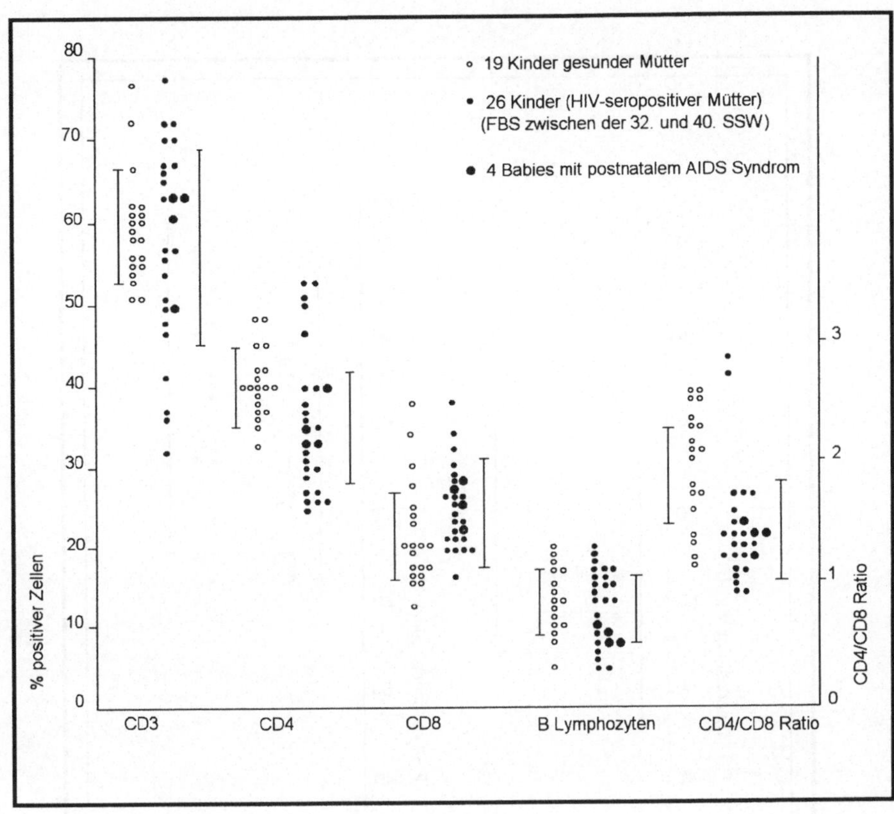

Abb. 53. CD3, CD4, CD8, B-Lymphozyten und CD4/CD8 Ratio aus FBS von 19, 26 und 4 Feten (599)

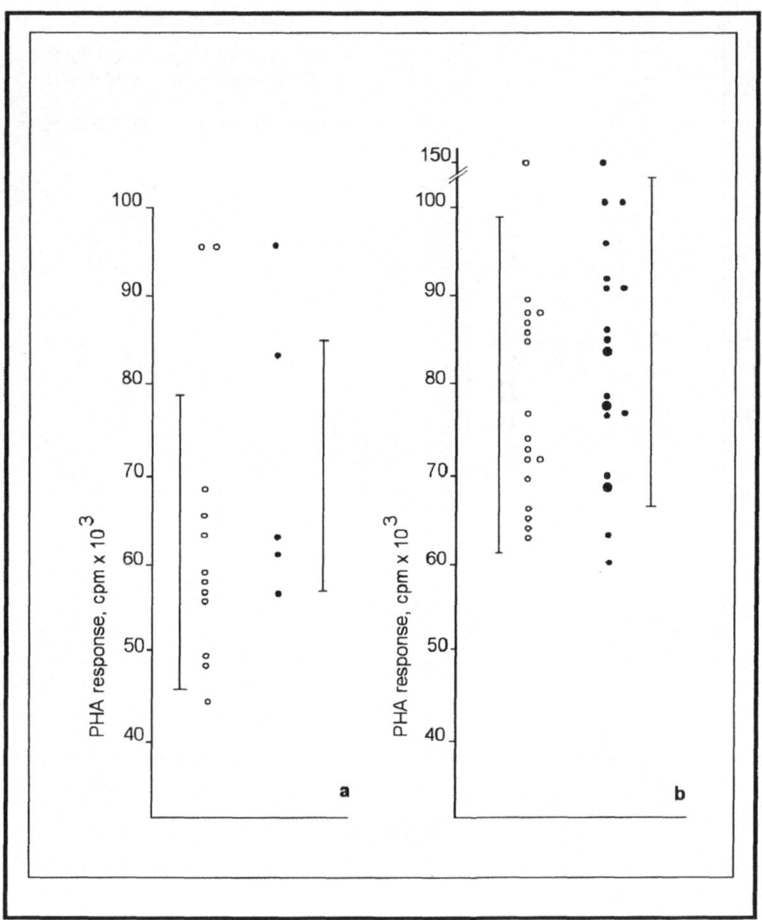

Abb. 54. Lymphoproliferative Reaktion auf Phytohämagglutinin (PHA), (599)

a). FBS:

volle Symbole: 8 elektive Aborte in HIV-seropositiven Patienten (16.-18. SSW)
leere Symbole: 16 normale Kontrollen (FBS in vergleichbaren SSW)

b). FBS:

volle Symbole: (26 Feten HIV-seropositiver Mütter), (32.-40. SSW)
leere Symbole: (19 Feten gesunder Mütter)

dicke volle Symbole: 4 Feten, die postnatal das AIDS Vollbild entwickelten

244

8.4 Blutgruppenantigene

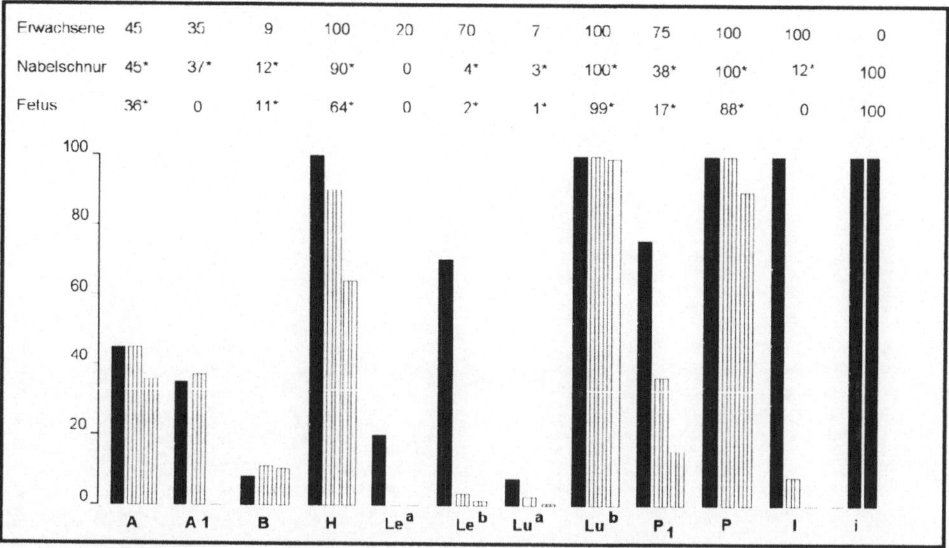

Abb. 55. Häufigkeit und Reaktivität von Blutgruppenantigenen bei Erwachsenen, zum Zeitpunkt der Geburt (Nabelschnur, n=72) und bei Feten (Fetus, n=72) zwischen der 18.-34. SSW. (davon 5.5% zwischen der 18.-20. SSW, 76.6% zwischen der 20. und 25. SSW. und 18% zwischen der 26.-34. SSW), (305)

Ziffern: Prozentsatz, mit dem die Antigene auftreten,

Balken allgemein: von links nach rechts erwachsene-, Nabelschnur- und fetale Blutproben,

Schwarze Balken: normale Antigenausprägung,

Sternchen, schraffierte Balken: ein variabler Anteil besitzt schwache Reaktivität.

9 Hormone

9.1 AFP

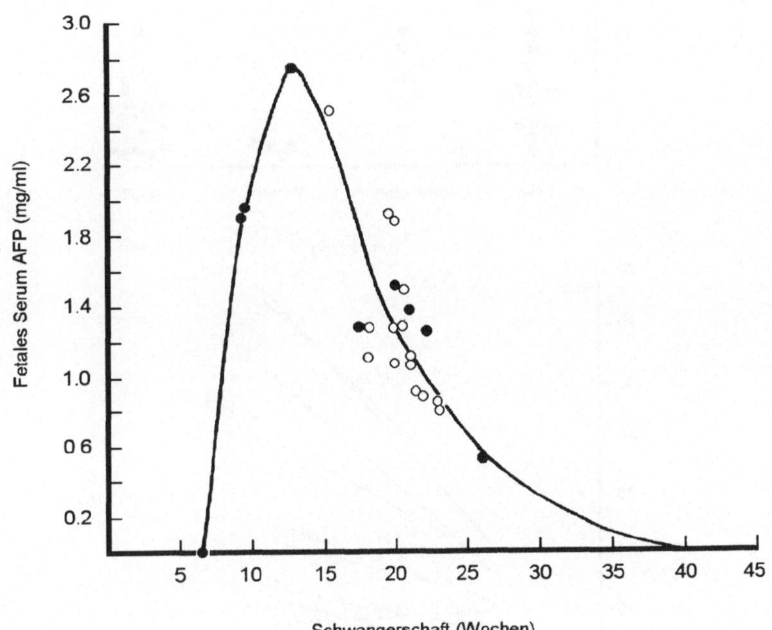

Abb. 56. Fetale Serum α **Fetoprotein (AFP)** Konzentrationen in Abhängigkeit vom Gestationsalter. Durch Nephelometrie gewonnene Werte (offene Kreise), durch Immunelektrophorese gewonnene Werte (volle Kreise). Um die 10. SSW beträgt das AFP ca. 2 mg/ml, (ohne Angaben von Fallzahlen), (281)

9.2 ANP

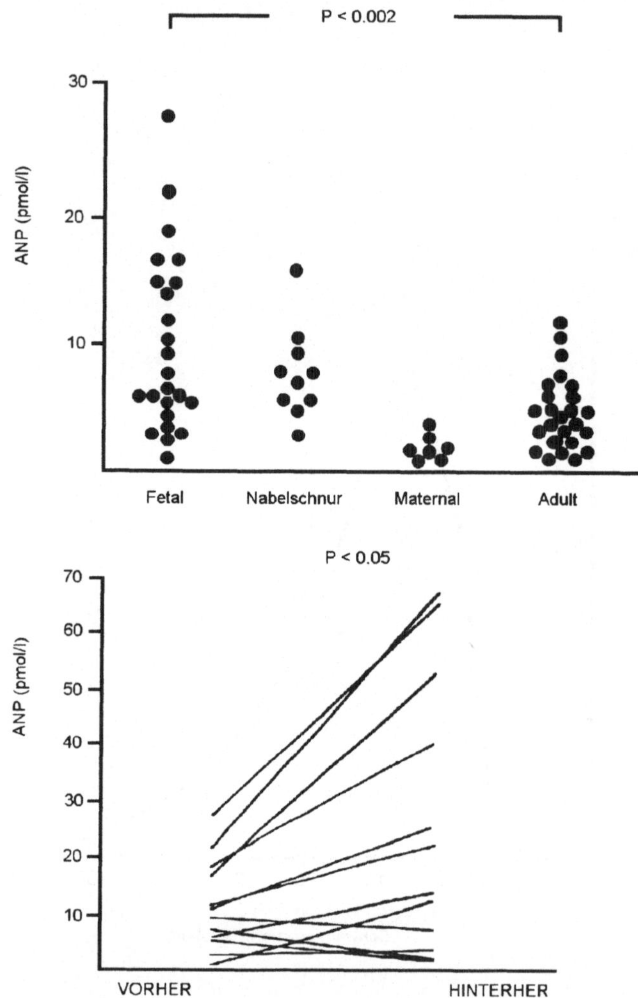

Abb. 57. Konzentration des **atrialen natriuretischen Peptides (ANP)** in der Umbilikalvene zwischen der 21. und 35. Schwangerschaftswoche (Fetal), aus der Nabelschnur zum Zeitpunkt der Geburt, aus dem mütterlichen Plasma (Maternal) und von normalen 18 bis 32 Jahre alten Erwachsenen (Adult).

ANP Konzentrationen vor und unmittelbar nach intravaskulären Bluttransfusionen bei 12 Feten mit Rhesusinkompatibilität. Posttransfusionem kommt es zu einem signifikanten Anstieg des ANP (582).

9.3   Cortisol, ACTH

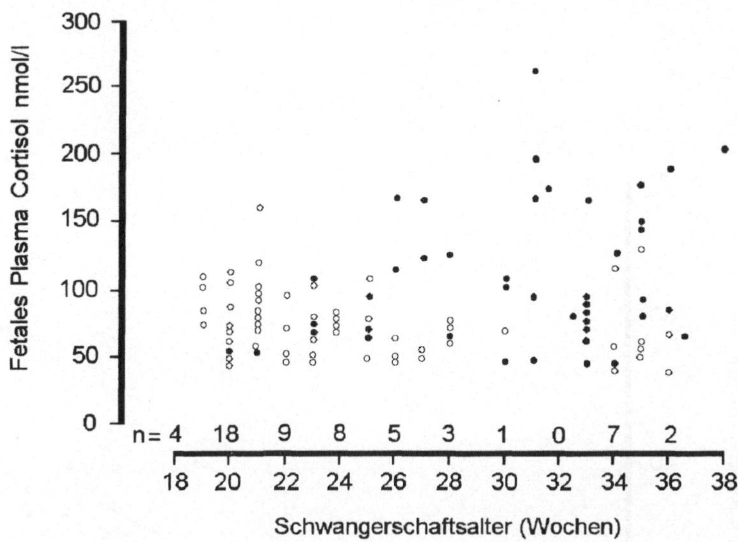

Abb. 58. Konzentrationen des fetalen **Cortisols** im Plasma in AGA (leere Kreise) und SGA Feten (volle Kreise) in Abhängigkeit vom Gestationsalter (n=4). (177)

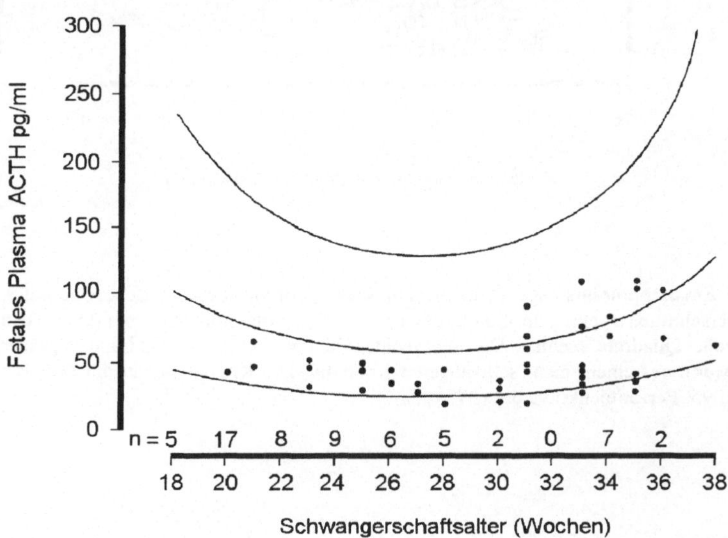

Abb. 59. Referenzwerte für fetale Plasma **ACTH** Spiegel in Abhängigkeit vom Gestationsalter (n=5), (177)

249

9.4   Erythropoietin

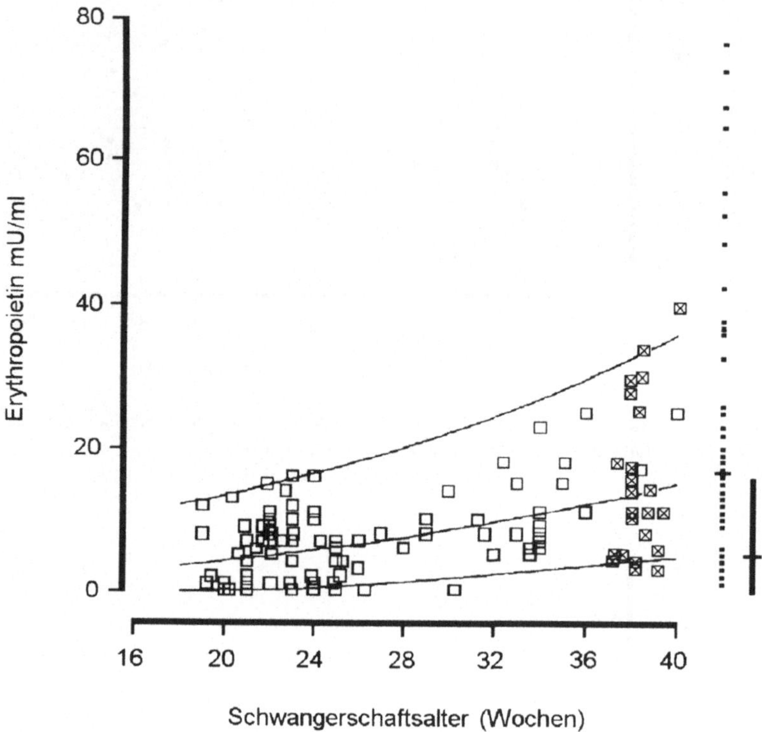

Abb. 60. Erythropoietinspiegel (mU/ml) aus fetalen Cordocentesen (offene Quadrate), (n=90), aus Kaiserschnitten (gekreuzte Quadrate), (n=30) und von individuellen mütterlichen Werten (kleine volle Quadrate rechts). Die senkrechte Gerade rechts am Bildrand repräsentiert die Referenzwerte aus einem nicht schwangeren Kollektiv. Die Kurven stellen die Mittelwerte bzw. die 5. und 95. Perzentilenkurve dar (375)

9.5 Schilddrüsenhormone

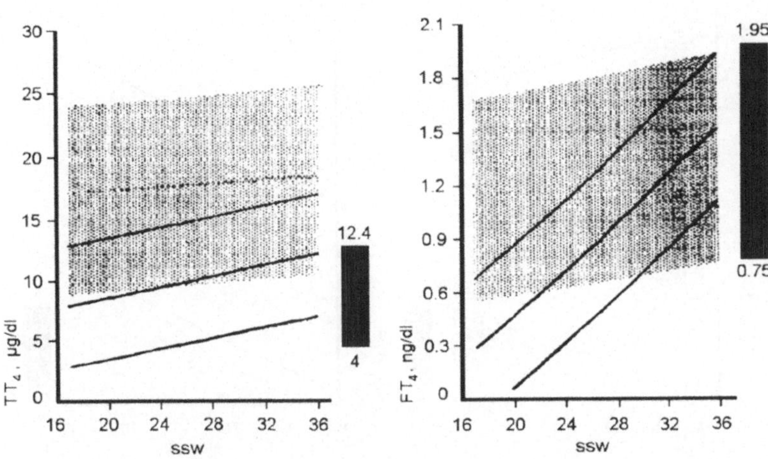

Abb. 61. Evolution der fetalen TT$_4$ und FT$_4$ Werte im Verlauf der Schwangerschaft. Schattierte Areale: 95% Wertebereich der mütterlichen Konzentrationen. Rechtecke: Normalwerte Erwachsener (n=46), (611)

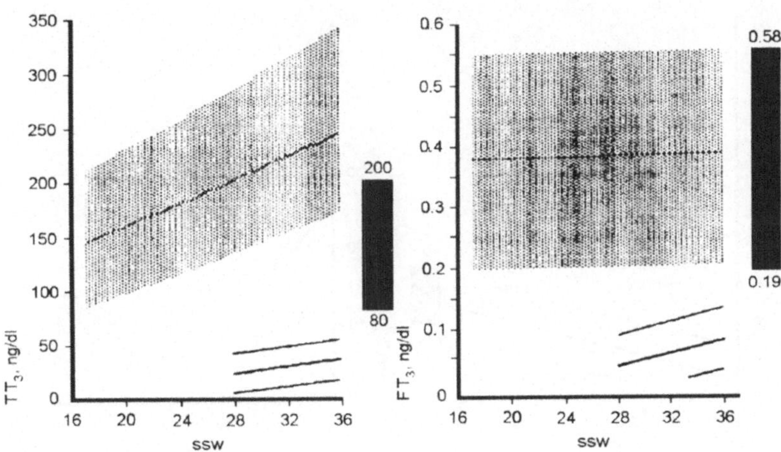

Abb. 62. Fetale TT$_3$ und FT$_3$ Werte im Verlauf der Schwangerschaft. Schattierte Areale: 95% Wertebereich der mütterlichen Konzentrationen. Rechtecke: erwachsene Normalwerte (n=46), (611)

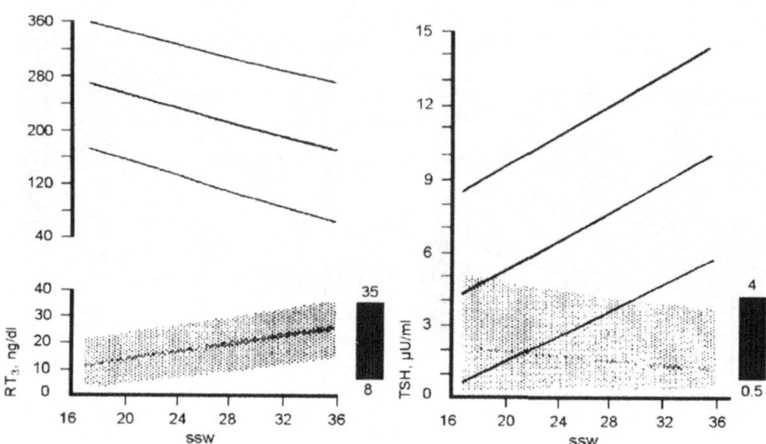

Abb. 63. Fetale **RT3** und **TSH** Konzentrationen im Verlauf der Schwangerschaft. Schattierte Areale: 95% Wertebereich der mütterlichen Konzentrationen. Rechtecke: erwachsene Normalwerte (n=46), (611)

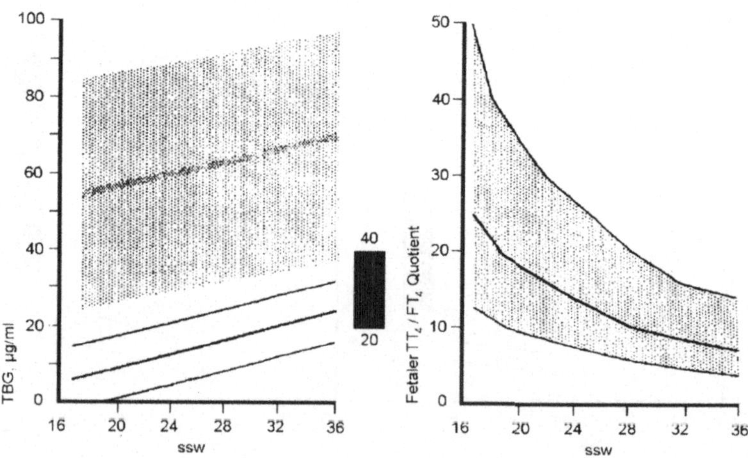

Abb. 64. Entwicklung der **TGB** Konzentration und des **TT4/FT4 Quotienten** im Verlauf der Schwangerschaft. Schattierte Areale: 95% Wertebereich der mütterlichen Konzentrationen. Rechtecke: erwachsene Normalwerte (n=46), (611)

Tabelle 76. Konzentrationen von **Schilddrüsenhormonen**, **TSH** und **TBG** aus fetalem Serum. TT_4 : totales Thyroxin, TT_3 : totales Triiodthyronin, FT_4 : freies Thyroxin, FT_3 : freies Triiodthyronin, RT_3 : reverses T_3, TSH: Thyreotropin, TBG: Thyroxin bindendes Globulin (611)

Hormone:	SSW:						
	<18 (n=3)	19-21 (n=12)	22-24 (n=12)	25-27 (n=7)	28-30 (n=6)	31-33 (n=3)	34-35 (n=3)
TT_4 (µg/dl)	9.97±0.90	7.79±2.02	8.73±3.13	10.17±2.91	9.28±2.13	10.50±2.17	11.03±1.4
FT_4 (ng/dl)	0.30±0.09	0.48±0.19	0.65±0.23	0.98±0.23	0.93±0.14	1.12±0.19	1.31±0.25
TT_3 (ng/dl)	<10	<10	<10	<10	18.5±10.7	20.1±15.1	22.1±15.8
FT_3 (ng/dl)	<0.03	<0.003	<0.03	<0.03	0.04±0.03	0.05±0.03	0.08±0.03
RT_3 (ng/dl)	253±30	251±44	231±46	174±64	231±50.4	180±60	170±80
TSH (µU/ml)	5.6±0.56	5.0±1.65	6.5±1.81	6.9±3.34	7.1±3.6	7.30±3.5	5.6±2.3
TBG (µg/ml)	7.23±2.40	8.13±5.54	8.51±3.83	13.97±4.99	14.37±2.58	15.5±4.6	17.1±5.51

10 Klinisch chemische Werte

10.1 Allgemeine Werte

Tabelle 77. Fetale **klinisch chemische Parameter** im frühen zweiten Trimester (18.-19. SSW, n=40), (575)

Glukose (mg/dL):	Cholesterol (mg/dL):	Triglyceride (mg/dL):	Protein (mg/dL)	
61.84 ± 15.26	60.60 ± 21.17	54.3 ± 16.83	2.47 ± 0.54	

Bilirubin (mg/dL):	LDH (U/L)	Amylase (U/L):	GOT (U/L):	GPT (U/L):
1.11 ± 0.39	369.66 ± 128.93	4.41 ± 2.56	24.16 ± 15.67	4.45 ± 2.00

Tabelle 78. Fetale **klinisch chemische Parameter** im zweiten Trimester (n=78), (238)

Glukose (g/L):	Cholesterol (g/L):	Harnsäure (mg/L):	Triglyceride (g/L):	Bilirubin (g/L):
0.78 ± 0.1	0.59 ± 0.11	29.9 ± 6.6	0.4 ± 0.1	15.8 ± 3.5

alkalische Phosphatase	γ GT (U/L):	Aspartat-Aminotransfe-rase:	Kreatinin (mg/L):	Calcium (mg/L):
260 ± 65	60 ± 34	17 ± 6.5	0.20 ± 0.03	93.96 ± 7.15

10.2 Aminosäuren

Tabelle 79. Normwerte für **Aminosäuren** von **AGA Feten**, Werte in µmol/L, Mittelwerte mit Standardabweichung (n=11), (112)

	Umbilikalvenenkonzentrationen:			Feto-maternale Konzentrationen:		
	2. Trimester	3. Trimester	p-Werte	2. Trimester	3. Trimester	p-Werte
Essentielle						
Valin	277.4 ± 14.6	251.1 ± 8.80	NS	1.8 ± 0.1	1.6 ± 0.0	<0.05
Leucin	118.0 ± 5.90	133.6 ± 6.10	NS	1.5 ± 0.1	1.5 ± 0.1	NS
Isoleucin	67.6 ± 2.9	67.6 ± 3.7	NS	1.8 ± 0.1	1.5 ± 0.1	<0.05
Threonin	275.7 ± 22.7	315.8 ± 17.6	NS	1.8 ± 0.1	1.6 ± 0.1	<0.01
Phenylalanin	70.3 ± 2.2	60.7 ± 1.8	<0.05	1.7 ± 0.1	1.8 ± 0.1	NS
Methionin	30.3 ± 0.9	24.3 ± 1.1	<0.01	2.2 ± 0.1	1.7 ± 0.1	<0.05
Lysin	382.7 ± 25.9	373.6 ± 10.8	NS	2.9 ± 0.1	2.7 ± 0.1	NS
Histidin	92.8 ± 8.6	109.6 ± 3.50	<0.05	1.3 ± 0.1	1.4 ± 0.1	NS
Arginin	73.0 ± 7.2	71.7 ± 7.4	NS	2.1 ± 0.1	2.4 ± 0.3	NS
Nicht-Essentielle						
Glutamin	448.6 ± 22.3	455.4 ± 20.3	NS	1.2 ± 0.0	1.3 ± 0.1	NS
Alanin	307.6 ± 11.1	323.9 ± 14.8	NS	1.3 ± 0.1	1.4 ± 0.1	NS
Glycin	155.0 ± 5.20	257.8 ± 15.6	<0.001	1.4 ± 0.1	2.3 ± 0.2	<0.001
Serin	148.9 ± 6.90	151.8 ± 14.0	NS	1.9 ± 0.1	1.7 ± 0.1	NS
Tyrosin	79.1 ± 4.9	58.9 ± 2.2	<0.001	2.0 ± 0.1	1.7 ± 0.2	<0.05
Ornithin	98.5 ± 6.5	87.6 ± 7.8	NS	2.4 ± 0.2	3.3 ± 0.5	<0.05
Taurin	116.0 ± 6.00	144.0 ± 20.5	NS	3.3 ± 0.4	3.1 ± 0.4	NS
Asparagin	7.10 ± 1.1	10.7 ± 1.4	NS	1.4 ± 0.3	2.3 ± 0.8	NS
Glutamat	46.40 ± 10.5	68.70 ± 13.1	NS	1.0 ± 0.1	0.8 ± 0.2	NS
Prolin	166.7 ± 16.2	144.1 ± 5.00	NS	1.7 ± 0.2	1.4 ± 0.0	<0.05
Hydroxyprolin	36.9 ± 4.2	28.1 ± 0.5	NS	NA	NA	NA

Tabelle 80. Plasma**aminosäuren** und **Carnitin** Konzentrationen bei unauffälligen Feten (Kontrolle) in unterschiedlichen Schwangerschaftswochen (58)

	Gestationsalter		
	16-24 SSW (n=38) (µmol/l)	25-32 SSW (n=25) (µmol/l)	33-36 SSW (n=13) (µmol/l)
Taurin	119 ± 36 (44-230)	113 ± 42 (75-256)	117 ± 49 (66-221)
Harnstoff	2530 ± 732 (1050-3870)	2457 ± 622 (1394-4112)	2467 ± 705 (1034-3431)
Aspartat	10 ± 5 (Spuren-25)	16 ± 20 (4-82)	11 ± 7 (3-24)
Threonin	230 ± 45 (149-338)	271 ± 61 (161-418)	260 ± 40 (176-302)
Serin	126 ± 25 (84-176)	138 ± 38 (63-217)	130 ± 16 (93-148)
Asparagin	61 ± 24 (7-160)	108 ± 50 (39-203)	111 ± 41 (41-173)
Glutamin	750 ± 287 (126-1550)	621 ± 227 (206-1143)	474 ± 230 (133-1038)
Prolin	196 ± 56 (90-396)	203 ± 58 (89-363)	182 ± 32 (136-260)
Glycin	163 ± 49 (88-376)	169 ± 46 (86-353)	177 ± 26 (125-212)
Alanin	293 ± 112 (142-726)	358 ± 154 (146-827)	284 ± 90 (135-498)
Citrullin	16 ± 6 (5-40)	13 ± 5 (5-22)	13 ± 5 (8-27)
Valin	226 ± 48 (138-355)	208 ± 45 (127-286)	200 ± 35 (136-280)
Methionin	32 ± 10 (15-61)	33 ± 10 (19-62)	30 ± 5 (22-39)
Isoleucin	65 ± 17 (32-107)	58 ± 18 (18-78)	59 ± 9 (41-72)
Leucin	110 ± 25 (42-166)	104 ± 26 (62-151)	101 ± 15 (73-118)
Tyrosin	63 ± 17 (35-107)	70 ± 17 (42-103)	72 ± 16 (49-100)
Phenylalanin	64 ± 16 (25-104)	71 ± 14 (55-121)	72 ± 11 (58-93)
Ammoniak	98 ± 38 (29-183)	97 ± 58 (30-286)	96 ± 53 (30-185)
Ornithin	122 ± 41 (54-244)	109 ± 36 (51-197)	100 ± 28 (64-156)
Lysin	351 ± 66 (248-485)	347 ± 65 (251-468)	312 ± 61 (163-397)
Histidin	111 ± 27 (59-198)	109 ± 17 (79-137)	112 ± 14 (94-142)
Arginin	80 ± 27 (23-122)	88 ± 31 (31-145)	94 ± 28 (38-136)
Carnitin:			
freies	20 ± 7 (7-35) (n=19)	18 ± 9 (5-36) (n=17)	19 ± 8 (10-33) (n=12)
gesamt	37 ± 15 (18-68) (n=9)	36 ± 12 (21-57) (n=7)	31 ± 9 (20-42) (n=6)

Tabelle 81. Die **feto-maternalen** Quotienten von Plasmaaminosäuren und Carnitin Konzentrationen bei normalen Kontrollschwangerschaften in unterschiedlichen Schwangerschaftswochen (58)

Gestationsalter

	16-24 SSW (n=37) (µmol/l)	25-32 SSW (n=25) (µmol/l)	33-36 SSW (n=13) (µmol/l)
Taurin	1.86 ± 0.82 (0.37-3.34)	2.09 ± 0.81 (0.50-3.58)	1.54 ± 0.59 (0.69-2.75)
Harnstoff	1.18 ± 0.26 (0.68-2.02)	1.02 ± 0.15 (0.68-1.36)	0.97 ± 0.13 (0.69-1.14)
Aspartat	0.98 ± 0.48 (0.40-2.50)	1.06 ± 0.84 (0.11-4.55)	0.68 ± 0.40 (0.25-1.75)
Threonin	1.71 ± 0.27 (1.09-2.45)	1.67 ± 0.27 (1.17-2.15)	1.50 ± 0.25 (0.98-1.88)
Serin	1.41 ± 0.35 (0.78-2.27)	1.41 ± 0.35 (0.63-1.89)	1.33 ± 0.35 (0.82-2.13)
Asparagin	1.08 ± 0.33 (0.22-2.11)	1.05 ± 0.26 (0.28-1.47)	1.01 ± 0.21 (0.66-1.52)
Glutamin	1.14 ± 0.39 (0.26-2.08)	1.09 ± 0.20 (0.78-1.56)	0.90 ± 0.33 (0.22-1.32)
Prolin	1.57 ± 0.48 (0.61-2.68)	1.35 ± 0.27 (0.79-2.12)	1.14 ± 0.21 (0.92-1.58)
Glycin	1.28 ± 0.36 (0.82-2.67)	1.22 ± 0.27 (0.61-1.70)	1.43 ± 0.37 (0.90-2.23)
Alanin	1.37 ± 0.29 (0.83-2.32)	1.38 ± 0.31 (0.78-2.17)	1.04 ± 0.32 (0.59-1.71)
Valin	1.64 ± 0.31 (0.77-2.22)	1.60 ± 0.38 (1.13-2.07)	1.48 ± 0.30 (1.02-1.98)
Methionin	1.84 ± 0.70 (0.75-3.78)	1.72 ± 0.52 (1.04-2.95)	1.46 ± 0.47 (1.00-2.78)
Isoleucin	1.46 ± 0.36 (0.85-2.17)	1.32 ± 0.39 (1.49-1.97)	1.44 ± 0.33 (0.89-1.97)
Leucin	1.32 ± 0.41 (0.56-2.22)	1.30 ± 0.41 (0.64-2.02)	1.34 ± 0.38 (0.78-1.85)
Tyrosin	2.08 ± 0.42 (1.21-2.83)	1.84 ± 0.33 (1.10-2.47)	1.76 ± 0.30 (1.19-2.49)
Phenylalanin	1.59 ± 0.45 (0.69-2.85)	1.66 ± 0.34 (1.10-2.44)	1.55 ± 0.38 (0.93-2.38)
Ammoniak	1.53 ± 0.48 (0.80-3.03)	1.54 ± 0.65 (0.45-3.13)	1.65 ± 0.64 (0.82-2.83)
Ornithin	2.46 ± 0.66 (1.26-3.76)	2.39 ± 0.57 (1.10-3.67)	2.49 ± 0.88 (0.97-4.14)
Lysin	2.41 ± 0.41 (1.41-3.15)	2.48 ± 0.63 (0.94-3.56)	2.45 ± 0.83 (1.08-4.33)
Histidin	1.12 ± 0.36 (0.37-2.05)	1.20 ± 0.34 (0.40-1.80)	1.17 ± 0.28 (0.69-1.64)
Arginin	1.64 ± 0.89 (0.49-5.50)	2.12 ± 1.35 (0.53-7.11)	2.30 ± 1.17 (0.64-3.88)
Carnitin:			
freies	0.82 ± 0.39 (0.37-1.59) (n=17)	0.64 ± 0.25 (0.28-1.12) (n=16)	0.91 ± 0.51 (0.43-2.27) (n=12)
gesamt	1.04 ± 0.34 (0.56-1.39) (n=7)	0.85 ± 0.17 (0.65-1.09) (n=6)	0.92 ± 0.25 (0.50-1.24) (n=6)

Tabelle 82. Konzentrationen von **Aminosäuren** aus Umbilikalvenenplasma (μmol/l) in **AGA** und **SGA Feten** (n=62), (181)

| | AGA Gruppe | | | | | | SGA Gruppe | |
| | | | | Veränderungen in Abhängigkeit vom Gestationsalter | | | | |
Aminosäure	Mittelwert	95% Bereich	r	Konstante	Steigung	Residual SD	Mittelwert	95% Bereich
essentielle								
Valin	218	139-295	-0.41	299	-3.13	40	194	126-262
Leucin	106	62-150	-0.33	142	-1.35	22	100	54-146
Isoleucin	61	29-93	-0.31	85	-0.89	16	57	29-85
Threonin	252	150-354	0.21	-	-	51	229	127-331
Phenylalanin	68	40-96	0.24	-	-	14	63	41-85
Methionin	31	15-47	-0.08	-	-	8	29	11-47
Lysin	345	217-473	-0.15	-	-	64		
Histidin	108	64-152	0.17	-	-	22	114	68-160
Arginin	88	34-142	0.03	-	-	27	66	10-122
nicht essentielle								
Glutamin	633	175-1091	-0.45	1154	-20	231		
Alanin	322	78-566	0.08	-	-	122	360	78-642
Glycin	163	105-221	0.15	-	-	29	222	90-354
Serin	133	75-191	0.09	-	-	29	106	60-152
Tyrosin	70	32-118	0.12	-	-	19	61	37-85
Ornithin	110	40-180	-0.10	-	-	35	97	15-179
Taurin	111	84-146	-0.12	-	-	0.026	41	60-114
Aspartat	8	5-13	0.22	-	-	0.118	10	6-17
Glutamat	86	37-201	-0.37	-	-	58	98	49-195
Prolin	196	80-312	-0.09	-	-	0.090	217	129-305
Asparagin	88	57-136	0.40	1.53	0.014	0.19	59	43-81
Citrullin	15	5-25	-0.28	20.3	-0.22	4.5	14	4-24

Fortsetzung Tabelle 82.

	AGA Gruppe			Veränderungen in Abhängigkeit vom Gestationsalter			SGA Gruppe	
Aminosäure	Mittelwert	95% Bereich	r	Konstante	Steigung	Residual SD	Mittelwert	95% Bereich
alle	3200	2320-4080	-0.18	-	-	440	3098	2038-4158
essentielle	1283	919-1648	-0.20	-	-	182	1127	779-1475
nichtessentielle	1967	1253-2681	-0.12	-	-	357	1949	1067-2831
nichtessentielle/ essentielle	1.57	0.99-2.15	0.09	-	-	0.29	1.71	0.95-2.47
basische	668	488-848	-0.17	-	-	90	594	386-802
polare	1343	829-1857	-0.29	1694	-13	255	1320	800-1840
unpolare	413	185-641	0.10	-	-	114	452	152-752
verzweigtkettige	385	243-527	-0.40	526	-5.4	71	351	225-477

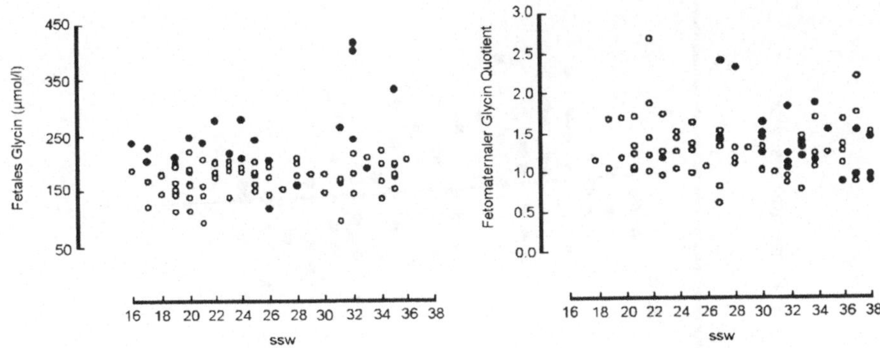

Abb. 65. *links*: Plasma **Glycin** Konzentrationen bei AGA (offene Kreise), (n=62) und SGA Feten (volle Kreise), (n=28); *rechts*: **Fetomaternaler Glycin Quotient** bei AGA (offen Kreise) und SGA (volle Kreise) Schwangerschaften (180)

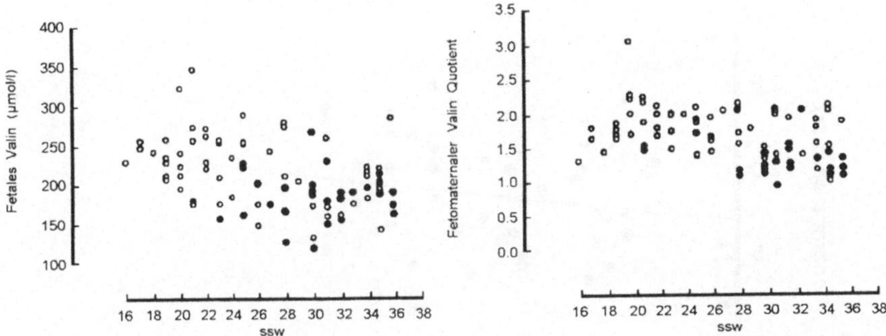

Abb. 66. *links*: Plasma **Valin** Konzentrationen bei AGA (offene Kreise), (n=62) und SGA Feten (volle Kreise), (n=28); *rechts*: **Fetomaternaler Valin Quotient** bei AGA (offene Kreise), und SGA Schwangerschaften (volle Kreise) (180)

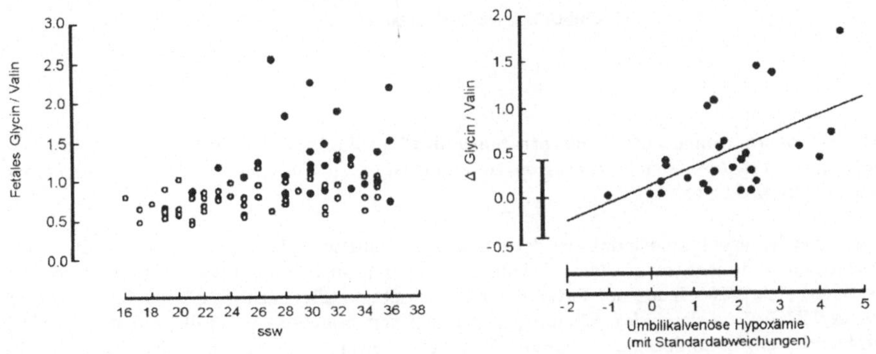

Abb. 67. *links*: Plasma **Glycin/Valin Quotient** bei AGA (offene Kreise), (n=62) und bei SGA Feten (volle Kreise), (n=28). *rechts*: Verhältnis zwischen dem Δ **Glycin/Valin Quotient** und dem Grad der **Hypoxämie** aus Umbilikalvenenblut von SGA Feten (r=0.53; p<0.01), (n=28), (180)

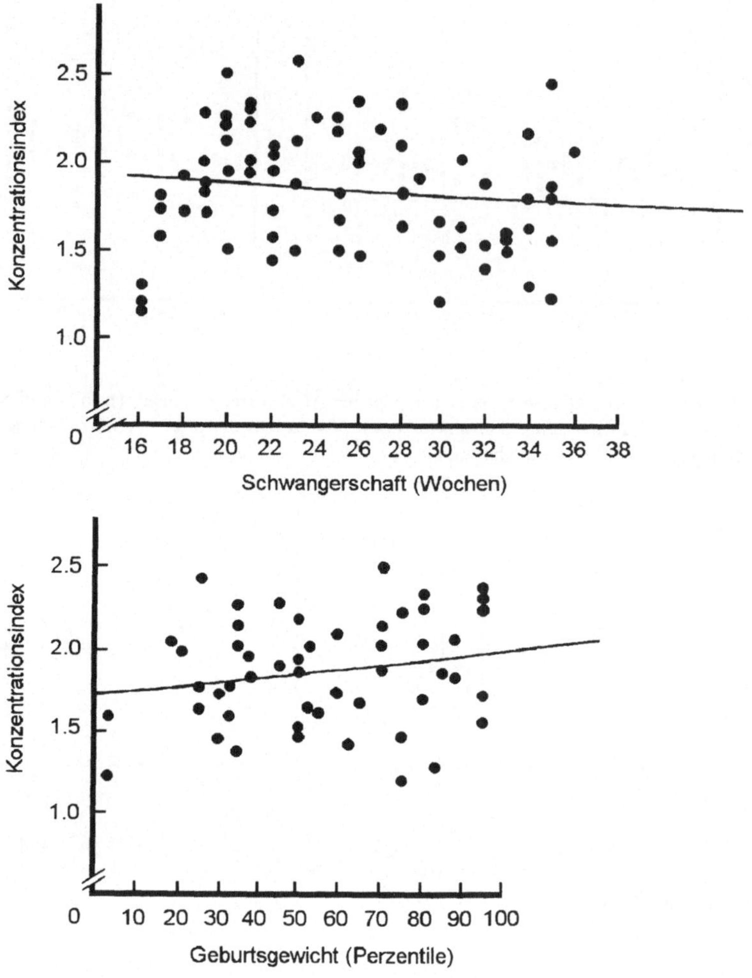

Abb. 68. *obere*: Aminosäure "**Konzentrationsindex**" als Funktion des *Gestationsalters* von AGA Feten (n=75). *untere*: Aminosäure "Konzentrationsindex" als Funktion des *Geburtsgewichts* von AGA Feten (n=51), (58)

Der fetale "Konzentrationsindex" ist der numerische Mittelwert der feto-maternalen Ratio von 6 essentiellen und nicht essentiellen konzentrierten Amnionsäuren. In normalen Schwangerschaften verändert sich dieser Index mit fortschreitendem Gestationsalter nicht (1.83 ± 0.42), auch nicht bei der IUGR, wo der Index allerdings bemerkenswert erniedrigt ist (1.46 ± 0.38), p<0.001. Während der Cordocentese kann Material gewonnen werden, um den fetalen "Konzentrationsindex" zu bestimmen. Dies kann die Entwicklung von Strategien fördern, bei IUGR zu intervenieren, bevor es zum Auftreten von schwerer Hypoxie und morphometrischen Veränderungen beim Feten kommt (58).

10.3 Glukose

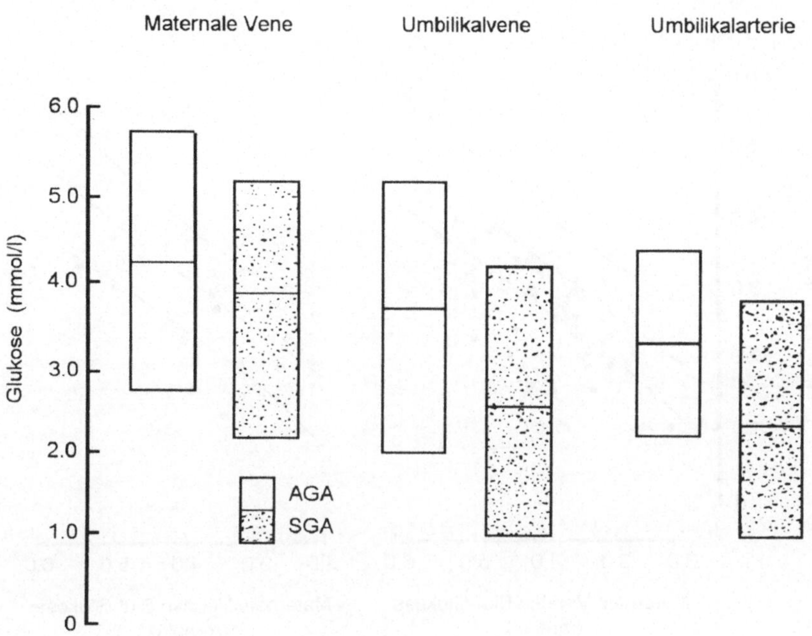

Abb. 69. Blut**glukose**konzentrationen (Mittelwert ± 2 Standardabweichungen) aus mütterlichem Venenblut, Umbilikalvene und - arterie bei AGA (n=122) und SGA Feten (n=63), (178)

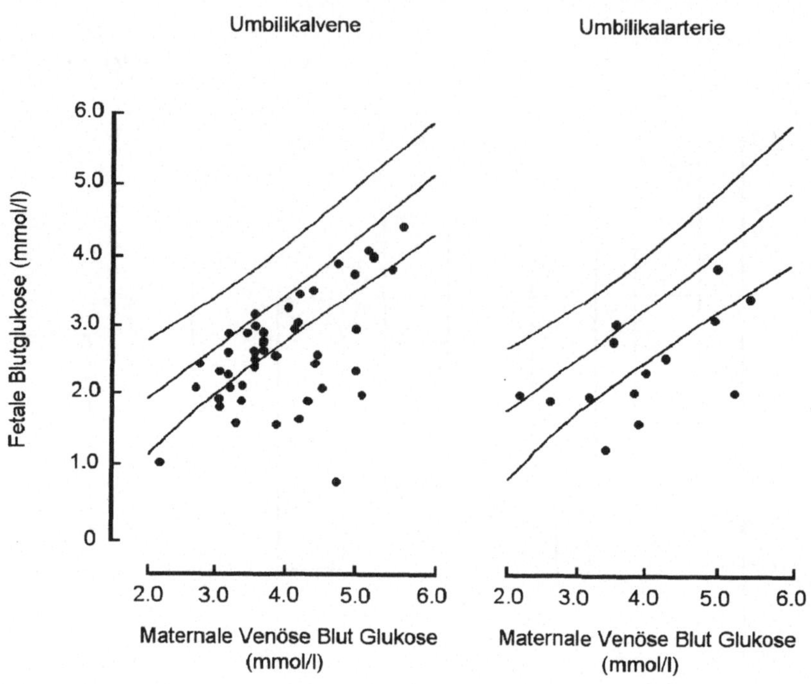

Abb. 70. Glukose Konzentrationen in Umbilikalvenen und - arterien in Abhängigkeit mütterlicher Venenblut Glukosespiegel bei SGA Feten (n=63), (178)

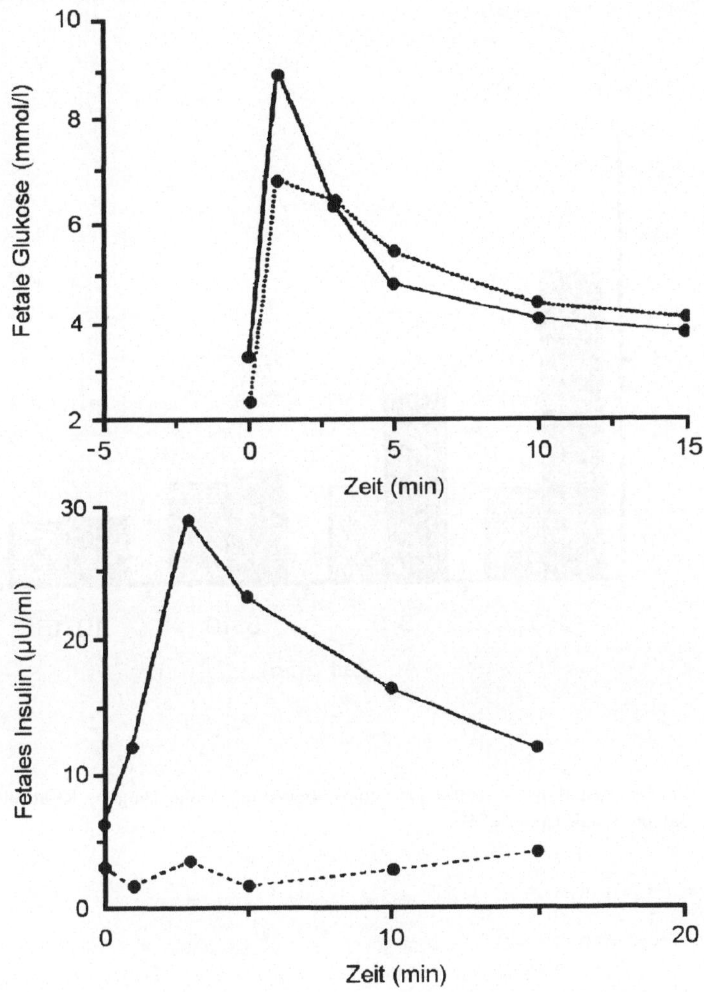

Abb. 71. (durchgezogene Linie: Kontrolle, n⁼5; gepunktete Linie: IUGR, n=4), *obere*: Mittelwerte der fetalen **Glukose**spiegel während des fetalen iv. Belastungstests, *untere*: Mittelwerte der fetalen **Insulin**spiegel während des fetalen iv. Belastungstests (559)

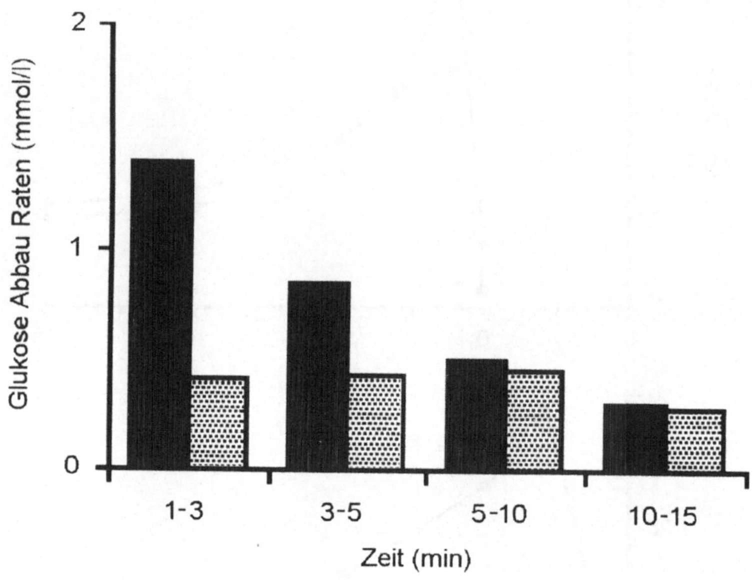

Abb. 72. Glukose Abfall nach fetaler iv. Glukosebelastung, volle Balken: Kontrollen (n=5); gemusterte Balken: IUGR (n=4), (559)

Tabelle 83. Mittelwerte und Wertebereich von fetalen **Glukose** und **Insulin Spiegeln** (mmol/l bzw. µU/ml) während des **intravenösen Glukosetoleranztest** beim Feten. <u>Kontrollgruppe</u>: n=5 Feten ohne Wachstumsretardierung, 26-33 SSW. (im Mittel 28.4); <u>IUGR</u>: n=4 Feten mit einem Gewicht unterhalb der 5. Perzentile und pathologischen Mustern im umbilikalen Doppler, 26-28 SSW (im Mittel 27.0), (559)

	Glukose (mmol/l):		Insulin (µU/ml):	
Zeit:	Kontrollen:	IUGR:	Kontrollen:	IUGR:
0'	3.2	2.3	6.2	3.1
	(2.4-3.3)	(1.6-2.8)	(2.0-8.2)	(1.0-4.1)
1'	9.0	6.8	12	1.6
	(7.2-10.9)	(4.4-9.4)	(2.0-18.0)	(1.0-4.6)
3'	6.3	6.4	29	3.4
	(5.1-8.2)	(4.5-6.8)	(3.0-41)	(1.0-7.0)
5'	4.8	5.4	23	1.6
	(4.1-7.8)	(3.9-6.1)	(2.0-38.0)	(1.0-4.1)
10'	4.1	4.4	16.5	2.7
	(3.1-5.6)	(4.3-4.5)	(6.2-21.0)	(2.2-3.3)
15'	3.8	4.1	12.0	4.0
	(3.8-3.9)		(6.0-20.0)	

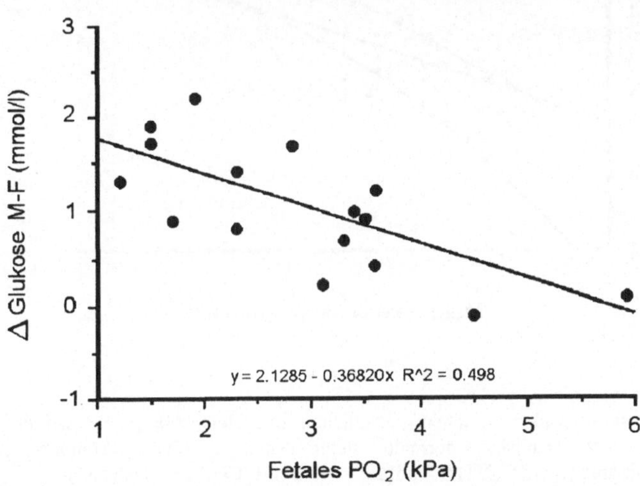

Abb. 73. Inverse Korrelation zwischen fetalem **pO2** und dem materno-fetalen (M-F) **Glukosegradient** bei IUGR Feten (n=16), (557)

Tabelle 84. Mittelwerte der maternalen und fetalen Glukosekonzentrationen und mittlerer materno-fetale Glukosegradient. Gruppe **I**: normale Feten; Gruppe **II**: Feten mit Rhesusimmunisierung; Gruppe **III**: Feten mit intrauteriner Wachstumsretardierung. Δ **m-f**: mütterliche minus fetale Glukosekonzentration (557)

	Gruppe I (n=25)	Gruppe II (n=13)	Gruppe III (n=16)
Mütterliche Glc Konzentration (mmol/l)			
Mittelwert:	3.8	3.8	3.7
Standardabweichung:	0.6	0.6	1.1
Fetale Glc Konzentration (mmol/l)			
Mittelwert:	3.5	3.8	2.7
Standardabweichung:	0.5	0.7	1.1
Δ Glc **materno-fetal** (mmol/l)			
Mittelwert:	0.34	- 0.04	1.02
Standardabweichung:	0.49	0.53	0.67

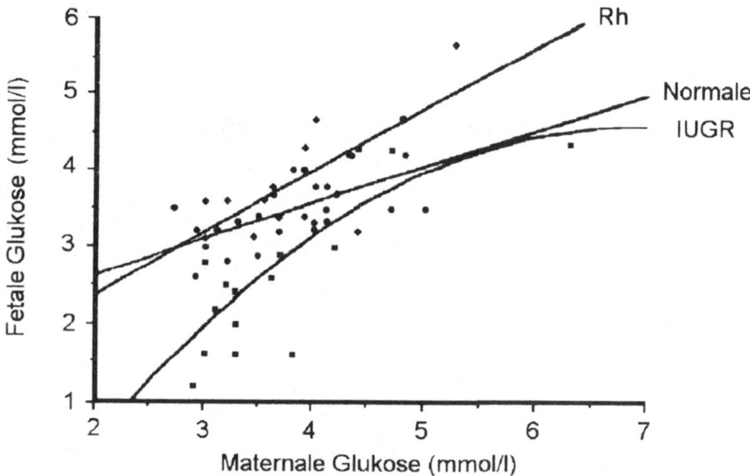

Abb. 74. Regressionsgeraden zwischen mütterlichen und fetalen **Glukose**konzentrationen in den drei Gruppen: (**I**) (Kreise): normale Feten (n=25); (**II**) (Rhomben): Feten mit Rhesusimmunisierung (n=13); (**III**) (Quadrate): Feten mit IUGR (n=16), (557)

10.4 Plasmaproteine

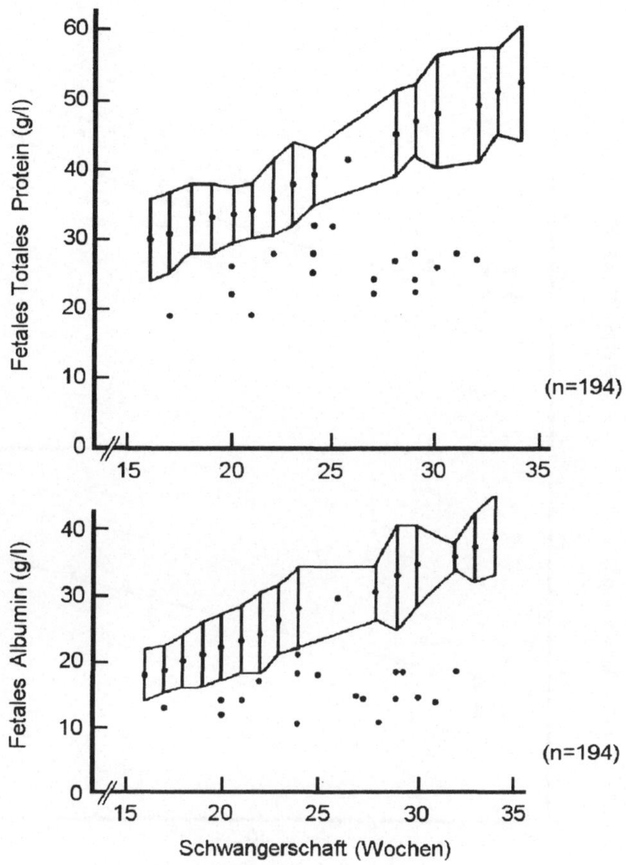

Abb. 75. fetales gesamtes Plasma**protein** und **Albumin**, 18 Feten mit unerklärtem Hydrops fetalis, Referenzwerte aus 194 normalen Kontrollen (537)

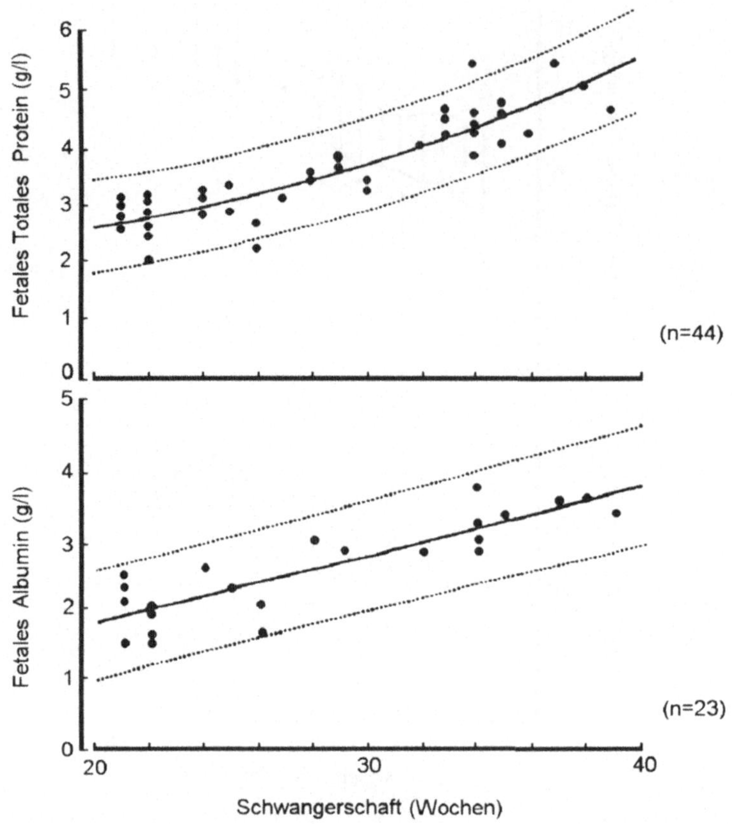

Abb. 76. Verlauf des totalen Plasma**proteins** und des **Albumins** während der Schwangerschaft bei normalen Feten (734)

10.5 Triglyceride

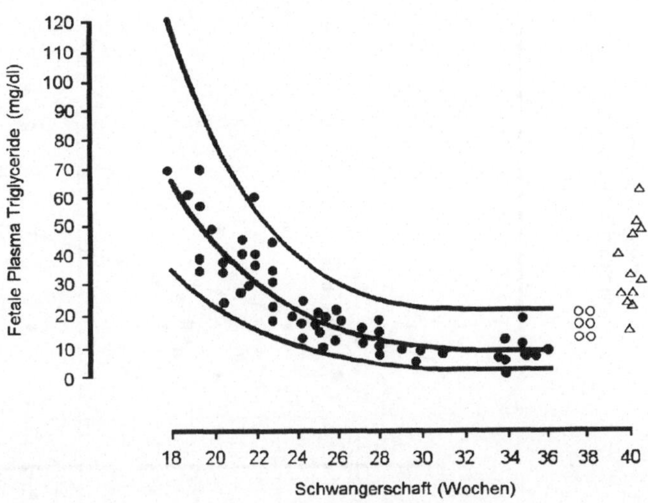

Abb. 77. Plasma **Triglycerid**konzentrationen von 54 AGA Feten in Abhängigkeit vom Gestationsalter (volle Kreise), von 6 elektiven Kaiserschnitten (leere Kreise) und von 12 Spontanentbindungen am Termin (Dreiecke), (182)

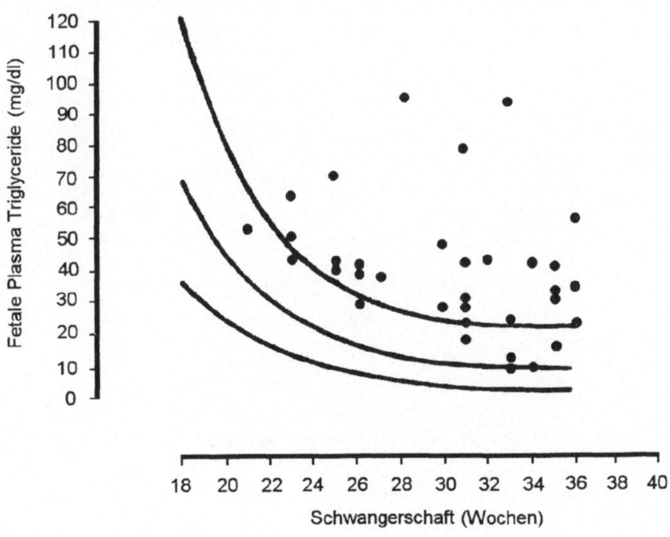

Abb. 78. Plasma **Triglycerid**konzentrationen von 35 SGA Feten mit entsprechenden Referenzwertkurven (182)

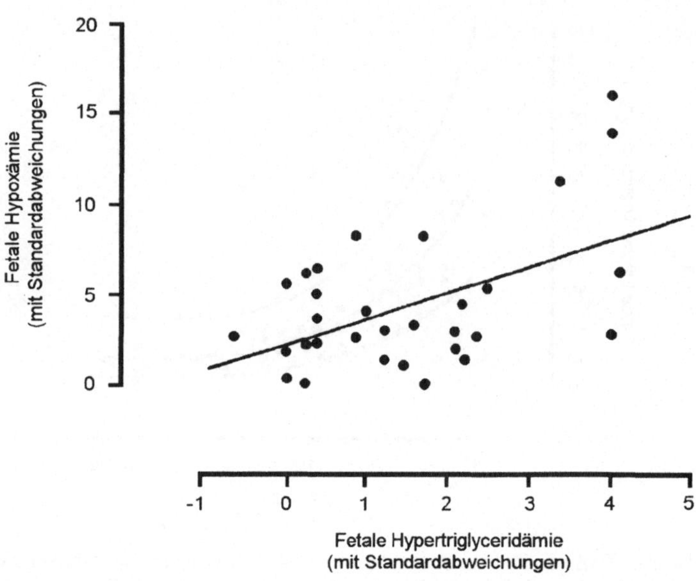

Abb. 79. Verhältnis der **Hypoxämie** zur **Hypertriglyceridämie** bei 35 SGA Feten (182)

11 Umrechnungstabellen zwischen SI (International System of Units) und konventionellen Einheiten

11.1 Umrechnungstabellen

Tabelle 85. Umrechnungstabelle zwischen konventionellen und SI-Einheiten (102)

Konventionelle Einheiten	$\times$ Faktor	= SI Einheiten	Konventionelle Einheiten	$\times$ Faktor	= SI Einheiten
Gramm g/mL	$\dfrac{10^{15}}{mw}$	pmol/L	Milligramm mg/100 mL	10^{-2}	g/L
g/100 mL	10	g/L	mg/100 mL	$\dfrac{10^{-2}}{mw}$	mol/L
g/100 mL	$\dfrac{10}{mw}$	mol/L	mg/100 mL	$\dfrac{10}{mw}$	mmol/L
g/100 mL	$\dfrac{10^{4}}{mw}$	mmol/L	mg/100 mL	$\dfrac{10^{4}}{mw}$	µmol/L
g/d	$\dfrac{1}{mw}$	mol/d	mg/100 g	10	mg/kg
g/d	$\dfrac{10^{3}}{mw}$	mmol/d	mg/100 g	$\dfrac{10}{mw}$	mmol/kg
g/d	$\dfrac{10^{9}}{mw}$	nmol/d	mg/d	$\dfrac{1}{mw}$	mmol/d
			mg/d	$\dfrac{10^{3}}{mw}$	µmol/d
Microgramm µg/100 mL	$\dfrac{10}{mw}$	µmol/L	Milliliter mL/100 g	10	mL/kg
µg/d	$\dfrac{1}{mw}$	µmol/d	mL/min	1.667×10^{-2}	mL/s
µg/d	$\dfrac{10^{3}}{mw}$	nmol/d	Millimeter Quecksilbersaule mm Hg	1 333	mbar
Picogramm pg	$\dfrac{10^{3}}{mw}$	fmol	mm Hg	0.133	kPa
pg/mL	$\dfrac{10^{3}}{mw}$	pmol/L	Minute min	60	s
			min	0.06	ks
Milliäquivalent mEq/L	$\dfrac{1}{valence}$	mmol/L	Prozent %	10^{-2}	1 (unit)
mEq/kg	$\dfrac{1}{valence}$	mmol/kg	% (g/100 g)	10	g/kg
mEq/d	$\dfrac{1}{valence}$	mmol/d	% (g/100 g)	10^{2}	kg/kg
			% (g/100 mL)	10	g/L
			% (g/100 mL)	$\dfrac{10}{mw}$	mol/L
			% (g/100 mL)	$\dfrac{10^{4}}{mw}$	mmol/L
			% (mL/100 mL)	10^{-2}	L/L

d:	day (Tag)		k:	kilo (Kilo)	(10^{3})
Eq:	equivalent (Äquivalent)		m:	milli (Milli)	(10^{-3})
g:	gram (Gramm)		µ:	micro (Mikro)	(10^{-6})
L:	liter (Liter)		n:	nano (Nano)	(10^{-9})
min:	minute (Minute)		p:	pico (Pico)	(10^{-12})
mw:	molecular weight (Molekulargewicht)		f:	femto (Femto)	(10^{-15})
Pa:	pascal (Pascal)				
s:	second (Sekunde)				
valence:	Valenz (Wertigkeit)				

Tabelle 86. Umrechnungstabelle zwischen konventionellen und SI-Einheiten (591)

Substrat:	Konventionelle Einheiten:	Multiplikation mit: Konventionelle in SI:	SI in Konventionelle:	SI Einheit:
Acetaminophen:	µg/mL	6.61	0.151	µmol/L
Acetoacetat:	mg/L	9.8	0.102	µmol/L
N-Acetylprocainamid:	µg/mL	3.60	0.277	µmol/L
ACTH:	ng/L	0.22	4.507	pmol/L
AFP (α-Fetoprotein):	ng/mL	14.7	0.068	pmol/L
Albumin:	g/100 mL	144.9	0.0069	µmol/L
Alkohol (Ethanol):	µg/mL	21.7	0.0461	µmol/L
Aluminium:	µg/L	0.037	27	µmol/L
Aminoglykoside:				
• Amikacin	µg/mL	1.708	0.585	µmol/L
• Gentamycin	µg/mL	2.07	0.484	µmol/L
• Kanamycin	µg/mL	2.07	0.484	µmol/L
• Netilmicin	µg/mL	2.01	0.475	µmol/L
• Streptomycin	µg/mL	1.72	0.581	µmol/L
• Tobramycin	µg/mL	2.14	0.467	µmol/L
δ - Aminolaevulinsäure:	ng/mL	7.63	0.131	nmol/L
Ammoniak:	µg/L	0.059	17	µmol/L
Antikonvulsiva:				
• Carbamazepin	µg/mL	4.23	0.23	µmol/L
• Ethosuximid	µg/mL	7.08	0.14	µmol/L
• Phenobarbital	µg/mL	4.31	0.23	µmol/L
• Phenytoin	µg/mL	3.96	0.25	µmol/L
• Primidon	µg/mL	4.58	0.22	µmol/L
• Valproinsäure	µg/mL	6.93	0.14	µmol/L
Arsen:	µg	0.0133	74.92	µmol
Barbiturate:				
• Amobarbital	µg/mL	4.42	0.226	µmol/L
• Butabarbital	µg/mL	4.27	0.234	µmol/L
• Pentobarbital	µg/mL	4.42	0.226	µmol/L
• Phenobarbital	µg/mL	4.31	0.232	µmol/L
• Secobarbital	µg/mL	3.85	0.260	µmol/L
Benzodiazepine:				
• Diazepam	ng/mL	3.52	0.284	nmol/L
Bilirubin:	mg/100 mL	17.1	0.059	µmol/L
Blei:	µg/L	4.83	0.207	nmol/L
Bromid:	µg/mL	0.0125	80	mmol/L
Cadmium:	µg/L	8.93	0.112	nmol/L
Calcitonin:	pg/mL	0.286	3.5	pmol/L
Calcium:	mg/100 mL	0.25	4	mmol/L
β Caroten:	µg/mL	1.87	0.536	µmol/L
Catecholamine:				
• Noradrenalin	pg/mL	5.46	0.183	pmol/L
• Adrenalin	pg/mL	5.91	0.169	pmol/L
• Dopamin	pg/mL	6.53	0.153	pmol/L
Chlorid:	mEq/L	1	1	mmol/L
Cholesterol:	mg/100 mL	0.026	38.7	mmol/L
Chrom:	µg/L	19.2	0.052	nmol/L
Coeruloplasmin:	mg/L	0.0067	150	
Coffein:	µg/L	5.15	0.194	µmol/L

Substrat:	Konventionelle Einheiten:	Multiplikation mit: Konventionelle in SI:	SI in Konventionelle:	SI Einheit:
Cortisol:	µg/100 mL	0.0276	36.2	µmol/L
Creatin:	mg/L	7.63	0.131	µmol/L
Creatinin:	mg/100 mL	88.4	0.0113	µmol/L
Cyclosporin:	ng/mL	0.000832	1208	µmol/L
DHEA:	ng/mL	3.47	0.288	nmol/L
DHEA-S:	ng/mL	2.71	0.368	nmol/L
Digitoxin:	ng/mL	1.31	0.765	nmol/L
Digoxin:	ng/mL	1.28	0.781	nmol/L
Eisen:	µg/100 mL	0.179	5.58	µmol/L
Ethchlorvynol:	mg/L	6.92	0.145	µmol/L
Ethylenglykol:	mg/L	16.1	0.062	µmol/L
Ferritin:	µg/L	2.24	0.445	pmol/L
Folsäure:	µg/100 mL	22.7	0.044	nmol/L
Formiminoglutaminsäure:	mg/L	5.74	0.174	µmol/L
Gallensäuren:				
• Cholsäure	ng/mL	2.45	0.409	nmol/L
• Cheno-desoxycholsäure	ng/mL	2.55	0.393	nmol/L
Glukose:	mg/100 mL	0.055	18.0	mmol/L
Haptoglobin:	mg/100 mL	0.118	8.47	µmol/L
Harnsäure:	mg/100 mL	59.5	0.0168	µmol/L
Harnstoff:	mg/100 mL	0.166	6.01	mmol/L
Harnstoff N:	mg/100 mL	0.356	2.81	mmol/L
hCG:	U/L	-	-	-
HDL Cholesterol:	mg/100 mL	0.026	38.7	mmol/L
5-HIAA:	mg	5.23	0.19	µmol/L
Homovanillinsäure:	mg	5.43	0.182	µmol/L
β - Hydroxybuttersäure:	mg/L	0.0096	104	mmol/L
Ig Globuline:				
• A	mg/100 mL	0.0625	16	µmol/L
• D	mg/100 mL	0.054	18.5	µmol/L
• E	ng/mL	0.005	200	nmol/L
• G	mg/100 mL	0.067	15	µmol/L
• M	mg/100 mL	0.011	91	µmol/L
Insulin:	pg/mL	0.174	5.74	nmol/L
	µU/mL	7.25	0.138	nmol/L
Kalium:	mEq/L	1	1	mmol/L
Kohlendioxid:	mEq/L	1	1	mmol/L
Kupfer:	mg/L	15.7	0.063	µmol/L
Laktat:	mg/L	0.011	90	mmol/L
Lidocain:	µg/mL	4.27	0.234	µmol/L
Lithium:	mEq/L	1	1	mmol/L
LDL Cholesterol:	mg/100 mL	0.026	38.7	mmol/L
Lysozym:	µg/mL	0.069	14.4	µmol/L
Magnesium:	mg/100 mL	0.41	2.43	mmol/L
Methanephrin:				
• Methanephrin (Adrenalin)	µg	0.0051	197	µmol
• Normethanephrin (Noradrenalin)	µg	0.0054	183	µmol

Fortsetzung Tabelle 86:

Multiplikation mit:

Substrat:	Konventionelle Einheiten:	Konventionelle in SI:	SI in Konventionelle:	SI Einheit:
Methotrexat:	mg/L	2.20	0.454	µmol/L
Methylmalonsäure:	mg/L	8.47	0.118	µmol/L
β_2 - Mikroglobulin:	mg/L	84.7	0.0118	nmol/L
Mucopolysaccharide/ Glucuronsäure:	mg	5.15	0.194	µmol/L
Myoglobin:	ng/mL	0.057	17.5	nmol/L
Natrium:	mEq/L	1	1	mmol/L
Östriol:	µg/L	3.47	0.288	nmol/L
Opiate (Morphine):	ng/mL	3.5	0.285	nmol/L
Parathormon:	ng/mL	105	0.0095	pmol/L
Phosphor:	mg/100 mL	0.323	3.1	mmol/L
Phenylalanin:	mg/L	6.05	0.165	µmol/L
Porphobilinogen:	mg	4.42	0.226	µmol/L
Porphyrin:				
• Koproporphyrin	µg	1.52	0.654	nmol/L
• Uroporphyrin	µg	1.20	0.830	nmol/L
Procainamid:	µg/mL	4.24	0.235	µmol/L
Progesteron:	ng/mL	3.18	0.314	pmol/mL
Prolaktin:	µg/L	0.045	22	nmol/L
Propranolol:	ng/mL	0.00386	259	µmol/L
Prostacyclin:				
• (-keto-$PGF_{1\alpha}$)	ng/L	2.84	0.352	pmol/L
Pyruvat:	mg/L	0.0114	88	mmol/L
Quecksilber:	µg	0.005	200	µmol/L
Quinidin:	µg/mL	3.09	0.324	µmol/L
Salicylsäure:	mg/100 mL	0.0724	13.8	mmol/L
Selen:	µg/L	0.0126	79	µmol/L
Serotonin:	ng/mL	0.00568	176	nmol/mL
Testosteron:	ng/mL	3.47	0.288	pmol/mL
Theophyllin:	µg/mL	5.55	0.180	µmol/L
Thromboxan:	ng/L	2.84	0.352	pmol/mL
TSH:	mU/L	-	-	-
Thyroxin:	µg/100 mL	12.9	0.078	nmol/L
Totale Eisenbindungskapazität:	µg/100 mL	0.179	5.58	µmol/L
Transferrin:	mg/100 mL	0.11	9.09	µmol/L
Trazodon:	mg/L	2.45	0.408	µmol/L
Tricyclische Antidepressiva:				
• Amitriptylin	µg/L	3.60	0.278	nmol/L
• Nortriptylin	µg/L	3.80	0.2634	nmol/L
• Imipramin	µg/L	3.57	0.28	nmol/L
• Desipramin	µg/L	3.75	0.266	nmol/L
Triglyceride (Triolein):	mg/100 mL	0.0113	88.5	mmol/L
Trijodthyronin:	ng/L	1.54	0.651	pmol/L
Vanillinmandelsäure:	mg	5.03	0.20	µmol
VLDL Cholesterol:	mg/100 mL	0.026	38.7	mmol/L

Fortsetzung Tabelle 86:

Substrat:	Multiplikation mit:			
	Konventionelle Einheiten:	Konventionelle in SI:	SI in Konventionelle:	SI Einheit:
Vitamine:				
• A	mg/L	3.49	0.286	µmol/L
• B$_6$ (Pyridoxal-Phosphat)				
• B$_{12}$	µg/L	4.05	0.247	nmol/L
• C	pg/mL	0.738	1.36	pmol/L
• D 25-Hydroxy-	mg/L	0.00568	176	mmol/L
• D 1,25-Dehydroxy-	ng/mL	2.50	0.400	pmol/mL
• E	pg/mL	2.40	0.416	fmol/mL
• K	mg/L	2.32	0.430	µmol/L
	ng/mL	2.22	0.450	nmol/L
Xylose:	g	6.66	0.150	mmol
Zink:	µg/L	0.0153	65.4	µmol/L
Gase:	mm Hg	0.133	7.51	kPa
Enzyme:	U/L	1.67×10^{-8}	0.6×10^{8}	katal/L

12   Zusammenfassung

Das vorliegende Literaturmaterial zur pränatalen Medizin wurde in vier Abschnitte untergliedert:

Im *Methoden* - Teil werden Prinzipien invasiver fetaler Eingriffe abgehandelt. Die **Embryo- und Fetoskopie**, **Amniocentese**, **Coelocentese**, die **Chorionzotten-Diagnostik**, die **Plazentacentese**, **Cordocentese** und die **fetale DNA-Diagnostik aus Maternalblut** werden bezüglich ihrer geschichtlichen Entwicklung, der Indikationen, Komplikationen und Einsatzmöglichkeiten ausführlich dargestellt.

Im Teil *Krankheitsbilder* wird auf die wichtigsten fetalen Erkrankungen eingegangen. Hierbei liegt der Schwerpunkt nicht auf der Diagnostik, sondern auf der Ätiologie, Pathogenese, Morphologie, dem biochemischen Erscheinungsbild und den Therapiemöglichkeiten. Bei der **Blutgruppeninkompatibilität** wird beispielsweise die Technik der fetalen Bluttransfusion, der Zeitpunkt, Ort, das Transfusionsvolumen und die Transfusionsraten mit Diagrammen dargestellt, die konkrete Vorschläge für die Praxis bieten. Im Kap. **Fehlbildungen** und **fetale Erkrankungen mit chirurgischer Interventionsmöglichkeit** wird über Erkrankungen, die durch intrauterine Chirurgie behandelbar sind, berichtet. Hier spielen **Störungen des Urogenitalsystems** mit Entwicklung einer *Potter-Sequenz* und *Niereninsuffizienz* und die **intrauterine Zwerchfellhernie** mit konsekutiver *Lungenhypoplasie* die wichtigste Rolle. Im nächsten Kap. wird das **fetale Immunsystem** mit der Entwicklung von Antikörpern bei Infektionen, mit Immundefekten und den Auswirkungen mütterlicher Autoimmunerkrankungen dargestellt. An dieser Stelle findet man auch **Prinzipien der somatischen Gentherapie**. Hier wird der Replikationszyklus von *Retroviren* dargestellt. Retroviren stellen eine potentielle Methode für den Gentransfer dar und werden auch in Zusammenhang mit dem praktischen Umgang HIV-infizierter Mütter erwähnt. Im Kap. **Infektionen** werden die wichtigsten Erreger, ihre Diagnostik und medikamentöse Therapie aufgezählt. Im **Medikamenten**kapitel werden die Besonderheiten der Pharmakodynamik und Pharmakokinetik beim Feten in Zusammenhang mit den verschiedenen Verteilungsräumen und Ausscheidungsmodi diskutiert. Das Kap. über **Hydrops fetalis** legt besonderen Wert auf die Klassifikation der Ätiologie und Pathogenese. Es wird ausführlich auf fetale pathologisch-morphologische Besonderheiten eingegangen. Das Kap. **Stoffwechseldefekte** beschäftigt sich mit den Mendel'schen Erkrankungen, den unterschiedlichen Möglichkeiten der pränatalen Diagnose und den Behandlungsarten. Weitere Kap. sind die **Chromosomenanalyse, Gerinnungsstörungen, hormonale Regulation, Hämoglobinopathien, Mehrlingsgravidität** mit **selektivem Fetocid** und die **intrauterine Wachstumsretardierung** bei **Plazentainsuffizienz**.

Im *Tabellarium* findet man Referenzwerttabellen, Abbildungen und Schemazeichnungen. Diese sollen eine Zuordnung von fetalen Parametern zum normalen oder pathologischen Bereich ermöglichen. Unter **Biomarkern** versteht man verschiedenartige Metabolite oder Pharmaka, die Hinweise auf die fetale Befindlichkeit geben können. Dabei handelt es sich um Substanzen, die vom Feten selbst produziert bzw. von der Mutter transferiert werden oder denen der Fetus unfreiwillig ausgesetzt wird. Ihre Spiegelbestimmung bei der Mutter oder dem Feten kann Hinweise geben, welchen Risiken der Fetus unterliegt, bestimmte Krankheiten zu entwickeln. Für einige Medikamente und Substanzen ist eine teratogene Wirkung bekannt. **Blutgase** sind wichtige Indikatoren für die uteroplazentare Funktion. Die **Dopplersonographie** ist eine geeignete Methode zur Detektion der chronisch fetalen Hypoxie (Ansteigen der Gefäßwiderstände bzw. Blutumverteilung im Feten). Die intervillösen, umbilikalvenösen und umbilikalarteriellen **pO_2** Normwerte zeigen im Verlauf der Schwangerschaft einen nahezu linearen Abfall. Die **pCO_2** und **Laktat** Normwerte verhalten sich umgekehrt, d.h. es kommt in der Spätschwangerschaft zu einem langsamen pCO_2 Anstieg, der insbesondere postpartal unmittelbar nach der Entbindung bedeutsam wird und einen erheblichen Atemstimulus für das Neugeborene darstellt. Bei den **cardiovasculären fetalen Parametern** finden sich erhebliche Unterschiede zu den Werten Neugeborener bzw. Erwachsener. Bei den **umbilikalvenösen intrauterinen Drucken** kommt es im Laufe der Schwangerschaft zu einem linearen Anstieg. **Prolactin (PRL)** und **Arginin-Vaso-Pressin (AVP)** stellen ein System dar, das an der **Flüssigkeits- und Salzregulation** des Feten wesentlich beteiligt ist. Bei den **Gerinnungsfaktoren** zeigt sich mit ansteigendem Schwangerschaftsalter eine Aktivitätszunahme. Dargestellt werden außerdem die Normwerte für Screeningtests wie **Quick, PTT, TZ, Reptilasezeit und Fibrinogen**. Spiegel für die **Proteine C und S** sowie **C4b** werden angegeben. Im Kap. **Hämatologie** werden Normwertkurven für **Hb, HbF, HbA/HbFac-Ratio, MCV, MCH, Retikulozyten, Erythroblasten, Erythrozyten, Leukozyten** und **Thrombozyten** angegeben. Hier finden sich auch Angaben zum fetalen **Differentialblutbild**. Bei gleichbleibendem bis leicht steigendem Hb kommt es beim Feten zu einem Anstieg der Erythrozytenzahlen und zu einem Abfall des MCV im Laufe der Schwangerschaft. Retikulozyten und Erythroblasten fallen erwartungsgemäß ab, Erythrozyten, Leukozyten und Thrombozyten steigen deutlich an. Für Feten, Neugeborene und Erwachsene werden Angaben über **Gesamtlymphhozytenzahlen, T_4 und T_8 Lyphozyten** und die **T_4/T_8 Ratio** gemacht. Eine Tabelle ermöglicht das Nachschlagen der beim Feten vorhandenen häufigen **Blutgruppenantigene**. Im **Hormon**kapitel wird die Verteilung der fetalen **AFP** und **ANP** -Werte dargestellt. Für fetales **Plasmacortisol** werden Einzelwerte für SGA- und AGA-Feten angegeben. Die **ACTH** Spiegel liegen in der Frühschwangerschaft relativ hoch und fallen zum Geburtszeitpunkt hin ab. Angegeben werden Normwerte für fetale

Erythropoietinspiegel. Hier kommt es während der Schwangerschaft zu einem langsamen Anstieg. Angegeben werden auch die fetalen **totalen** T_4 und T_3 Werte, die Werte für das **freie** T_4 und T_3 , die **TSH** und **TBG** Spiegel und verschiedene rechnerisch daraus entstehende Größen wie das rT_3 (reverses T_3) und die **TT$_4$/FT$_4$ Ratio**. **Essentielle** und **nichtessentielle Aminosäuren** werden in Abhängigkeit vom Gestationsalter dargestellt. Die bei IUGR Feten gemessenen Aminosäurespiegel sind durchweg höher als die korrespondierenden mütterlichen Werte. Gezeigt werden auch interessante Forschungsergebnisse wie z.B. der **intravenöse Glukosebelastungstest** beim Feten mit dem fetalen **konsekutiven Insulinanstieg** und Erholung der Glukosewerte. Wiedergegeben sind die Werte für das **totale Plasmaprotein** und das **Plasmaalbumin**. AGA-Feten zeigen eine Abnahme ihrer **Triglycerid**konzentrationen im Verlaufe der Schwangerschaft. Die Werte von SGA-Feten liegen deutlich darüber.

Im vierten Teil *Verzeichnisse* werden die Abbildungen und Tabellen aufgelistet. Das Literaturverzeichnis ermöglicht das schnelle Auffinden von Artikeln und das Vertiefen in spezielle Fragestellungen. Der Index ist mit seinem Schlagwortverzeichnis komplementär zum systematischen Inhaltsverzeichnis aufgebaut.

TEIL IV Verzeichnisse

1   Abbildungsverzeichnis

Abbildung No. (mit Quellennachweis):

2   Tabellenverzeichnis

Tabelle No. (mit Quellennachweis):

3   Literaturverzeichnis

1.   Aberg A, Mitelman F, Cantz M, Gehler J (1978) Cardiac puncture of fetus with Hurler's disease avoiding abortion of unaffected co-twin. Lancet II: 990-1

2.   Abraham J M (1967) Intrauterine feto-fetal transfusion syndrome: clinical observations and speculations on pathogenesis. Clin Ped. 6: 405-10

3.   Abramowsky C R (1981) Lupus erythematosus: the placenta and pregnancy. In: Gleicher E, Reproductive immunology. Alan Liss NY, pp. 309-20

4.   Adzick N S, Harrison M R, Slate R K (1984) Surface cooling and rewarming the fetus: a technique for experimental fetal cardiac surgery. Surg Forum. 35: 313-6

5.   Adzick N S, Harrison M R, Glick P L (1985) Comparison of fetal, newborn and adult wound healing by histologic, enzyme-histochemical and hydroxyprolin determination. J Pediatr Surg. 20: 315-19

6.   Adzick N S, Harrison M R, Glick P L (1985) Diaphragmatic hernia in the fetus: Prenatal diagnosis and outcome in 94 cases. J Pediatr Surg. 20: 357

7.   Adzick N S, Harrison M R, Glick P L (1986) Fetal surgery in the primate. III: Maternal outcome after fetal surgery. J Pediatr Surg. 21: 477-80

8.   Adzick N S, Harrison M R, Hu L M (1986) Compensatory lung growth after pneumonectomy in fetal lambs: a morphometric study. Surg Forum. 37: 309-14

9.   Aherne W, Strong J S, Corney G (1968) The structure of the placenta in the twin transfusion syndrome. Biology of the Neonate. 12: 121-35

10.   Ahlfors K, Invarsson S A, Johnsson T, Svensson I (1978) Congenital and acquired CMV infection. Acta Paediatr Scand. 67: 321-8

11.   Ahlfors K, Ivarsson S A, Harris (1984) Congenital cytomegalovirus infection and disease in Sweden and the relative importance of primary and secondary maternal infections: Preliminary findings from a prospective study. Scand J infect Dis. 16: 129-37

12.   Aitken D A, Yagoob M, Ferguson-Smith M A (1985) Microvillar enzyme analysis in amniotic fluid and the prenatal diagnosis of cystic fibrosis. Prenat Diagn. 5: 119-28

13.   Allan L D, Crawford D C, Sheridan R, Chapman M G (1986) Aetiology of non-immune hydrops: the value of echocardiography. Br J Obstet Gynecol. 93: 223-25

14.   Allen F II, Diamond L K & Jones A R (1954) Erythroblastosis fetalis. IX. The problems of stillbirth. N Engl J Med. 251: 453

15.   Alter B P (1981) Prenatal diagnosis of haemoglobinopathies; a status report. Lancet ii: 1152-55

16.   Alter B P (1988) Prenatal Diagnosis: general introduction, methodology and review. Hemoglobin. 12 (5&6): 763-72

17.   Ammann A J, Cowan M J, Wara D W (1983) Acquired immunodeficiency in an infant: possible transmission by means of blood products. Lancet I, pp. 956-8

18.   Ampola M G, Mahoney M J, Nakamura E, Tanaka K (1975) Prenatal therapy of a patient with Vitamin B_{12} responsive methylmalonic acidemia. N Engl J Med. 293: 313

19.   Anand A, Gray E S, Brown T et al. (1987) Human parvovirus infection in pregnancy and hydrops fetalis. N Engl J Med 316: 183

20.   Anders D, Kindermann G, Pfeifer U (1973) Metastasising fetal neuroblastoma with involvement of the placenta simulating fetal erythroblastosis. J Pediatr. 82: 50-3

21.   Anderson K D. Congenital diaphragmatic hernia. In: Welch K J, Randolph J G, Ravitch M M, O'Neill J A Jr. Rowe M I (eds.) Pediatric surgery. 4th edition, Vol. 1. Chicago: Year Book Medical Publishers, 1986: 589-601

22.   Anderson W F, Fletcher J C (1980) Gene therapy in human beings: when is it ethical to begin ? N Engl J Med. 303: 1293-97

23.   Anderson W F (1984) Prospects for human gene therapy. Science. 226: 401-9; In: "Pränatale Medizin", W. Holzgreve (ed.), Verlag Springer 1987, S. 152

24.   D'Angelo A, Lockhart M S, Vingano-D'Angelo S, Taylor F B, Jr (1987) Protein S is a cofactor for activated protein C neutralization of an inhibitor of plasminogen activation released from platelets. Blood. 69: 231-37

25.   Anonymus (1988) DNA-diagnosis and the polymerase chain reaction. Lancet I: 1372-73 (editorial)

26.   Appelman Z, Rosensaft J, Chemke J, Caspi B, Ashkenazi M, Mogilner M B (1991) Trisomy 9 confined to the placenta: prenatal diagnosis and neonatal follw-up. Am J Med Genet. 40 (4): 464-66

27.   Arduini D, Rizzo G, Romanini C (1989) Hemodynamic changes in growth retarded fetuses during maternal oxygen administration as predictors of fetal outcome. J Clin Ultrasound. 8: 193

28.   Arnoux P, Seyral P, Llurens M, Dijane P, Potier A, Unal D, Cano J P, Serradimigni A, Rouault F (1987) Amniodarone and digoxin for refractory fetal tachycardia. Am J Cardiol. 59: 166-67

29.   Arroyave G (1970) Comparative sensitivity of specific amino acid ratios verus "essential to nonessential" amino acid ratios. Am J Clin Nutr. 23: 703

30.   Asensio S H, Figueroa-Longo J G & Pelegrina I A (1966) Intrauterine exchange transfusion. Am J Obstet Gynecol. 95: 1129-33

31.   Aspöck H (1983) Überwachung von Toxoplasmose während der Schwangerschaft. Gynäkolog Rdsch. 23: 57-65

32.   Aubinais E J (1864) J Sect Med Soc Acad Dep Loire-Inf Nantes. (40): 70-79

33.   Babbington M V, Wittmann B K (1989) Fetal transfusion syndrome: antenatal factors predicting outcome. Am J Obstet Gynecol. 160: 913-15

34.   Bailey L L, Nehlsen-Cannarella S L, Concepcion W, Jolley W B (1985) Baboon-to-human cardiac xenotransplantation in a neonate. JAMA. 254 (23): 3321-29

35.   Ballantyne J W (1892) The diseases and deformities of the foetus. Oliver & Boyd, Edinburgh, p. 170

36.   Ballow M, Fang F, Good R A, Day N K (1974) Developmental aspects of complement components in the newborn. Clin Exp Immunol. 18: 257-66

37.   Balnaves M E, Nasioulas S, Dahl II H, Forrest S (1991) Direct PCR from CVS and blood lysates for detection of cystic fibrosis and Duchenne muscular dystrophy deletions. Nucleic Acids Res. 19 (5): 1155

38.   Bang J, Bock T E, Trolle D (1982) Ultrasound-guided fetal intravenous transfusions for severe rhesus haemolytic disease. Brit Med J. 284: 373-74

39.   Barranger J & Brady R O (eds.) (1984) Molecular basis of lysosomal storage disorders. New York: Academic Press.

40.   Battaglia R, Prystowsky H, Smisson C, Hellegers A, Bruns P (1960) Fetal blood studies. XIII. The effect of the administration of fluid intravenously to mothers upon the concentrations of water and electrolytes in plasma of human fetuses. Pediatrics. 25: 2-10

41.   Baumgarten K, Moser S (1986) The technique of fibrin adhesion for premature rupture of the membranes during pregnancy. J Perinat Med. 14: 43-49

42.   Beard R W (1974) The detection of fetal asphyxia in labor. Pediatrics. 53: 157-69

43.   Becal O, Gallix P, Toussaint M (1987) Intrauterine creation and repair of pulmonary artery stenosis in the fetal lamb. J Thorac Cardiovasc Surg. 93: 761-66

44.   Beck A D (1971) The effect of intra-uterine urinary obstruction upon the development of the fetal kidney. Journal of Urology 105: 784

45.   Beck-Gernsheim E (1991) Technik, Markt und Moral. Über Reproduktionsmedizin und Gentechnologie. Frankfurt.

46.   Beck L, Terinde R, Dolff M (1980) Zwillingsschwangerschaft mit freier Trisomie 21 eines Kindes; Sectio parva mit Entfernung des kranken und späterer Geburt des gesunden Kindes. Geb Fra. 40: 397-400

47.   Becker A E, Becker M J, Wagenvoort C A (1977) Premature contraction of the ductus arteriosus: a cause of fetal death. J Path. 121: 187-91

48.   Beischer N A, Fortune D W, McAfee J (1971) Nonimmunologic hydrops fetalis and congenital abnormalities. Obstet Gynecol. 38: 86-95

49.   Benacerraf B R, Frigoletto F D (1985) Mid-trimester fetal thoracocentesis. JCU. 13: 202-4

50.   Benacerraf B R, Frigoletto F D (1985) Sonographic sign for the detection of early fetal ascites in the management of severe isoimmune disease without intrauterine transfusion. Am J Obstet Gyn. 152: 1039-41

51.   Benacerraf B R, Barss V A, Saltzman D H, Greene M F, Penso C A & Frigoletto F D (1988) Fetal abnormalities: Diagnosis or treatment with percutaneous umbilical blood sampling under continuous US guidance. Radiology. 166: 105-107

52.   Benirschke K, Kim C K (1973) Multiple Pregnancy. N Engl J Med. 288: 1276-84

53.   Benson P F (ed.) (1984) Screening and management of potenially treatable genetic metabolic disorders. Lancaster: MTP Press.

54.   Berkowitz R L & Hobbins J C (1981) Intrauterine transfusion utilising ultrasound. Obstet Gynecol. 57: 33-40

55.   Berkowitz R L, Beyth Y, Sadovsky E (1982) Death in utero due to Kell sensitisation without excessive elevation of the OD 450 value in amniotic fluid. Obstet Gynecol. 60: 746-49

56.   Berkowitz R L, Chitkara U, Goldberg J D, Wilkins I & Chervenak F A (1986) Intrauterine transfusion in utero: the percutaneous approach. Am J Obstet Gynecol. 154: 622-27

57.   Berkowitz R L, Chitara U, Goldberg J D, Wilkins I, Chervenak F A, Lynch L (1986) Intrauterine intravascular transfusions for severe red cell isoimmunization: Ultrasound-guided percutaneous approach. Am J Obstet Gynecol. 155: 574-81

58.   Bernardini I, Evans M I, Nicolaides K H, Economides D L, Gahl W A (1991) The fetal concentrating index as a gestational age - independent measure of placental dysfunction in intrauterine growth retardation. Am J Obstet Gynecol. 164: 1481-90

59.   Berrebi A, Kobuch W E, Puel J (1990) Influence of pregnancy on human immunodeficiency virus disease. Eur J Obstet Gynecol Reprod Biol. 37: 211-17

60.   Bertina R M, van Wijngaarden A, Reinalda-Poot J, Poot S R, Bom V J J (1985) Determination of plasma protein S - the protein cofactor of activated protein C. Thrombosis and Haemostasis. 53: 268-72

61.   Besancon A M, Belon J P, Castelman L, Dumez Y & Poenaru L (1984) Prenatal diagnosis of atypical Tay-Sachs disease by chorionic villi sampling. Prenat Diagn. 4: 365-70

62.   Betke K (1968) Bibl Haematologica. 29: 1085-93

63.   Bianchi D W, Flint A F, Pizzimenti M F, Knoll J H, Latt S A (1990) Isolation of fetal DNA from nucleated erythrocytes in maternal blood. Proc Natl Acad Sci U.S.A. 87: 3279-83

64.   Bickel H, Guthrie R & Hammersen G (eds.) (1980) Neonatal Screening for Inborn Errors of Metabolism. Berlin, New York: Springer.

65.   Biggar R J, Pahwa S, Minkoff H (1989) Immunosuppression in pregnant women infected with human immunodeficiency virus. Am J Obstet Gynecol. 161:1239-44

66.   Bilardo C M, Campbell S, Nicolaides K H (1988) Mean blood velocities and flow impedance in the fetal descending thoracic aorta and common carotid artery in normal pregnancy. Early Hum Dev. 18: 213-21

67.   Bilardo C M, Nicolaides K H (1988) Cordocentesis in the assessment of the small-for-gestational-age fetus. Fetal Ther. 3: 24

68.   Bilardo C M, Nicolaides K H, Campbell S (1990) Doppler measurement of fetal and uteroplacental circulations: relationship with umbilical venous blood gases measured at cordocentesis. Am J Obstet Gynecol. 162: 115-20

69.   Bird A G, Britton S (1979) A new approach to the study of human B lymphocyte function. Immunol Rev. 45: 41-67

70.   Blakemore K J, Baumgarten A, Schoenfeld-Dimaio M S W, Hobbins J C, Mason E A, Mahoney M J (1986) Rise in maternal serum α - fetoprotein concentration after chorionic villus sampling and the possibility of isoimmunization. Am J Obstet Gynecol. 155: 988-93

71.   Blandford A T, Murphy B E P (1977) In vitro metabolism of prednisolone, dexamethazone, betamethazone and cortisol by the humen placenta. Am J Obstet Gynecol. 127: 264-68

72.   Blickstein I (1990) The twin-twin transfusion syndrome. Obstet Gynecol. 76: 714-22

73.   Bond P R, Caul E O, Usher J, Cohen B J, Clewley J P, Field A M (1986) Intrauterine Infection with human parvovirus. Lancet I: 448-49

74.   Boréus L O (1973) Fetal Pharmakology. Raven Press, New York, p. 487

75.   Borkowsky W, Paul D, Bebenrot D, Krasinsky K, Moore T, Chandwani S (1987) Human immunodeficiency virus infections in infants negative for anti-HIV by enzyme-linked immunoassay. Lancet i: 1168-71

76.   Bose C (1978) Hydrops fetalis and in utero intracranial haemorrhage. J Pediatr. 93: 1023-24

77.   Bowell P, Wainscoat J S, Peto T E (1982) Maternal anti-D concentrations and outcome in rhesus haemolytic disease of the newborn. Br Med J. 285: 327-29

78.   Bowman J M & Pollock J M (1965) Amniotic fluid spectrophotometry and early delivery in the management of erythroblastosis fetalis. Pediatrics. 35: 815-35

79.   Brabin B J (1985) Epidemiology of infection in pregnancy. Rev Infect Dis. 7: 579-603

80.   Brambati B, Oldrini A, Ferrazzi E (1986) Ultrasonic evaluation of the pregnant uterus in the first trimester. In: Brambati B, Simoni G, Fabro S (eds.) Chorionic Villus Sampling. Marcel Dekker, New York Basel, pp. 47-72

81.   Brambati B (1987) Transabdominal chorion villus sampling. In: Holzgreve W (Hrsg.) Pränatale Medizin. Springer, Berlin Heidelberg New York, S. 122.

82.   Brambati B, Simoni G (1987) Chorionzottenentnahmen im 1. Trimenon: Techniken und Anwendung zur zytogenetischen Diagnostik. In: Holzgreve W (Hrsg.) "Pränatale Medizin". Springer, Berlin Heidelberg New York, S. 117

83.   Brambati B, Tului L, Simoni G, Travi M (1991) Genetic diagnosis before the eigth gestational week. Obstet Gynecol. 77 (2): 318-21

84.   Breed A S, Mantingh A, Vosters R, Beekhuis J R, Van-Lith J M, Anders G J (1991) Follow-up and pregnancy outcome after a diagnosis of mosaicism in CVS. Prenat Diagn. 11 (8): 577-80

85.   Bremer H J, Duran M, Kamerling J P, Przyrembel H & Wadman S (1981) Disturbances of aminoacid metabolism. Clinical Chemistry and Diagnosis. Baltimore, Munich: Urban and Schwarzenberg.

86.   Brenner W E, Edelman D A, Hendricks C A (1976) A standard of fetal growth for the United States of America. Am J Obstet Gynecol. 126: 555

87.   Brock D J H (1983) Amniotic fluid alkaline phosphatase isoenzymes in the early prenatal diagnosis of cystic fibrosis. Lancet ii: 941-43

88.   Brock D J H (1985) A comparative study of microvillar enzyme activities in the prenatal diagnosis of cystic fibrosis. Prenat Diagn. 5: 129-34

89.   Brown A K, Cevik N (1965) Hemolysis and jaundice in the newborn following maternal treatment with sulfamethoxypyridozine. Pediatrics. 36: 742-44

90.   Brown D G, Benson C B, Driscoll S G, Doubilet P M (1989) Twin-Twin transfusion syndrome: sonographic findings. Radiology. 170: 61-63

91.   Bryan E M, Nicholson E (1981) Hydrops fetalis in south korea. Ann Trop Paediatr. 1: 181-87

92.   Bundesgesundheitsblatt (1984) Liste der vom Bundesgesundheitsamt geprüften und anerkannten Desinfektionsmittel und - Verfahren. Bundesgesundheitsblatt. 27: 82-91

93.   Burdick M D, Schaub R G (1987) Human protein C induces anticoagulation and increased fibrinolytic activity in the cat. Thrombosis Research. 45: 413-19

94.   Burgio G R, Ugazio A, Nespoli L, Maccario R (1983) Down's syndrome. A model of
        immunodeficiency. Birth Defects. 19: 325-27
95.   Burroughs-Wellcome. Produktmonographie der Zidovudine Behandlung.
96.   Burrows R F, Kelton J K (1988) Incidentally detected thrombocytopenia in healthy
        mothers and their infants. N Engl J Med. 319: 142
97.   Burton B K, Schultz C J, Burd L I (1992) Limb anomalies associated with chorionic
        villus sampling. Obstet Gynecol. 79 (5(Pt.1)): 726-30
98.   Bussel J P, Berkowitz R L, McFarland J G (1988) Antenatal treatment of neonatal
        alloimmune thrombozytopenia. N Engl J Med. 319: 1374-78
99.   Byrne D, Azar G, Nicolaides K (1991) Why cell culture is successful after early
        amniocentesis. Fetal Diagn Ther. 6 (1-2): 84-86
100.   Cade J F, Hirsch J & Martin M (1969) Brit Med J. 2: 281-83
101.   Canadian Collaborative CVS-Amniocentesis Clinical Trial Group (1989) Multicentre
        randomised clinical trial of chorion villus sampling and amniocentesis. Lancet i: 1
102.   Campbell J M, Campbell J B (modifiziert nach) (1983) Laboratory mathematics, ed. 3,
        St. Luis, the C. V. Mosby Co.
103.   Cao A, Furbetta M, Angius A (1982) Haematological and obstetric aspects of antenatal
        diagnosis of betathalassemia: experience with 200 cases. J Med Gen. 19: 81
104.   Carbans N J B, Gosden C & Brock D J H (1983) Microvillar peptidase activity in
        amniotic fluid: possible use in the prenatal diagnosis of cystic fibrosis. Lancet i:
        329-31
105.   Carpenter Jr. R J, Strasburger J F, Garson A Jr., Smith R T, Deter R L, Engelhardt H P
        Jr. (1986) Fetal ventricular pacing for hydrops secondary to complete
        atrioventricular block. J Am Coll Cardiol. 8: 1434
106.   Carrington D, Whittle M J, Gibson A A, Brown T, Field A M, Cohen B J, Gilmore D H,
        Aitken D, Patich W J, Caul E O, Clewley J P (1987) Maternal serum - fetoprotein-
        A marker of fetal aplastic crisis during intrauterine human parvovirus infection.
        Lancet I: 433-35
107.   Caskey C T & White R L (eds.) (1983) Recombinant DNA Applications to Human
        Diseases. USA: Cold Spring Harbour Laboratory
108.   Centers for Disease Control (1985) Recommendations for assisting in the prevention of
        perinatal transmission of human T-lymphotropic virus type III/lymphadenopathie-
        associated virus and acquired immune deficiency syndrome. Morb Mort Weekly
        Rep. 34: 721-32
109.   Centers for Disease Control (1986) Classifikation system for human T-lymphotropic
        virus type III/lymphadenopathy-associated virus infections (Current Trends).
        MMWR. 35: 334-39
110.   Centers for Disease Control. (1989) Guidelines for prophylaxis against Pneumocystis
        carinii pneumonia for persons infected with human immunodeficiency virus.
        MMWR. 38 (5): 1-9
111.   Centers for Disease Control (1989) Risks associated with human parvovirus B-19
        infection. MMWR. 38: 81
112.   Cetin I, Corbetta C, Sereni L P, Marconi A M, Bozzetti P, Pardi G, Battaglia F C
        (1990) Umbilical amino acid concentrations in normal and growth-retarded fetuses
        sampled in utero by cordocentesis. Am J Obstet Gynecol. 162: 253-61
113.   Chandra R K (1975) Foetal malnutrition and postnatal immunocompetence. Am J Dis
        Child. 129: 450-55
114.   Chandra R K, Ali S K, Kutty K M, Chandra S (1977) Thymus dependent lymphocytes
        and delayed hypersensitivity in low birth weight infants. Biol Neonate. 31: 15-18
115.   Chao A, James P H, Tabsh K M A (1990) The ferning test for detection of Amniotic
        fluid contamination in umbilical blood samples. Am J Obstet Gynecol. 162 (5):
        1207-13
116.   Chapel H M, Haeney M (1984) Essentials of clinical immunology. Blackwell, Oxford
117.   Chapel H (1987) Immunology. In: Keeling J W (ed.) Fetal and neonatal pathology.
        Verlag Springer Berlin Heidelberg, pp. 249-63

118.   Charlton V, Johengen M (1987) Fetal intravenous nutritional supplementation ameliorates the development of embolization-induced growth retardation in sheep. Pediatr Res. 22: 55

119.   Chen A T & Falek A (1974) Chromosome aberrations in full-term low birthweight neonates. Human Genetiks 21: 13-16

120.   Chervenak F A, Isaacson G, Blakemoore K J, Breg W R, Hobbins J C, Berkowitz R L, Tortora M, Mayden K, Mahoney M J (1983) Fetal cystic hygroma: cause and natural history. N Engl J Med. 309: 822-25

121.   Chescheir N C, Seeds J W (1988) Polyhydramnios and oligohydramnios in twin gestations. Obstet Gynecol. 882-84

122.   Ch'in K Y, Tang M Y (1949) Congenital adenomatoid malformation of one lobe of lung with general anasarca. Arch Path. 48: 221-29

123.   Chu G, Hayakawa H, Berg P (1987) Elektroporation for the efficient transfection of mammalian cells with DNA. Nucleic Acids Symp Ser. 15: 1311-26

124.   Clewell W H, Dunne M G, Johnson M L (1981) Fetal transfusion with real-time ultrasound guidance. Obstet Gynecol 57: 516-20

125.   Clewell W H, Johnson M L, Meier P R (1982) A surgical approach to the treatment of fetal hydrocephalus. N Engl J Med 306: 1320

126.   Clewell W H, Manco-Johnson M L, Manchester D K (1986) Diagnosis and management of fetal hydrocephalus. Clin Obstet Gynecol. 29: 514

127.   Clouse L H, Pomp P C (1986) The regulation of hemostasis: The protein C system. N Engl J Med. 314: 1298-1304

128.   Comp P C, Esmon C T (1984) Recurrent venous thromboembolism in patients with a partial deficiency of protein S. N Engl J Med. 311: 1525-28

129.   Cooper M D, Chae H P & Lowman J T (1968) Wiscott-Aldrich syndrome: an immunologic deficiency disease involving the afferent limb of immunity. Am J Med. 44: 499-513

130.   Cooper D N (1986) The application of recombinant DNA methodology to the diagnosis of inherited disease. In Pescia G & Nguyen H (eds.) Chorionic Villi Sampling, pp. 90-103. Basel: Karger

131.   Copel J A, Cullen M T, Grannum P A, Hobbins J C (1990) Invasive Fetal Assessment in the Antepartum Period. Obstet Gynecol Clin N Am. 17 (1): 201-21

132.   Corney G, Whitehouse D B, Hopkins D A (1987) Prenatal diagnosis of alpha-1-antitrypsin deficiency by fetal blood sampling. Pren Diagn. 7: 101-108

133.   Couvreur J (1976) Richtlinien für die Behandlung von konnataler Toxoplasmose. In: Remington J S, Klein J O (Hrsg.): Infectious Diseases of the Fetus and Newborn Infant, p. 302 Saunders, Philadelphia

134.   Cowchock S, Ainbender E, Prescott S (1980) The recurrence risk for neural tube defects in the United States: a collaborative study. Am J Med Genet. 5: 309-14

135.   Cox W L, Daffos F, Forestier F (1988) Physiology and management of intrauterine growth retardation: a biologic approach with fetal blood sampling. Am J Obstet Gynecol. 159: 36

136.   Crane N P, Beaver H A, Cheung S W (1985) Antenatal ultrasound findings in fetal triploidy syndrome. J Ultrasound Med. 4: 519

137.   Crawford D, Chapman M, Allan L (1985) The assessment of persistent bradycardia in prenatal life. Br J Obstet Gynecol. 92: 1941

138.   Crombleholme U M, Hobbins J C, Jaffe C C (1980) Complete heart block and AV-squential pacing in fetal lambs: the atrial contribution to cardiac output in the fetus. Surg Forum. 40: 268-70

139.   Crombleholme T M, Harrison M R, Langer J C, Longaker M T, Anderson R L, Slotnick N S, Filly R A, Callen P W, Goldstein R B, Golbus M (1988) Early experience with open fetal surgery for congenital hydronephrosis. J Pediatr Surg. 23 (12): 1114-21

140.   Crombleholme T M, Langer J C, Harrison M R, Zanjani E D (1991) Transplantation of fetal cells. Am J Obstet Gynecol.164: 218-30

141.   Cronister A, Hagerman R J, Wittenberger M, Amiri K (1991) Mental impairment in cytogenetically positive fragile X females. Am J Med Gen. 38 (2-3): 503-504

142.   Crosby W M, Brodmann G F, Chang A C K (1970) Am J Obstet Gyn. 108: 35

143.   Culver K W, Osborne W R, Miller A D, Fleisher T A, Berger M, Anderson W F, Blaese
         R M (1991) Correction of ADA deficiency in human T lymphocytes using
         retroviral-mediated gene transfer. Transplant Proc. 23 (1Pt1): 170-71

144.   Cunningham F G, Lucas M J, Hankins G D V (1987) Pulmonary injury complicating
         antepartum pyelonephritis. Am J Obstet Gyn. 156: 797-807

145.   Daffos F, Capella-Pavlovsky M & Forestier F (1983) A new procedure of fetal blood
         sampling in utero: prelininary results ot 53 cases. Am J Obstet Gynecol. 146: 985-
         87

146.   Daffos F, Capella-Pavlovsky M & Forestier F (1983) Fetal blood sampling via the
         umbilical cord using a needle guided by ultrasound. Report of 66 cases. Pren
         Diagn. 3: 271-77

147.   Daffos F, Forestier F, Grangeot-Keros L (1984) Prenatal diagnosis of congenital
         rubella. Lancet ii: 1-3

148.   Daffos F, Capella-Pavlovsky M & Forestier F (1985) Fetal blood sampling during
         pregnancy with use of a needle guided by ultrasound: a study of 606 consecutive
         cases. Am J Obstet Gynecol. 15: 655-60

149.   Daffos F, Forestier F, Capella-Pavlovsky M (1988) Prenatal management of 746
         pregnancies at risk for congenital toxoplasmosis. N Engl J Med. 318: 271

150.   Daffos F, Forestier F, Kaplan C (1988) Prenatal diagnosis and management of bleeding
         disorders with fetal blood sampling. Am J Obstet Gynecol. 158: 939-46

151.   Dahlback B, Stenflo J (1981) High molecular weigth complex in human plasma
         between vitamin K-dependent protein S and complement component C4b binding
         protein. Proc Natl Acad Sci U.S.A. 78: 2512-16

152.   Dahlback B (1983) Purification of human vitamin K-dependent protein S and its
         limited proteolysis by thrombin. Biochem J. 209: 837-46

153.   Dahlback B (1983) Purfication of human C4b-binding protein and formation of its
         complex with vitamin K-dependent protein S. Biochem J. 209: 847-56

154.   Dancis J, Hwang J C (eds.) (1974) Perinatal Pharmakology: Problems and Priorities.
         Raven Press, New York, p. 228

155.   Daniel S J, Cassady G (1968) Non-immunological hydrops fetalis associated with a
         large hemangioendothelioma. Pediatrics. 42: 829-33

156.   Danskin F H, Neilson J P (1989) Twin-to-twin transfusion syndrome: what are the
         appropriate diagnostic criteria? Am J Obstet Gynecol. 161: 365-69

157.   Davis L E, Tweed G V, Chin T D Y (1971) Intrauterine diagnosis of cytomegalievirus
         infection: viral recovery from amniocentesis fluid. Am J Obstet Gynecol. 109:
         1217-19

158.   Debelle G D, Gillam G L, Tauro G P (1977) A case of hydrops fetalis due to feto-
         maternal hemorrhage. Aust Pediatr J. 13: 131-33

159.   De Crespigny L C, Robinson H P, Quinn M, Doyle L, Ross A, Cauchi M (1985)
         Ultrasound-guided fetal blood transfusion for severe Rhesus isoimmunization.
         Obstet Gynecol. 66: 529-32

160.   De Lia J E, Gukierski M A, Lundergan D K, Kochenour N K (1989) Neodymium:
         yttrium-aluminum-garnet laser occlusion of rhesus placental vasculatur via
         fetoscopy. Am J Obstet Gynecol. 160: 485-89

161.   Depypere H T, Dhont M, Verschraegen-Spae M, Coppens M (1993) Tubal hydatiform
         mole. Am J Obstet Gynecol. 169 (1): 209-10

162.   Desforges J F, D'Alton M E, DeCherney A H (1993) Current Concepts. N Engl J Med.
         328 (2): 114-20

163.   Desmonts G, Couvreur J (1974) Toxoplasmosis in pregnancy and its transmission to
         the fetus. Bull N.Y. Acad Med.: 146

164.   Desmonts G, Couvreur J: Congenital toxoplasmosis - A prospective study of the
         offspring of 542 women who acquired toxoplasmosis during pregnancy.
         Pathophysiology of congenital disease. In: Thalhammer O, Baumgarten K, Pollak
         A: Perinatal Medicine, pp. 51-60. Thieme, Stuttgart 1979

165.   Desmonts G: Prevention de la Toxoplasmose. Remarques sur l' expérience poursuivie
         en France. In: Marois, M. (ed.): Prevention of physical and mental congenital
         defects. Liss, New York 1985

166.   Desmonts G, Couvreur J: Toxoplasmosis. In: Conn R B (ed.): Current Diagnosis, pp. 274-87. Saunders, Philadelphia 1985

167.   Desmonts G, Daffos F, Forestier F, Capella Pavlovsky M, Thulliez P, Chartier M (1985) Prenatal diagnosis of congenital toxoplasmosis. Lancet i: 500-504

168.   Desnick R J (ed.) (1980) Enzyme therapy in genetic diseases. Birth Defects Series Original Article Series.. 16

169.   Dethlefsen U (1985) Die Anwendung von Polyvinylpyrrolidon-Jod-Komplexen. Stellungnahme zu der Mitteilung des wissenschaftlichen Beirates der Bundesärztekammer. Dtsch Ärztebl 42: 1437

170.   Doerr H W, Holtz T, Fraunhoffer M, Braun R (1985) Immunologische Diagnostik der Zytomegalievirus-(CMV) Infektion. Lab med. 9: 28-35

171.   Doughty R W, Gelsthorpe K (1974) An initial investigation of lymphocyte antibody activity through pregnancy. Tissue Antigens. 4: 291-302

172.   Dubart A, Gossens M, Beuzard Y, Montplaisir N, Testa V, Basset P & Rosa J (1980) Blood. 56: 1092-99

173.   Dubuisson J B, Barbot J, Herion R (1979) L'embryoscopie de contact. J Obstet Gynecol Reprod. 8: 39

174.   Dudley D K L, D' Alton M E (1986) Single fetal death in twin gestation. Sem Perinatol. 10: 65-72

175.   Eady R A J, Gunner D B, Garner A (1983) Prenatal diagnosis of oculocutaneous albinism by electron microscopy of fetal skin. J Invest Dermatol 80: 210

176.   Economides D L, Crook D, Nicolaides K H (1988) Investigation of hypertriglyceridemia in small-for-gestational-age fetuses. Fetal Ther. 3: 165

177.   Economides D L, Nicolaides K H, Linton E A, Perry L A, Chard T (1988) Plasma Cortisol and Adrenocorticotropin in appropriate and small-for-gestational-age fetuses. Fetal Ther. 3: 158-64

178.   Economides D L, Nicolaides K H (1989) Blood glucose and oxygen tension levels in small-for-gestational-age fetuses. Am J Obstet Gynecol. 160: 385-89

179.   Economides D L, Proudler A, Nicolaides K H (1989) Plasma insulin in small-for-gestational-age fetuses. Am J Obstet Gynecol. 160: 1091-94

180.   Economides D L, Nicolaides K H, Gahl W A, Bernardini I, Bottoms S, Evans M (1989) Cordocentesis in the diagnosis of intrauterine starvation. Am J Obstet Gynecol. 161: 1004-8

181.   Economides D L, Nicolaides K H (1989) Plasma amino acids in appropriate and small-for-gestational-age fetuses. Am J Obstet Gynecol. 161: 1219-27

182.   Economides D L, Crook D, Nicolaides K H (1990) Hypertriglyceridemia and hypoxemia in small-for-gestational-age fetuses. Am J Obstet Gynecol. 162: 382-86

183.   Editorial. Herpes Simplex-changing patterns. Lancet II (1981) 1025-26

184.   Elder J S, Duckett J W, Snyder H M (1987) Intervention for fetal obstructive uropathy: Has it been effective? Lancet 2: 1007

185.   Elejalde B R, de Elejalde M M, Acuna J M, Thelen D, Trujillo C, Karrmann M (1990) Prospective study of amniocentesis performed between weeks 9 and 16 of gestation: its feasibility, risks, complications and use in early genetic prenatal diagnosis. Am J Obstet Gynecol. 35 (2): 188-96

186.   Emery A E H, Watt M S & Clark E R (1972) The effect of genetic counselling in Duchenne muscular dystrophy. Clinical Genetics. 3: 147-50

187.   Emery A E H (1984) An Introduction to Recombinant DNA. Chichester: Wiley

188.   Emery A E H, Rimoin D L. Principles and practice of medical genetics. page 92, Vol. 1, 2nd edn. Churchill Livingstone

189.   Enders G (1983) Virus- und andere Infektionen in der Schwangerschaft: Diagnostik und Prävention. Z Geburtsh Perinat 187:109-16, 155-67

190.   Enders G (1985) Vergleich verschiedener serologischer Methoden zum Zytomegalieantikörpernachweis. In: Luthardt T (Hrsg.): Transfusionsbedingte Zytomegalievirusinfektionen, S. 53-67. Steinkopff, Darmstadt

191.   Enders G (1986) Diagnosis of Cytomegalovirus infections. In: Simon C, Wilkinson P J (eds.) (1986) Diagnosis of Infectious Diseases: New Aspects, pp. 225-36 Schattauer, Stuttgart

192. Enders G (1987) Erfahrungen mit der pränatalen Diagnostik von Röteln, Toxoplasmose und Zytomegalie aus fetalem Blut. In: Murken J (Hrsg): Pränatale Dianostik und Therapie, S. 173-80. Enke, Stuttgart

193. Enders G. (1988) nach: Infektionen und Impfungen in der Schwangerschaft, Verlag Urban & Schwarzenberg, München Wien Baltimore, Infektionen d. Mutter und d. Feten, Schutzimpfungen in der Schwangerschaft. S. 3

194. Enders G (1991) nach: Infektionen und Impfungen in der Schwangerschaft, Verlag Urban & Schwarzenberg, München Wien Baltimore, Infektionen d. Mutter und d. Feten, Schutzimpfungen in der Schwangerschaft. S. 14

195. Enders G. (1988) nach: Infektionen und Impfungen in der Schwangerschaft, Verlag Urban & Schwarzenberg, München Wien Baltimore, Infektionen d. Mutter und d. Feten, Schutzimpfungen in der Schwangerschaft. S. 30

196. Enders G. (1988) nach: Infektionen und Impfungen in der Schwangerschaft, Verlag Urban & Schwarzenberg, München Wien Baltimore, Infektionen d. Mutter und d. Feten, Schutzimpfungen in der Schwangerschaft. S. 40

197. Enders G. (1988) nach: Infektionen und Impfungen in der Schwangerschaft, Verlag Urban & Schwarzenberg, München Wien Baltimore, Infektionen d. Mutter und d. Feten, Schutzimpfungen in der Schwangerschaft. S. 55

198. Enders G. (1988) nach: Infektionen und Impfungen in der Schwangerschaft, Verlag Urban & Schwarzenberg, München Wien Baltimore, Infektionen d. Mutter und d. Feten, Schutzimpfungen in der Schwangerschaft. S. 59

199. Enders G. (1988) nach: Infektionen und Impfungen in der Schwangerschaft, Verlag Urban & Schwarzenberg, München Wien Baltimore. Infektionen d. Mutter und d. Feten, Schutzimpfungen in der Schwangerschaft. S. 64

200. Enders G. (1988) nach: Infektionen und Impfungen in der Schwangerschaft, Verlag Urban & Schwarzenberg, München Wien Baltimore, Infektionen d. Mutter und d. Feten, Schutzimpfungen in der Schwangerschaft. S. 65

201. Enders G. (1988) nach: Infektionen und Impfungen in der Schwangerschaft, Verlag Urban & Schwarzenberg, München Wien Baltimore, Infektionen d. Mutter und d. Feten, Schutzimpfungen in der Schwangerschaft. S. 107

202. Enders G. (1988) nach: Infektionen und Impfungen in der Schwangerschaft, Verlag Urban & Schwarzenberg, München Wien Baltimore, Infektionen d. Mutter und d. Feten, Schutzimpfungen in der Schwangerschaft. S. 111-12

203. Enders G. (1988) nach: Infektionen und Impfungen in der Schwangerschaft, Verlag Urban & Schwarzenberg, München Wien Baltimore, Infektionen d. Mutter und d. Feten, Schutzimpfungen in der Schwangerschaft. S. 115-16

204. Enders G. (1988) nach: Infektionen und Impfungen in der Schwangerschaft, Verlag Urban & Schwarzenberg, München Wien Baltimore, Infektionen d. Mutter und d. Feten, Schutzimpfungen in der Schwangerschaft. S. 118-19

205. Enders G. (1988) nach: Infektionen und Impfungen in der Schwangerschaft, Verlag Urban & Schwarzenberg, München Wien Baltimore, Infektionen d. Mutter und d. Feten, Schutzimpfungen in der Schwangerschaft. S. 121-24

206. Enders G. (1988) nach: Infektionen und Impfungen in der Schwangerschaft, Verlag Urban & Schwarzenberg, München Wien Baltimore, Infektionen d. Mutter und d. Feten, Schutzimpfungen in der Schwangerschaft. S. 146

207. Enders G. (1988) nach: Infektionen und Impfungen in der Schwangerschaft, Verlag Urban & Schwarzenberg, München Wien Baltimore, Infektionen d. Mutter und d. Feten, Schutzimpfungen in der Schwangerschaft. S. 157

208. Enders G. (1988) nach: Infektionen und Impfungen in der Schwangerschaft, Verlag Urban & Schwarzenberg, München Wien Baltimore, Infektionen d. Mutter und d. Feten, Schutzimpfungen in der Schwangerschaft. S. 207-8

209. Enders G. (1988) nach: Infektionen und Impfungen in der Schwangerschaft, Verlag Urban & Schwarzenberg, München Wien Baltimore, Infektionen d. Mutter und d. Feten, Schutzimpfungen in der Schwangerschaft. S. 222

210. Enders G. (1988) nach: Infektionen und Impfungen in der Schwangerschaft, Verlag Urban & Schwarzenberg, München Wien Baltimore, Infektionen d. Mutter und d. Feten, Schutzimpfungen in der Schwangerschaft. S. 225

211.   Enders G. (1988) nach: Infektionen und Impfungen in der Schwangerschaft, Verlag Urban & Schwarzenberg, München Wien Baltimore, Infektionen d. Mutter und d. Feten, Schutzimpfungen in der Schwangerschaft. S. 270

212.   Epstein C J, Cox D R, Schonberg S A & Hogge W A (1983) Recent developments in the prenatal diagnosis of genetic diseases and birth defects. Am Rev Gen. 17: 49-83

213.   Esscher E, Scott J S (1979) Congenital heart block and maternal systemic lupus erythematosus. Br Med J. I: 1235-38

214.   Etches P C, Lemons J A (1979) Nonimmune hydrops fetalis: report of 22 cases including three siblings. Pediatrics. 64: 326-32

215.   Etches P C, Hydrops fetalis. In: Roberton N R C (ed.), Textbook of Neonatology. Churchill Livingstone Edinburgh, London, Melbourne and New York 1986. pp. 484-94

216.   Evans M I, Mukherice A B, Schulman J D (1984) Animal models. in: Chin-Chu L, Evans M I, (eds.) Intrauterine growth retardation. New York: McGraw-Hill: 161

217.   Evans M I, Farrell S A, Greb A, Ray P, Johnson M P, Hoffman E P (1993) In utero fetal muscle biopsy for the diagnosis of Duchenne muscular dystrophy in a female fetus "suddenly at risk". Am J Med Genet. 46 (3): 309-12

218.   Fairweather D V I, Ward R H T, Modell B (1970) Obstetric aspects of midtrimester fetal blood sampling by needling of fetoskopy. Brit J Obstet Gynecol. 87: 87-91

219.   Farquharson D F, Wittmann B K, Hansmann M, Ho Yuen B, Baldwin V J, Lindahl S (1988) Management of quintuplet pregnancy by selective embryocide. 158 (2): 412-15

220.   Farrall M, Law H-Y, Rodeck C H (1986) First-trimester prenatal diagnosis of cystic fibrosis with linked DNA probes. Lancet ii: 1402-5

221.   Fay R A (1983) Feto-maternal hemorrhage as a cause of fetal morbidity and mortality. Br J Obstet Gynecol. 90: 443-46

222.   Feingold M, Cetrulo C L, Newton E R, Weiss J, Shakr C, Shmoys S (1986) Serial amniocenteses in the treatment of twin to twin transfusion complicated with acute polyhydramnios. Acta Genet Med Gemellol. 35: 107-13

223.   Feinkind L, Nanda D, Delke I, Minkoff H (1990) Abruptio placentae after percutaneous umbilical cord sampling: A case report. Am J Obstet Gynecol.: 1203-4

224.   Feldmann G L, Williamson R, Beaudet A L, O'Brien W E (1988) Prenatal diagnosis of cystic fibrosis by DNA amplification for detection of KM-19 polymorphism. Lancet I: 102

225.   Fensom A H, Benson P F, Rodeck C H, Campbell S & Gould J D M (1979) Prenatal diagnosis of galactosaemia hererocygote by fetal blood enzyme assay. Brit Med J. 1: 21-22

226.   Finberg H J, Frigoletto F D (1981) Sonographic demonstration of uterine contraction during amniocentesis. Am J Obstet Gynecol. 139: 740-42

227.   Firkin B G, Howard N A, Radford N (1980) Possible relationship between lupus inhibitor and recurrent abortions in young women. Lancet ii. 2: 366

228.   Firth H V, Boyd P A, Chamberlain P, MacKenzie I Z, Lindenbaum R H, Hudson S M (1991) Severe limb abnormalities after chorion villus sampling at 56-66 days' gestation. Lancet: 337 (8744): 762-63

229.   Fischl M A, Richman D D, Grieco M H (1987) The efficacy of azidothymidine (AZT) in the treatment of patients with AIDS and AIDS-related complex. A double-bind, placebo-controlled trial. N Engl J Med. 317: 185-91

230.   Fischl M A, Dickinson G M, LaVoie L (1988) Safety and efficacy of sulfamethoxazole and trimethoprim chemopropylaxis for Pneumocystis carinii pneumonia in patients with AIDS. JAMA. 259: 1185-89

231.   Fisk N M, Borell A, Hubinont C, Tannirandorn Y, Nicolini U & Rodeck C H (1990) Fetofetal transfusion syndrome: do the neonatal criteria apply in utero? Arch Dis Child. 65: 657-61

232.   Flake A W, Harrison M R, Adzick N S (1986) Fetal saccrococcygeal teratoma. J Pediatr Surg. 21: 563-66

233.   Flake A W, Harrison M R, Adzick N S (1986) Transplantation of fetal hematopoietic stem cells in utero: the creation of hematopoietic chimeras. Science. 233: 766-78

234.   Fleischer A C, Killam A P, Boehm F H, Hutchinson A A, Jones T B, Shaff M I, Barrett J M, Lindsey A M, James A E (1981) Hydrops fetalis: sonographic evaluation and clinical implications. Radiology. 141: 163-78

235.   Fleischer L C, Rassin D K, Desnick R J (1979) Argininosuccinic aciduria: prenatal studies in a family at risk. Am J Hum Gen 31: 439-45

236.   Fleischer L C, Harris C J, Mitchell D A & Nadler H L (1983) Citrullinemia: prenatal diagnosis of an affected fetus. Am J Hum Gen 35: 85-90

237.   Forestier F, Daffos F, Galactéros F, Bardakjian J, Rainaut M, Beuzard Y (1986) Hematological values of 163 normal fetuses between 18 and 30 weeks of gestation. Pediatric Research. 20 (4): 342-46

238.   Forestier F (1987) Some aspects of fetal biology. Fetal Ther. 2: 181-87

239.   Forestier F, Cox W, Daffos F & Rainaut M (1988) The assessment of fetal blood samples. Am J Obstet Gynecol. 158 (5): 1184-88

240.   Forfar J O, Simpson H, Russell G (1973) Respiratory disorders. In Textbook of Paediatrics (Ed. by J O Forfar & G C Arneil). Churchill Livingston, London.

241.   de Fouw N J, Haverkate F, Bertina R M, Koopman J, Wijngaarden A V, van Hinsberg V W M (1986) The cofactor role of protein S in the acceleration of whole blood clot lysis by activated protein C in vitro. Blood. 67: 1189-92

242.   Fox J, Hack A M, Fenton W A (1983) Prenatal diagnosis of ornithine transcarbamylase deficiency with the use of DNA polymorphisms. N Engl J Med. 315: 1205

243.   Franciosi R A, Tattersall P (1988) Fetal infection with human parvovirus B-19. Human Pathology. 19: 489

244.   Freda V J & Adamsons K J (1964) Exchange transfusions in utero. Am J Obstet Gynecol. 89: 817-21

245.   Freda V J (1965) The Rhesus problem in obstetrics and a new concept for its management using amniocentesis and spectrophotometric scanning of amniotic fluid. Am J Obstet Gyn. 92: 341

246.   Freudenberg A, Röhrig K, Stennes N (1990) Gentechnik, Grundwissen für den politisch-ethischen Dialog. Frankfurt.

247.   Friedman T (1983) Gene Therapy, Banbury Public Information Report. USA: Cold Spring Harbour Laboratory

248.   Friesen H, Hwang P, Guyda H, Tolis G, Tyson J, Myyers R (1971) A radioimmunoassy for human prolactin. In: Boynes A K, Griffiths K (eds.) Prolactin and carcinogenesis. Cardiff: Alpha Omega Alpha; 64-80

249.   Frigoletto F D, Umanski I, Birnholz J (1981) Intrauterine fetal transfusion in 365 fetuses during fifteen years. Am J Obstet Gynecol. 139: 781-90

250.   Fryburg J S, Dimaio M S, Mahoney M J (1992) Postnatal placental confirmation of trisomie 2 and 16 detected at chorionic villus sampling: a possible association with intrauterine growth retardation and elevated maternal serum alpha-fetoprotein. Prenat Diagn. 12 (3): 157-62

251.   Fuhrmann W (1989) Fortschritte der Pränataldiagnostik, Monatsschrift für Kinderheilkunde. 137: 134-29

252.   Fujimoto A, Ebbin A J, Wilson M G (1973) Down's syndrome and non-immunological hydrops fetalis. Lancet i: 329

253.   Gänshirt-Ahlert D, Pohlschmidt M, Gal A, Horst J, Miny P, Holzgreve W (1990) Transabdominal placental biopsy in the second and third trimester of pregnancy: what is the risk of maternal contamination in DNA diagnosis. Obstet Gynecol 75: 320

254.   Gänshirt-Ahlert D, Basak N, Aidynli K, Holzgreve W (1992) Fetal DNA in uterine vein blood. Obstet Gynecol. 80 (4): 601-3

255.   Gänshirt-Ahlert D, Burschyk M, Garritsen H S, Helmer L, Miny P, Horst J, Schneider H P, Holzgreve W (1992) Magnetic cell sorting and the transferrin receptor as a potential means of prenatal diagnosis from maternal blood. Am J Obstet Gynecol. 166 (5): 1350-55

256. Gagne R, Lescault A, Grenier A (1982) Prenatal diagnosis of hereditary tyrosinaemia: measurement of succinylacetone in amniotic fluid. Prenat Diagn. 2: 185-88

257. Galea P, Scott J M, Goel K M (1982) Feto-fetal transfusion syndrome. Arch Dis Child. 57: 7818-3

258. Galjaard H (1976) European experience with prenatal diagnosis of congenital disease: a survey of more than 6000 Cases. Cytogenetics and Cell Genetics. 16: 453-67

259. Galjaard H (1979) Group report on prenatal diagnosis of genetic metabolic disease in Western Europe. In Murken J D, Stengel-Rutkowski S & Schwinger E (eds.) Prenatal Diagnosis, pp. 73-84. Stuttgart: Enke

260. Galjaard H (1980) Genetic metabolic diseases: Early diagnosis and prenatal analysis. Amsterdam, New York: Elsevier, North Holland

261. Galjaard H (1982) Miniaturization of biochemical analysis of cultured (anmiotic fluid) cells. Methods in Cell Biology. 26: 241-68

262. Galjaard H (1986) Biochemical diagnosis of genetic disease. Experientia. 42: 1075-85

263. Galjaard H & Kleijer W J (1986) Biochemical analysis of chorionic villi: In Brambati B, Simoni G & Fabro S (eds.) Chorionic Villus Sampling, pp. 131-52. New York: Marcel Dekker.

264. Galjaard H (1987) Fetal diagnosis of inborn errors of metabolism. Bailliere's Clin Obstet Gynecol. 1 (3): 547-67

265. Galliant A, Luekeen R P, Lindermann H J (1987) New instruments and new methods: A preliminary report about transcervical embryoscopy. Endoscopy. 10: 47

266. Gauchi M N (1982) Obstetric and perinatal immunology. Current topics in immunology No.16. Arnold, London

267. Gauwerky J F H, Kubli F, Forssmann W G (1988) Morphology and fertility after reanastomosis of the rabbit fallopian tube using fibrin glue. Hum Reprod. 3: 327-30

268. Gelfand E W, Dosch H M (1983) Diagnosis and classification of severe combined immunodeficiency diseases. Birth defects. 19: 65-72

269. Gembruch U, Hansmann M, Redel D A, Bald R (1988) Intrauterine Therapie of fetal tachyarrhythmias: intraperitoneal administration of antiarrhythmic drugs to the fetus in fetal tachyarrhythmias with severe hydrops fetalis. J Perinat Med. 16: 39-44

270. Gembruch U, Hansmann M, Bald R (1988) Direct intrauterine fetal treatment of fetal tachyarrhythmia with severe hydrops fetalis by antiarrhythmic drugs. Fetal Ther. 3: 210-15

271. Gembruch U, Hansmann M, Redel D A, Bald R, Knöpfle G (1988) Nichtimmunologisch bedingter Hydrops fetalis beim kompletten atrioventrikulären Block des Feten. Geb Fra. 48: 494-99

272. Gembruch U, Manz M, Bald R, Rüddel H, Redel D A, Schlebusch H, Nitsch J, Hansmann M (1989) Repeated intravascular treatment in a fetus with refractory supraventricular tachycardia and hydrops fetalis. Am Heart J. brief communications. 118 (6): 1335-38

273. Genger H, Enzelsberg H, Salzer H (1988) Carnitine in therapy of placental insufficiency: initial experiences. Z Gebhi Perinatol. 192: 155

274. Genz H J (1986) Fibrin sealing in premature rupture of the membranes. In: Fibrin Sealant in Operative Medicine. 3: 98-104. Berlin, Springer-Verlag 1986

275. Gibbs D A, McFadyen I R, d'A Crawford M (1984) First-trimester diagnosis of Lesch-Nyhan Syndrome. Lancet ii: 1180-83

276. Gigli I, Fujita T (1979) Modulation of the classical pathway C3 convertase by plasma protein C4 binding and C4b inactivator. Proc Natl Acad Sci U.S.A. 76 : 6596-6600

277. Ginsberg J S, Hirsh J (1989) Antikoagulants during pregnancy. Annu Rev Med. 40: 79

278. Ginsberg J S, Hirsh J, Turner D C, Levine M N, Burrows R (1989) Risks of the fetus during antikoagulant therapy during pregnancy. Thromb Haemost. 61: 197

279. Ginsberg J S, Kowalchuk G, Hirsh J, Brill-Edwards P, Burrows R (1989) Heparin therapy during pregnancy: risks to the fetus and mother. Arch Intern Med. 149: 2233

280.   Ginsburg S J, Groll M (1973) Hydrops fetalis due to infantile Gaucher's disease. J Pediatr. 82: 1046-48

281.   Gitlin D, Boesman M (1986) Serum α - fetoprotein, albumin and γ -globulin in the human conceptus. J Clin Invest. 45: 1826

282.   Glick P L, Harrison M R, Noall R A, Villa R L (1983) Correction of congenital hydronephrosis in utero. II: early mid-trimester ureteral obstruction produces renal dysplasia. J Ped Surg. 18: 681-87

283.   Glick P L, Harrison M R, Adzick M S, Noall R A, Villa R L (1983) Correction of congenital hydronephrosis in utero. IV: In utero decompression prevents renal dysplasia. J Pediatr Surg. 19: 649-57

284.   Glick P L, Harrison M R, Halks-Miller M (1984) Correction of congenital hydrocephalus in utero. II. Efficacy of in utero shunting. J Pediatr Surg. 19: 851-59

285.   Glick P L, Harrison M R, Golbus M S (1985) Management of the fetus with congenital hydronephrosis. II: Prognostik criteria and selection for treatment. J Pediatr Surg. 20: 376-87

286.   Goetz K L (1988) Physiology and pathophysiology of atrial natriuretic peptides. Am J Physiol. 254: 1-5

287.   Golbus M S, Hall B D, Filly R A, Poskaizer L R (1977) Pranatal diagnosis of achondrogenesis. J Pediatr. 91: 464-66

288.   Golbus M S, Loughman W D, Epstein C J, Halbasch G, Stephens J C, Hall B D (1979) Prenatal genetic diagnosis in 3000 amniocenteses. N Eng J Med. 300: 157-63

289.   Golbus M S, Sagebiel R W, Filly R A. (1980) Prenatal diagnosis of congenital icthyosiform erythroderma (epidermolytic hyperkeratosis) by fetal skin biopsy. N Engl J Med. 302: 93

290.   Golbus M S, Filly R A, Callen P W (1985) Fetal urinary tract obstruction: Management and selection for treatment. Semin Perinatol. 9: 91

291.   Golbus M S, Stephens J D, Cann H M (1980) In utero paternity testing utilizing fetal blood obtained by midtrimester fetoscopy. Am J Hum Genet. 32: 88-91

292.   Golladay E S, Mollit D L (1984) Surgically correctable fetal hydrops. J Pediatr Surg. 19: 59-64

293.   Goodman S I, Gallegos D A, Pullin C J (1980) Antenatal diagnosis of glutaric acidemia. Am J Hum Gen. 32: 695-99

294.   Goodman S L & Markey S P (1981) Diagnosis of organic acidemias by gas chromatography-mass spectrometry. Laboratory and Research Methods in Biology and Medicine. 6

295.   Goossens M & Dumez Y (1986) First-trimester fetal diagnosis of sickle-cell anemia by DNA analysis. In Brambati B, Simoni G & Fabro S (eds.) Chorionic Villus Sampling, pp. 153-64. New York: Marcel Dekker.

296.   Gordin F M, Simon G L, Wofsy C B, Mills J (1984) Adverse reactions to trimethoprim/sulfamethoxazole in patients with AIDS. Ann Intern Med. 100: 495-99

297.   Gosden C, Rodeck C H, Nicolaides K H (1985) Fetal blood chromosome analysis: some new indications for prenatal karyotyping. Brit J Obstet Gynecol. 92: 915-20

298.   Gottschalk W, Abramson D (1957) Placental edema and fetal hydrops: a case of congenital cystic and adenomatoid malformation of the lung. Obstet Gynecol. 10: 626-31

299.   Gough J D, Keeling J W, Castle B, Illif P (1986) The obstetric management of non-immunological hydrops. Br J Obstet Gynecol. 93: 226-34

300.   Grabowski G A, Druse J R, Goldberg J D (1984) First-trimester prenatal diagnosis of Tay-Sachs disease. Am J Hum Gen 36: 1369-78

301.   Grannum P A, Copel J A, Plaxe D C, Scioscia A L & Hobbins J C (1986) In utero exchange transfusion by direct intravascular injection in severe erythroblastosis fetalis. N Engl J Med. 314: 1431-34

302.   Grannum P A, Ghidini A, Scioscia A (1989) Assessment of fetal renal reserve in low level obstructive uropathy. 1: 281

303.   Griffiths P D, Baboonian C A (1984) A prospective study of primary cytomegalovirus infection during pregnancy: Final report. Brit J Obstet Gynecol. 91: 307-14

304.	Grosch-Wörner I, Helge H, Weber B, Koch S, Langer R, Fengler R, Kunze R, Marcus U, Jahn G, Reimer-Veit M, Schäfer A, Stück B, Eichenlaub D (1986) AIDS-Problematik in der Pädiatrie. Bundesgesundh Bl. 29: 351-56

305.	Habibi B, Bretagne M. Bretagne Y, Forestier F, Daffos F (1986) Blood group antigens on fetal red cells obtained by umbilical vein puncture under ultasound guidance: a rapid hemagglutination test to check for contamination with maternal blood. Ped res. 20 (11): 1082-84

306.	Haddow J E, Palomaki G E, Knight G J (1992) Prenatal screening for Down's syndrome with use of maternal serum markers. N Engl J Med. 327: 588-93

307.	Hahnemann N, Mohr J (1968) Antenatal fetal diagnosis in the embryo by means of biopsy from the extraembryonic membranes. Bull Europ Soc Hum Gen. 2: 23

308.	Hammer C, Reichenspurner H, Ertel W (1984) Cytological and immunologic monitoring of cyclosporine-treated human heart recipients. Heart Transplant. 3: 228-32

309.	Hammer P, Holzgreve W, Karabacak Z, Horst J, Miny P (1991) "False-negative" and "false-positive" prenatal cytogenetic results due to "true" mosaicism. Prenat Diag. 11 (2): 113-16

310.	Handyside AH, Kontogianni EH, Hardy K, Winston RM (1990) Pregnancies from biopsied human preimplantation embryos sexed by Y-specific DNA amplification. Nature. 344 (6268): 768-70

311.	Hanshaw J B (1971) Congenital cytomegalovirus infection: a fifteen year perspective. J Infect Dis. 123: 555-61

312.	Hanshaw J B, Dudgeon J A (1987) Viral Diseases of the Fetus and Newborn. Vol. XVII, Chapter 5: Herpes simplex infection of the fetus and newborn, pp. 153-81. Saunders, Philadelphia

313.	Hansmann M, Hackelöer J, Staudach A (1985) Ultraschalldiagnostik in Geburtshilfe und Gynäkologie. Springer-Verlag Berlin Heidelberg New York Tokyo, pp. 85-89

314.	Hansmann M, Hackelöer B J, Staudach A (1985) Ultrasound diagnosis in obstetrics and gynecology. Springer-Verlag Berlin Heidelberg New York Tokyo, p. 73

315.	Hanson F W, Tennant F, Hune S, Brookhyser K (1992) Early amniocentesis: outcome, risks, and technical problems at less than or equal to 12.8 weeks. Am J Obstet Gynecol. 166 (6Pt1): 1707-11

316.	Hardy J D, Solomon S, Banwell G S, Beach R, Wright V, Howard F M (1979) Congenital complete heart block in the newborn associated with maternal systemic lupus erythematosus and other connective tissue disorders. Arch Dis Child. 54: 7-13

317.	Harman C R, Manning F A, Bowman J M (1983) Severe Rh disease: poor outcome is not inevitable. Am J Obstet Gynecol. 145: 823-29

318.	Harrison M R, Bressack M A, Charg A M, de Lorinier A A (1980) Correction of congenital diaphragmatic hernia in utero. II: Simulated correction permits fetal lung growth with survival at birth. Surgery. 88: 260-68

319.	Harrison M R, Filly R A. Parer J T, Faer M J, Jacobson J B, de Lorimer A A (1981) Management of the fetus with a urinary tract malformation. JAMA. 246: 635-39

320.	Harrison M R, Ross N A, De Lorimier A A (1981) Correction of congenital diaphragmatic hernia in utero III. Development of a successful surgical technique using abdominoplasty to avoid compromise of umbilical blood flow. J Pediatr Surg. 16 (6): 34-42

321.	Harrison M R, Filly R A, Golbus M S (1982) Fetal treatment. N Engl J Med. 307: 1651

322.	Harrison M R, Golbus M S, Filly R A (1982) Fetal surgery for congenital hydronephrosis. N Engl J Med. 306: 591-93

323.	Harrison M R, Ross N, Noall R (1983) Correction of congenital hydronephrosis in utero I. The model: Fetal urethral obstruction produces hydronephrosis and pulmonary hypoplasia in fetal lambs. J Pediatr Surg. 18: 247

324.	Harrison M R, Adzick N S (1990) The fetus as a patient, surgical considerations. Ann Surg. 212 (4):279-91

325.   Harrison M R, Adzick N S (1990) Successful repair in utero of fetal diaphragmatic hernia after removal of herniated viscera from the left thorax. N Engl J Med. 322: 1582-84

326.   Harrison M R, Langer J C, Adzick N S (1990) Correction of congenital diaphragmatic hernia in utero. V: initial clinical experience. J Pediatr Surg. 25: 47-57

327.   Hasan S & Hermansen M C (1986) The prenatal diagnosis of vertral abdominal wall defects Am J Obstet Gynecol. 155: 842

328.   Hasilik A & v. Figura K (1984) Processing of lysosomal enzymes in fibroblasts. In Dingle J T, Dean R T & Sly W (eds.) Lysosomes in Biology and Pathology. pp. 3-16. Amsterdam: Elsevier.

329.   Heinonen O P, Slone D, Shapiro S (1977) Birth defects and drugs in pregnancy. Littleton, Massachusetts: Publishing Sciences Group Inc.

330.   Heller L (1974) Intrauterine amino acid feeding of the fetus. In: Bode H, Warshaw J (eds.) Parenteral nutrition in infancy and childhood. New York: Plenum, 1974: 206

331.   Helm J, Kretzschmar R, Leuschner F, Neumann W (1976) Untersuchungen über den Einfluß der Kombination Sulfamethoxazol Trimethoprim bezüglich der Fertilität und Embryonalentwicklung an Ratten und Kaninchen. Arzneimittelforschung. 26: 643-51

332.   Henry E C, Miller R K, Baggs R B (1984) Direct fetal injections of diethylstilbestrol and 17-B-estradiol: a method for investigating their teratogenicity. Teratology. 29: 297

333.   Henry E C, Miller R K (1986) Disposition of diethylstilbestrol and estradiol in the fetal rat: correlation with teratogenic potency. Biochem Pharmacol. 35: 1993

334.   Herzenberg L A, Bianchi D W, Schroder J, Cann H M, Iverson G M (1979) Fetal cells in the blood of pregnant women: detection and enrichment by fluorescence-activated cell sorting. Proc Natl Acad Sci U.S.A. 76 (3): 1453-55

335.   Hirsch G, Eberbuch, W (1987) Auf dem Weg zum künstlichen Leben. Stuttgart

336.   Hirschhorn R, 1978, in Pollara B, Pickering E J, Menwissen H J J & Porter I H, Inborn Errors of Specific Immunity, pp. 7-16, New York: Academic Press

337.   Ho M (1982) Cytomegalovirus: Biology and Infection. Plenum Medical Book Company, New York 1982

338.   Ho S Y, Mortimer G, Anderson R H, Pomerance A, Keeling J W (1985) Conduction system defects in three perinatal patients with arrhythmia. Br Heart J. 53: 158-63

339.   Ho T S, Norton G P, Palese P, Dozy A M, Kan Y W (1986) Expression and function of suppressor tRNA genes in mammalian cells. Cold Spring Harbor Symp Quant Biol. 51: 1033-40

340.   Hobbins J C & Mahoney M J (1974) N Engl J Med. 290: 1065-67

341.   Hobbins J C, Mahoney M J & Goldstein L A (1974) Am J Obstet Gynecol. 118: 1069-72

342.   Hobbins J C, Grannum P A, Romero R, Mahoney M J (1985) Am J Obstet Gynecol. 152 (1): 1-6

343.   Hoff R, Berardi V P, Weiblen B J, Mahoney-Trout L, Mitchell M L, Grady G F (1988) Seroprevalence of immunodeficiency virus among childbearing women. N Engl J Med. 318: 525-30

344.   Hogge W A, Koresawa M, Simpson T & Golbus M S (1983) Prenatal diagnosis of glycogen storage disease I (v. Gierke) by fetal liver biopsy. Am J Hum Gen. 35: 97A

345.   Hogge W A, Hogge J S, Keene C L, Pupkin M, Schwartz S, McGillis C, Hartlove C, Crenshaw C Jr, Cohen M M (1992) Chorionic villus sampling: the University of Maryland experience. Md-Med J. 41 (6): 523-25

346.   Holmberg L, Henriksson P, Ekelund H & Astedt B, 1974 J Pediatr. 85: 860-64

347.   Holt L E, Snyderman S E, Norton P M (1963) Plasma animogram in kwashiorkor. Lancet.2: 1343

348.   Holzgreve B, Holzgreve W, Golbus M S (1983) The relevance or pre-amniocentesis pedigree analysis and genetic counseling. Clin Genet. 24: 429

349.   Holzgreve W, Curry C J R, Golbus M S, Callen P W, Filley R A, Smith J C (1984) Investigation of nonimmune hydrops fetalis. Am J Obstet Gynecol. 150: 805-12

350. Holzgreve W, Golbus MS (1984) Prenatal diagnosis of ornithine transcarbamylase deficiency utilizing fetal liver biopsy. Am J Hum Gen. 36 (2): 320-8

351. Holzgreve W, Hansmann M (1984) Erfahrungen mit der "Free Hand Needle"- Technik bei 3215 Amniozentesen im zweiten Trimenon zu pränatalen Diagnostik. Gynäkologe 17: 77-82

352. Holzgreve W (1984) Der veränderte Stellenwert der Fetoskopie im Rahmen der pränatalen Diagnostik. Med Welt 21: 38-46

353. Holzgreve W (Hrsg.), (1987) modifiziert nach: "Pränatale Medizin" Verlag Springer, Titelseite

354. Holzgreve W (Hrsg.), (1987) aus: "Pränatale Medizin" Verlag Springer, S. 3

355. Holzgreve W (Hrsg.), (1987) aus: "Pränatale Medizin" Verlag Springer, S. 20

356. Holzgreve W (Hrsg.), (1987) aus: "Pränatale Medizin" Verlag Springer, S. 57

357. Holzgreve W (Hrsg.), (1987) aus: "Pränatale Medizin" Verlag Springer, S. 75

358. Holzgreve W (Hrsg.), (1987) aus: "Pränatale Medizin" Verlag Springer, S. 107

359. Holzgreve W (Hrsg.), (1987) modifiziert nach: "Pränatale Medizin" Verlag Springer, S. 120

360. Holzgreve W (Hrsg.), (1987) aus: "Pränatale Medizin" Verlag Springer, S. 156

361. Holzgreve W (Hrsg.), (1987) aus: "Pränatale Medizin" Verlag Springer, S. 158

362. Holzgreve W (Hrsg.), (1987) aus: "Pränatale Medizin" Verlag Springer, S. 159-60

363. Holzgreve W, Miny P (1990) Transabdominale und transzervicale Chorionbiopsien: Indikationen, Techniken und bisherige Ergebnisse. Gynäkologe 23: 261-65

364. Holzgreve W, Miny P, Schloo R (1990) 'Late CVS' international registry compilation of data from 24 centres. Prenat Diagn. 10 (3): 159-67

365. Holzgreve W, Sevinchan E, Kohne E, Sevinchan S, Miny P, Horst J (1990) Beta-thalassemia problems in the Turkish population in the F.R.G. Eur J Obstet Gynecol Reprod Biol. 34 (1-2): 137-47

366. Holzgreve W, Münster, Universitätsfrauenklinik, FRG, Vortrag anläßlich der Einweihung der neonatologischen Intensivstation, 16.5.1992, Klinikum rechts der Isar, München, FRG,

367. Holzgreve W, Garritsen H S, Gänshirt-Ahlert D (1992) Fetal cells in maternal circulation. J Reprod Med. 37 (5): 410-18

368. Horrobin D F, Lloyd I J, Lipton A, Burstyn P G, Durkin N, Muiruri K L (1971) Actions of prolactin on human renal function. Lancet. 2: 352-54

369. Hoyer L W, Lindsten J, Blomback M (1979) Lancet ii: 191-92

370. Hsieh F-J, Chang F-M, Ko T-M, Chen F-Y (1987) Percutaneous ultrasound-guided fetal blood sampling in the management of nonimmune hydrops fetalis. Am J Obstet Gynecol. 157 (9): 44-49

371. Huehns E R, Shooter E M (1965) Review article: human haemoglobins. J Med Genet. 2: 48-90

372. Hutchins P, Walker Smith J A (1982) The gastrointestinal system. Clin Allergy Immunol. 2: 43-76

373. Hutchinson AA, Drew J H, Yu V Y H, Williams M L, Fortune D W, Beischer N A (1982) Nonimmunologic hydrops fetalis: a review of 61 cases. Obstet Gynecol. 59: 347-52

374. Iliff P J, Nicholls J M, Keeling J W, Gough J D (1983) Non-immunologic hydrops fetalis: a review of 27 cases. Arch Dis Child. 58: 979-82

375. Ireland R, Abbas A, Thilaganathan B, Melbye O, Layton M, Nicolaides K H (1992) Fetal and maternal Erythropoietin levels in normal pregnancy. Fetal Diagn Ther. 7: 21-25

376. Iverson G M, Bianchi D W, Cann H M, Herzenberg L A (1981) Detection and isolation of fetal cells from maternal blood using the flourescence-activated cell sorter (FACS). Prenat-Diagn. 1 (1): 61-73

377. Jackson L (1985) Infections. Chorionic Villus Sampling Newsletters. July 26: 2-3

378. Jackson L (1988) Jefferson Medical College, Division of Medical Genetics, Philadelphia, USA, CVS Latest News, Nr.26 (persönliche Mitteilung: in 247)

379. Jackson L (1990) CVS Lates News, 18.1.1990

380. Jackson L (1990) CVS Latest News, 5.5.1990

381.   Jackson L (1990) NIH-Studie: Randomisierter Vergleich zwischen transzervikaler und transabdominaler Chorionzottengewinnung (Philadelphia-Daten) (1990) CVS Newsletter: 4

382.   Jackson L (1991) Chorionic Villus Sampling Newsletters No. 31

383.   Jacoby D R, Olding L B, Oldstone M B A (1984) Immunologic regulation of fetal-maternal balance. Adv Immunol. 35: 157-208

384.   Jahoda M G, Brandenburg H, Reuss A, Cohen-Overbeek T E, Wladimiroff J W, Los F J, Sachs E S (1991) Transcervical (TC) and transabdominal (TA) CVS for prenatal diagnosis in Rotterdam: experience with 3611 cases. Prenat Diagn. 11 (8): 559-61

385.   Jakobs C A J M (1983) Contribution to the Prenatal Diagnosis of Inherited Metabolites in Amniotic Fluid. PhD Thesis, State University of Utrecht.

386.   Jauniaux E, Donner C, Simon P, Vanesse M, Hustin J, Rodesch F (1989) Pathologic aspects of the umbilical cord after percutaneous blood sampling. Obstet Gynecol. 73 (2): 215-18

387.   Jenkins E C, Krawczun M S, Stark-Houck S L, Duncan C J, Kunaporn S, Gu H, Schwartz-Richstein C, Howard-Peebles P N, Gross A, Sherman S L (1991) Improved prenatal detection of fra(X)(q27.3): methods for prevention of false negatives in chorionic villus and amniotic fluid cell cultures. Am J Med Genet. 38 (2-3): 447-52

388.   Johnson M P, Johnson A, Holzgreve W, Isada N B, Wapner R J, Treadwell M C, Heeger S, Evans M I (1993) First-trimester simple hygroma: cause and outcome. Am J Obstet Gynecol. 168 (1Pt1): 156-61

389.   Johnson R B & Baehner R L (1971) Chronic granulomatous disease: Correlation between pathogenesis and clinical findings. Pediatrics 48: 730-39

390.   Joncas J H, Delage G, Chad Z, Lapointe N (1985) Acquired (or congenital) immunodeficiency syndrome in infants born of Haitian mothers. New Engl J Med. 312: 842

391.   Jones K L, Chernoff G F (1984) Effects of chemical and environmental agents. In: Maternal-Fetal Medicine. Principles and Practice (Creasy R K, Resnik R) (eds.) W. B. Saunders Co., Philadelphia, pp. 89-200

392.   Jordanov J S (1989) Cotinine concentrations in amniotic fluid and smoking, passive smoking and non-smoking pregnant women at term and in the urine of their neonates on 1st day of life. Eur J Pediatr. 149: 734-37

393.   Jorgensen F S, Bang J, Lind A M, Christensen B, Lundsteen C, Philip J (1992) Genetic amniocentesis at 7-14 weeks of gestation. Prenatal diagnosis. 12 (4): 277-83

394.   Jovaisas E, Koch M A, Schäfer A, Stauber M, Löwenthal D (1985) LAV/HTLV III in 20-week fetus. Lancet II: 1129

395.   Jurkovic D, Jauniaux E, Campbell S, Pandya P, Cardy D L, Nicolaides K H (1993) Coelocentesis: a new technique for early prenatal diagnosis. Lancet. 341 (8861): 1623-24

396.   Kaback M M (ed.) (1977) Tay-Sachs Disease, Screening and Prevention. New York: Alan R Liss.

397.   Kaback M M (1981) Heterozygote screening and prenatal diagnosis in Tay-Sachs disease. In Callahan J W & Lowden A J (eds.) A World-wide Update in Lysosomes and Lysosomal storage Disease, pp. 331-42. New York: Raven

398.   Kaback M M, Zippin D, Boyd P & Cantor R (1984) Attitudes towards prenatal diagnosis of cystic fibrosis among parents of affected children. Proceedings of the 9th International Congress Cystic Fibrosis, pp. 15-28, Brighton, UK

399.   Kalousek D K, Howard-Peebles P N, Olson S B, Barret I J, Dorfmann A, Black S H, Schulman J D, Wilson R K (1991) Confirmation of CVS mosaicism in term placentae and high frequency of intrauterine growth retardation associated with confined placental mosaicism. Prenat Diagn. 11 (10): 743-50

400.   Kalousek D K, Barrett I J, Gartner A B (1992) Spontaneous abortions and confined chromosomal mosaicism. Hum Genet. 88 (6): 642-46

401.   Kan Y W, Golbus M S, Dozy A M (1976) Prenatal diagnosis of thalassaemia. New Engl J Med. 295: 1165-67

402. Kanhai H H, van Russel E J C, Meerman R J (1986) Selectiv termination in quintuplet pregnancy during first trimester. Lancet 2: 1447

403. Kardos F, Tamasi J Quoted by Kovacs D (1962) Crystallization test for the diagnosis of ruptured membranes. Am J Obstet Gynecol. 83: 1257-60

404. Kazy Z, Rozovsky I S & Bakharev V A (1982) Chorion biopsy in early pregnancy: a method of early prenatal diagnosis for inherited disorder. Prenat Diagn. 2: 39-45

405. Keeling J W, Gough D J, Iliff P (1983) The pathology of non-Rhesus hydrops. Diagn Histopathol. 6: 89-111

406. Keeling J W (1987) Fetal Hydrops. In: Keeling J W (ed.) Fetal and neonatal pathology. Verlag Springer Berlin Heidelberg, pp. 211-28

407. Keeling J W (1987) Immunology. In: Keeling J W (ed.) Fetal and neonatal pathology. Verlag Springer Berlin Heidelberg, pp. 253-54

408. Kennerknecht I, Barbi G, Djalali M, Just W, Vogel W, Terinde R (1991) Uncommon chromosomal mosaicism in chorionic villi. Prenat Diagn. 11(8): 569-75

409. Kerenyi T D, Chitkara U (1981) Selecitve birth in twin pregnancy with discordancy for Down's syndrome. N Engl J Med. 304: 1525-27

410. Kitchen L W, Bavin F, Sullivan J L, 1984, Nature 312: 367-69

411. Kirshon B, Moise K J, Wasserstrum N, Ou C-N, Huhta J C (1988) Influence of short term indomethacin therapy on fetal urine output. Obstet Gynecol. 158: 221

412. Kleijer W J, Thoomes R, Galjaard H, Wendel U & Fowler B (1984) First-trimester (chorion biopsy) diagnosis of citrullinemia and methylmalonic aciduria. Lancet 2: 1340

413. Kleijer W J, Mancini G M S, Jahoda M G J (1984) First-trimester diagnosis of Krabbe's disease by direct enzyme analysis of chorionic villi. N Engl J Med. 311: 1257

414. Kleijer W J, van Diggelen O P, Janse H C (1984) First-trimester diagnosis of Hunter syndrome on chorionic villi. Lancet i: 472

415. Kleijer W J, Janse H C, van Diggelen O P & Niermeijer M F (1985) Amniotic fluid disaccharidases in the prenatal detection of cystic fibrosis. Prenat Diagn. 5: 135-44

416. Kleijer W J (1986) First-trimester diagnosis of genetic metabolic disorders. In Pescia G & Nguyen The H (eds.) Chorionic Villi Sampling, pp. 80-89. Basel: Karger

417. Klein D & Wijss D (1977) Retrospective and follow-up study of approximately 1000 genetic consultations. J Hum Gen. 25: 47-57

418. Kleinmann C S, Hobbins J C, Jaffe C C (1980) Echocardiographic studies of the human fetus: prenatal diagnosis of congenital heart disease and cardiac dysrhythmias. Pediatrics. 65: 1059-66

419. Kleinmann C S, Donnerstein R L, DeVore G R, Jaffe C C, Lynch D C, Berkowitz R L, Talner N S, Hobbins J C (1982) Fetal echocardiography for evaluation of in utero congestive heart failure: a technique for study of nonimmune fetal hydrops. N Engl J Med. 306: 568-75

420. Kleinman C S, Copel J A, Weinstein E M, Santulli T V, Hobbins J C (1985) In utero diagnosis and treatment of fetal supraventricular tachycardia. Sem Perinatol. 9: 112-29

421. Kleinmann C S (1986) Prenatal diagnosis and management of intrauterine arrhythmias. Fetal Therapy 1: 92

422. Knott P D, Welply G A, Anderson M J (1984) Serologically proved intrauterine infection with parvovirus. Brit med J. 298: 1660

423. Kobrinsky N L, Ramsay N K (1981) Acute megaloblastic anemia induced by high-dose trimethoprim-sulfamethoxazole. Ann Intern Med. 94: 780-81

424. Kohler H G (1976) Sacrococcygeal teratoma and "non-immunological" hydrops fetalis. Br Med J. II: 422-23

425. Kohler H G (1987) Premature closure of the ductus arteriosus (P.C.D.A.): a possible cause of intrauterine circulatory failure. Early Hum Dev. 2 (1): 15-23

426. Komorous J M, Wheeler C E, Briggamann R A (1977) Intrauterine herpes simplex infections. Arch. Dermatol. 113: 918-22

427. Kornfeld S (1986) Trafficking of lysosomal enzymes in normal and disease states. J Clin Invest. 77: 1-6

428. Kousseff B G, Matsouka L Y, Stenn K S (1982) Prenatal diagnosis of Sjögren-Larsson syndrome. J Pediatr. 101: 998

429. Kovacs J A, Hiemenz J M, Macher A M (1984) Pneumocystis carinii pneumonia: A comparison between patients with the acquired immunodeficiency syndrome and patients with other immunodeficiencies. Ann Intern Med. 100: 663-71

430. Krawczun M S, Jenkins E C, Duncan C J, Stark-Houck S L, Kunaporn S, Schwatz-Richstein C, Gu H, Brown W T (1991) Distribution of autosomal fragile sites in specimens cultured for prenatal fragile X diagnosis. Am J Med Genet. 38 (2-3): 456-63

431. Krech U (1982) Diagnostik und Prävention prä-und perinataler Virusinfektionen: Zytomegalie und andere Herpesviren. In: Spiess H (Hrsg.): Der prä-und perinatale Virusinfekt, S. 95. Deutsches Grünes Kreuz, Marburg

432. Krummel T M, Nelson J M, Diegelmann R F (1987) Fetal response to injury in the rabbit. J Pediatr Surg. 22: 240-44

433. Kuhlmann R S, Warsof S L, Levy D L, Flake A W, Harrison M R (1987) Fetal sacrococcygeal teratoma. Fetal Ther. 2: 95-100

434. Kuliev A, Modell B & Galjaard H (eds.) (1985) Perspectives in fetal diagnosis of congenital disorders. Report of a WHO/Serono Symposium, Geneva, 2-4 May, 1984. Rome: Ares Serono Symposium.

435. Kumar M L, Gold E, Jacobs I, Ernhart C, Nankervis G A (1985) Primary CMV infections in pregnancy. Pediatrics.

436. Lange I, Rodeck C H, Morgan-Capner P (1982) Prenatal serological diagnosis of intrauterine cytomegalovirus infection. Br Med J. 284: 1673-74

437. Lange I R, Harman C R, Ash K M, Manning F A, Menticoglou S (1989) Twins with hydramnios: treating premature labor at source. Am J Obstet Gynecol. 160: 552-57

438. Langer J C, Harrison M R, Adzick N S (1987) Congenital diaphragmatic hernia: current controversies in prenatal and postnatal management. Fetal Ther. 2: 209-15

439. Langer J C, Harrison M R, Schmidt K G (1989) Fetal hydrops and demise from sacrococcygeal teratoma: rationale for fetal surgery. Am J Obstet Gynecol. 160: 1145-50

440. Lapointe N, Michaud J, Pekovic D, Chausseau J P, Dupuy J-M (1985) Transplacental transmission of HTLV III virus. N Engl J Med. 312: 1325-26

441. Lazebnik N, Hendrix P V, Ashmead G G, Ashmead J W, Mann L I (1990) Detection of fetal blood contamination by amniotic fluid obtained during cordocentesis. Am J Obstet Gynecol. 163 (1): 78-80

442. Leontic E A, Schrueffer J J, Andreassen B, Pinto H, Tyson J E (1979) Further evidence for the role of prolactin on human fetoplacental osmoregulation. Am J Obstet Gynecol. 133: 435-38

443. Letsky E A (1986) Hematology: Anaemia in the newborn. In: Textbook of Neonatology. Roberton N R C (ed.) Churchill Livingstone, Edinburgh New York, p. 449

444. Levin A A, Miller R K (1980) Fetal toxicity of cadmium: maternal vs. fetal injections. Teratology. 22: 105

445. Levinsky R J, Harvey B A M, Nicolaides K H & Rodeck C H (1986) Antenatal diagnosis of chronic granulomatous disease. Lancet i: 504

446. Levinsky R J, 1984, in Rodeck C H & Nicolaides K H, Prenatal Diagnosis. Proceedings of the XIth Study Group of the Royal College of Obstetricians and Gynecologists, pp. 137-46. Chichester: Wiley

447. Levy G (1981) Pharmakokinetics of fetal and neonatal exposure to drugs. Obstet Gynecol. 58: 9s.

448. Lewin B (1990) (ed.) Genes IV, Oxford University Press and Cell Press, pp. 95-99, 817

449. Lewin B (1990) (ed.) Genes IV, Oxford University Press and Cell Press, pp. 458-60

450. Liley A W (1963) Intrauterine transfusions of foetus in haemolytic disease. Br med J. 2: 1107-9

451. Lillie F R (1916) The theory of the freemartin. Science. 43: 611

452. Lin A E, Garver K L (1988) Genetic counseling for congenital heart defects. J Pediatr 113: 1105-9

453.   Linch D C, Beverley P C L, Levinski R J & Rodeck C H (1982) Phenotypic analysis of fetal blood leucocytes: potential for prenatal diagnosis of immunodeficiency disorders. Prenat Diagn. 2: 211-218

454.   Linch D C, Rodeck C H, Simmons H A, Levinsky R J (1983) Prenatal diagnosis for severe combined immunodeficiency. Birth Defects. 19: 121-23

455.   Litsey S E, Noonan J A, O'Connor W N, Cottrill C M, Mitchell B (1985) Maternal connective tissue disease and congenital heart block; demonstration of immunoglobulin in cardiac tissue. N Engl J Med. 312: 98-100

456.   Lo Y M, Patel P, Sampietro M, Gillmer M D, Fleming K A, Wainscoat J S (1990) Detection of single-copy fetal DNA sequence from maternal blood [letter] comment in: Lancet. 336 (8717): 746

457.   Lockshin M D (1985) Lupus pregnancy. Clin Rheum Dis. 11: 611-32

458.   Longaker M T, Adzick N S, Harrison M R (1989) Fetal obstructive uropathy. Br Med J. 299: 325-26

459.   Longaker M T, Chiu E S, Harrison M R (1989) Studies in fetal wound healing IV: Hyaluronic acid stimulating activity distinguishes fetal wound fluid from adult wound fluid. Ann Surg. 210: 667-72

460.   Longaker M T, Laberge J M, Dansereau J (1989) Primary fetal hydrothorax: natural history and management. J Pediatr Surg. 24: 573-76

461.   Longaker M T, Golbus M S, Filly R A, Rosen M A, Chang S W, Harrison M R (1991) Maternal outcome after open fetal surgery. A review of the first 17 human cases. JAMA. 256 (6): 737-41

462.   Longo L D (1987) Physiologic assessment of fetal compromise: biomarkers of toxic exposure. Env Health Persp. 74: 93-101

463.   Lopes P, Talmant C, Thiery M (1985) Partial termination of a quintuplet pregnancy. Z. Geburtshilfe Perinatol. 189: 239-40

464.   Lubbe W F, Butler W S, Palmer S J, Liggins G C (1983) Fetal survival after prednisone suppression of maternal lupus anticoagulant. Lancet i: 1361-63

465.   Ludomirski A, Weiner S (1988) Percutaneous fetal umbilical blood sampling. Clin Obstet Gynecol. 31 (1): 19-26

466.   Mabogunje O A & Mahur G H (1984) Omphalocoele and gastroschisis: trends in survival across two decades. Am J Surg. 148: 670

467.   Macchi B, Federico M, Orecchia A (1986) Evidence of HIV retrovirus intrauterine infection. AIDS Res. 2: 267

468.   Machin G A (1987) Genetic metabolic disease. In: Keeling J W (ed.) Fetal and neonatal pathology. Verlag Springer Berlin Heidelberg, p. 136

469.   Machin G A (1987) Genetic metabolic disease. In: Keeling J W (ed.) Fetal and neonatal pathology. Verlag Springer Berlin Heidelberg, p. 140

470.   Mackenzie I Z, Maclean D A, (1980) Am J Obstet Gynecol. 138: 1214-18

471.   Mahoney M J, Hobbins J C (1977) Prenatal diagnosis of chondroectodermal dysplasia (Ellis-van-Crefeld syndrome) with fetoscopy and ultrasound. N Engl J Med. 297: 969-73

472.   Mahoney B S, Filly R A. Callen P W, Chinn D H, Golbus M S (1984) Severe non-immune hydrops fetalis: sonographic evaluation. Radiology. 151: 757-61

473.   Maidman J E, Yeager C, Anderson V, Makabali G, O'Grady J P, Arce J (1980) Prenatal diagnosis and management of nonimmunologic hydrops fetalis. Obstet Gynecol. 56: 571-76

474.   Mandelbaum B , Pontarelli D A & Brushenko A (1967) Am J Obstet Gynecol. 98: 1140-43

475.   Manning F A: International fetal surgery registry: 1985 update. Clin Obstet Gynecol. 29: 551

476.   Manning F A, Harrison M R, Rodeck C (1986) Catheter shunts for fetal hydronephrosis and hydrocephalus: Report of the International Fetal Surgery Registry. N Engl J Med. 315: 336

477.   Mannucci P M, Ronchi G T & Rota L (1978) J Clin Path. 31: 779-83

478. Maternal serum-alpha-fetoprotein measurement in antenatal screening for anencephaly and spina bifida in early preganancy: report of the U.K. Collaborative Study on Alpha-fetoprotein in Relation to Neural-tube Defects. Lancet (1977) 1: 1323-32

479. Mattison D R, Kay H, Angtuaco T, Miller R K, Panigel M, Flowchalk D, Jordan J, Thomford P. The role of nuclear magnetic resonance imaging and spectroscopy in clinical and experimental obstetrics. In: McCarthy S, Haseltine F (eds.) Magnetic resonance of the reproductive system. Thorofare: Slack, Inc., 1987: 177

480. Maxwell D J, Crawford D C, Curry P V, Tynan M J, Allan L D (1988) Obstetric importance, diagnosis and management of fetal tachycardias. Br Med J. 297: 107-10

481. McCue C M, Mantakas M E, Tingelstad J B, Ruddy S (1977) Congenital heart block in newborns of mothers with connective tissue disease. Circulation. 56: 82-90

482. McKusick V A (1992) Mendelian Inheritance in Man (10th edn). Baltimore: the John Hopkins University Press

483. Medical Research Council, Canada (1977) Diagnosis of genetic disease by amniocentesis during the second trimester of pregnancy. Report No. 5.

484. Medical Research Council, Great Britain (1978) An assessment of the hazards of amniocentesis. Br J Obstet Gynecol. 85, Suppl. No. 2

485. Meizner I, Glezerman M (1992) Cordocentesis in the evaluation of the growth-retarded fetus, Clin Obstet Gynecol. 35 (1): 126-37

486. Melissari E, Nicolaides K H, Scully M F, Kakkar V V (1988) Protein S and C4b-binding protein on fetal and neonatal blood. Br J Haematology. 70: 199-203

487. Mentzer W C, Collier E (1975) Hydrops fetalis associated with erythrocyte G-6-P-deficiency and maternal ingestion of fava beans and ascorbic acid. J Pediatr. 86: 565-69

488. Merkatz I R, Nitowsky H M, Macri J N, Johnson W E (1984) An association between low maternal serum alpha-fetoprotein and fetal chromosomal abnormalities. Am J Obstet Gynecol. 148: 886-94

489. Meyer G, Enders G (1988) Correlation of cytomegalovirus detection in urine by tissue culture virus isolation, early-antigen fluorescence test and nucleic acid hybridization. Infection

490. Mibashan R S, Rodeck C H, Thumpston J K (1979), Lancet ii: 1309-11

491. Mibashan R S (1982) Prenatal diagnosis of the haemophilias. In Galjaard H (ed.) The Future of Prenatal Diagnosis, pp. 133-45 Edinburgh: Churchill Livingstone.

492. Mibashan R S & Rodeck C H, 1984 Prenatal Diagnosis, Proceedings of the XIth Study Group of the Royal College of Obstetricians and Gynecologists, pp. 179-194. Chichester Wiley

493. Michaels R H (1972) Suppression of antibody responses in congenital rubella. J Pediatr. 80: 583-86

494. Michejda M, Hodgen G D (1981) In utero diagnosis and treatment of nonhuman primate fetal skeletal abnormalities: Hydrocephalus. JAMA. 246: 1093

495. Michejda M, Patronas N, Di Chiro G (1984) Fetal hydrocephalus: Amelioration of fetal porencephaly by in utero therapy in nonhuman primates. JAMA. 251: 2548

496. Michejda M, Queenan J T, McCullough D (1986) Present state of intrauterine treatment of hydrocephalus and its future. Am J Obstet Gynecol. 155: 873

497. Millar D S, Davis L R, Rodeck C H, Nicolaides K H, Mibashan R S (1985) Normal blood cell values in the early mid-trimester fetus. Pren diagn. 5: 367-73

498. Miller A D, Palmer T D, Hock R A (1986) Transfer of genes into human somatic cells using retrovirus vectors. Cold Spring Harbor Symp Quant Biol. 51: 1013-20

499. Miller E, Cradock-Watson J A & Pollok T M (1982) Consequences of confirmed maternal rubella at successive stages of pregnancy. Lancet ii: 781-84

500. Miller R K, Davis B M, Brent R L, Koszalka T R (1977) Placental transport of creatin in the rat: directionality of transport and the role of the extraembryonic membranes. Am J Physiol. 223: E 308

501. Miller R K, Kellogg C K (1985) The pharmakodynamics of prenatal chemical exposure. In: Chiang N, Less C. Prenatal drug exposure: kinetics and dynamics. NIDA research monograph. Washington, DC: US Government Printing Office, 1985: 39

502. Miller R K, Kellogg C K, Saltzman R. Reproductive and perinatal toxicology. In: Berndt W O, Haley W (eds.) Handbook of toxicology. Washington, DC: Hemisphere, 1987: 195

503. Miller R K, Mattison D R, Panigel M, Ceckler T, Bryant R (1987) Kinetics assessment of manganese using magnetic resonance imaging (MRI) in the dually perfused human placenta in vitro. Environ Health Perspect. 74: 81

504. Miller R K (1991) Fetal drug therapy: principles and issues. Clin Obstet Gynecol. 34 (2): 241-50

505. Milunski A (ed.) (1979) Genetic Disorders and the Fetus. New York: Plenum

506. Mimura S, Suzuki C, Yamazaki T (1987) Transplacental passage of digoxin in a case of nonimmune hydrops fetalis. Clin Cardiol. 10: 63-65

507. Miny P, Hammer P, Gerlach B, Tercanli S, Horst J, Holzgreve W, Eiben B (1991) Mosaicism and accuracy of prenatal cytogenetic diagnoses after chorionic villus sampling and placental biopsies. Prenat Diagn. 11 (8): 581-89

508. Miny P, Holzgreve W, Exeler R, Tercanii S, Gerlach B, Dworniczak B, Eigel A, Horst J (1993) Pränatale Diagnostik an Chorionzotten, Befunde eines einzelnen Zentrums: CVS-Programm Münster. in: Stengel-Rutkowski S (ed.), (1993) Prenatal diagnostic on chorionic villi. Final report of the investigations within the collaborative study in the Federal Republic of Germany (1985-1991). ISBN 3-9801642-1-7

509. Moerman P, Fryns J P, Goddeeris P, Lauweryns J M (1982) Non-immunologic hydrops fetalis. Arch Pathol Lab Med. 106: 635-40

510. Moise K J, Carpenter R J, Kurshon B, Deter R L, Sala J D, Cano L E (1989) Comparison of four types of intrauterine transfusion: effect on fetal hematocrit. Fet Ther. 4: 126-37

511. Mok J Q, De Rossi A, Ades A E, Giaquinto C, Grosh-Worner I, Peckam C S (1987) Infants born to mothers positive for human immunodeficiency virus. Preliminary findings from a multicenter european study. Lancet i: 1164-68

512. Mok J Q, Giaquinto C, De Rossi A, Grosch-Wörner I, Ades A E, Peckham C S (1987) Infants born to mothers seropositive for human immundeficiency virus. Lancet I. 446-47

513. Montgomery R R, Kunicki T J, Taves C, Pidard D & Corcoran M, 1983, J Clin Invest. 71: 385-89

514. Moore K L, Embryologie, Lehrbuch und Atlas der Entwicklungsgeschichte des Menschen. 2. Auflage 1985, Schattauer Stuttgart New York, S. 51

515. Morgan-Capner P, Rodeck C H, Nicolaides K H (1985) Prenatal detection of rubella specific IgM in fetal sera. Prenat Diagn. 5: 21-26

516. Mori C (1956) Jpn J Obst Gynecol. 3: 374-88

517. Mossman J & Patrick A D (1982) Prenatal diagnosis of mucopolysaccharidosis by two-dimensional electrophoresis of amniotic fluid glycosaminoglycans. Prenat Diagn. 2: 169-76

518. Müller-Holve W, Stoeckenius U, Popp L W, Fabinger R, Martin K (1985) Amniocentese unter permantenter Ultraschallsicht-Vorteile eines speziellen Verfahrens. Ultraschall Med. 6: 200-7

519. Muller F, Berg S, Frot J C, Boue´J & Boue´A (1985) Prenatal diagnosis of cystic fibrosis. I. prospective studie of 51 pregnancies. Prenat Diagn. 5: 97-108

520. Muller F, Aubry M C, Gasser B (1985) Prenatal diagnosis of cystic fibrosis. II. Meconium ileus in affected fetuses. Prenat Diagn. 5: 109-17

521. Naeye R L (1963) Human intrauterine parabiotic syndrome and its complications. N Engl J Med. 268: 804-9

522. Naeye R L, Blanc W A (1964) Prenatal narrowing of closure of the foramen ovale. Circulation. 30: 736-42

523. Nahmias A J, Visintine A M (1976) Herpes simplex. In: Remington J S, Klein J O (eds.): Infectious Diseases of the Fetus and Newborn Infant, pp. 156-90. Saunders, Philadelphia

524. Nakayama D K, Glick P L, Villa R L (1983) Experimental pulmonary hypoplasia due to oligohydramnios and its reversal by relieving thoracic compression. J Pediatr Surg. 18: 347-53

525. Nakayama D K, Harrison M R, Gross B H (1984) J Ped Surg. 19: 408

526. Nankervis G A, Kumar M L, Cox F E, Gold E (1984) A prospective study of maternal cytomegalovirus infection and its effect on the fetus. Am J Obstet Gyn. 149: 435-40

527. Naruse H, Irie M (eds.) (1983) Neonatal screening. International Congress Series 606 Amsterdam: Excerpta Medica.

528. Nathan D, Oski F A (1981) Hematology of infancy and childhood. 2nd ed. Philadelphia: WB Saunders, 17

529. National Academy of Sciences report. Biomarkers in reproductive toxicology. Washington, DC: National Academy Press, 1989

530. Naylor G, Sweetman L, Nyhan W L (1980) Isotope dilution analysis of methylcitric acid in amniotic fluid for the prenatal diagnosis of propionic and methylmalonic acidemia. Clinica Chimica Acta. 107: 175-83

531. Nelson N M (1973) The onset of respiration. In Neonatology, Pathophysiology and Management of the Newborn (Ed. by G B Avery). Lippincott, Philadelphia.

532. Newburger P E, Cohen H J, Rothchild S B (1979) Prenatal diagnosis of chronic granulomatous disease. N Engl J Med. 300: 178-81

533. Ney J A, Fee S C, Dooley S L, Socol M L, Minogue J (1988) Factors influencing hemostasis after umbilical vein puncture in vitro. Am J Obstet Gynecol. 160 (2): 424-26

534. Nguyen Tan Lung R, Ciraru-Vigneron N, Bula B, Leblanc A, Sauvanet E, Brunner C, Ravina J H (1990) Diagnostic and prognostic elements of non-immunologic feto-placental anasarca. J Gynecol Obstet Biol Reprod Paris. 19 (7):869-77

535. NICHD National Registry for Amniocentesis Study Group (1976) Midtrimester amniocentesis for prenatal diagnosis. Safety and accuracy. JAMA. 236 (13): 1471-76

536. Nichols E K (1988) Human Gene Therapy. Harvard University Press, Cambridge, Mass.

537. Nicolaides K H, Rodeck C H, Lange I, Watson J, Gosden C M, Miller D, Mibashan R S, Moniz C, Morgan-Capner P, Campbell S (1985) Fetoscopy in the assessment of unexplained fetal hydrops. Br J Obstet Gynecol. 92: 671-79

538. Nicolaides K H, Rodeck C H, Millar D S & Mibashan R S (1985) Fetal hematology in rhesus isoimmunization. Br Med J. I. 290: 662-63

539. Nicolaides K H, Rodeck C H, Mibashan R S (1985) Obstetric management and diagnosis of haematological disease in the fetus. In: Letsky E A (ed.) Haematological disorders in pregnancy. Clinics in haematology, Vol.14, Philadelphia: W B Saunders, pp. 775-805

540. Nicolaides K H, Warenski J C, Rodeck C H (1985) The relationship of plasmaprotein concentration and hemoglobin level to the development of hydrops in Rhesus isoimmunisation. Am J Obstet Gyn. 152: 341

541. Nicolaides K H, Rodeck C H & Gosden C M (1986) Rapid karyotyping in non-lethal malformations. Lancet i: 283-86

542. Nicolaides K H, Soothill P W, Rodeck C H, Campbell S (1986) Lancet: 1065-67

543. Nicolaides K H, Soothill P W, Rodeck C H, Clewell W (1986) Rh disease: intravascular fetal blood transfusion by cordocentesis. Fetal Ther. 1: 185-92

544. Nicolaides K H, Soothill P W, Rodeck C H, Warren R C & Gosden C (1986) Ultrasound-guided sampling of umbilical cord and placental blood to assess fetal wellbeing. Lancet i: 1065-67

545. Nicolaides K H, Rodeck C H, Lange I (1986) Fetoskopy in the evaluation of unexplained fetal hydrops. Br J Obstet Gynecol 92: 671-79

546. Nicolaides K H, Campbell S, Bradley R J (1987) Maternal oxygen therapy for intrauterine growth retardation. Lancet, 1: 942-45

547. Nicolaides K H, Rodeck C H (1987) Fetal Blood Sampling. Bailliere' s Clinical Obstetrics and Gynecology, 1, No.3, 623-48

548.	Nicolaides K H, Soothill P W, Rodeck D H & Clewell W (1987) Rh disease: intravascular fetal blood transfusion by cordocentesis. Fet Ther.
549.	Nicolaides K H, Clewell W & Rodeck C H (1987) Measurement of human fetoplacental blood volume in erthroblastosis fetalis. Am J Obstet Gynecol. 157: 50-53
550.	Nicolaides K H, Clewell W H, Mibashan R S, Soothill P W, Rodeck C H, Campbell S (1988) Fetal haemoglobin measurement in the assessment of red cell isoimmunisation. Lancet. 1073-75
551.	Nicolaides K H, Economides D L, Soothill P W (1989) Blood gases, pH, and lactate in appropriate- and small-for-gestational-age fetuses. Am J Obstet Gynecol. 161: 996-1001
552.	Nicolaides K H, Thilaganathan B. Mibashan R S (1989) Cordocentesis in the investigation of fetal erythropoiesis. Am J Obstet Gynecol. 161 (5): 1197-1200
553.	Nicolaides K H, Peters M T, Vyas S (1990) Relation of rate of urine production to oxygen tension in small-for-gestational-age fetuses. Am J Obstet Gynecol. 162: 387-
554.	Nicolini U, Rodeck C H, Kochenour N K (1988) In-utero platelet transfusion for alloimmune thrombozytopenia. Lancet, ii: 506
555.	Nicolini U, Santolaya J, Ojo O E, Fisk N M, Hubinont C, Tonge M & Rodeck C H (1988) The fetal intrahepatic umbilical vein as an alternative to cord needling for prenatal diagnosis and therapy. Prenat Diagn, Vol.8, 665-71
556.	Nicolini U, Tannirandorn Y, Gonzales P (in press) Continuing controversy in alloimmune thrombozytopenia: fetal hyperimmunglobulin fails to prevent thrombozytopenia. Am J Obstet Gyn.
557.	Nicolini U, Hubimont C, Santolaya J, Fisk N M, Coe A M, Rodeck C H (1989) Maternal-fetal glucose gradient in normal pregnancies and in pregnancies complicated by alloimmunization and fetal growth retardation. Am J Obstet Gynecol. 161: 924-27
558.	Nicolini U, Kochenour N K, Greco P, Letsky E, Rodeck C H (1989) When to perform the next intrauterine transfusion in patients with Rh isoimmunization: combined intravascular and intraperitoneal transfusion allows longer intervals. Fetal Ther. 4: 14-20
559.	Nicolini U, Hubimont C, Santolaya J, Fisk N M, Rodeck C H (1990) Effects of fetal intravenous glucose challenge on normal and growth retarded fetuses. Horm meta Res. 22: 426-30
560.	Nicolini U, Nicolaides P, Fisk N M, Tannirandorn Y, Rodeck C H (1990) Fetal blood sampling from the intrahepatic vein: Analysis of safety and clinical experience with 214 procedures. Obstet Gynecol. 76 (1): 47-53
561.	Nicolini U, Fisk N M, Beacham J, Rodeck C H. Fetal urine biochemistry: an index of renal maturation and dysfunction. Br J Obstet Gynecol. in press
562.	Nienhuis A W, Anagnon N P & Ley T J (1984) Advances in thalassemia research. Blood. 63: 738-58
563.	Niessen K H (1987) "Pädiatrie" Edition Medizin, Weinheim New York, S. 66
564.	Niessen K H (1987) "Pädiatrie" Edition Medizin Weinheim New York, S. 245
565.	Nora J J, Nora A H (1988) Update on counseling the family with a first-degree relative with a congenital heart defect. Am J Med Genet. 29: 137-42
566.	Nossel H L, Lanzkowsky P, Levy S, Mibashan R S & Hansen J D C I (1966) Fetal Therapy
567.	Novick B E, Rubinstein A (1987) AIDS-The pediatric perspective. AIDS. 1: 3-7
568.	Östör A G, Fortune D W (1978) Tuberous sclerosis initially seen as hydrops fetalis: report of a case and review of the literature. Arch Pathol Lab Med. 102: 34-39
569.	Ogra P L (1979) Ontogency of the local immune system. Pediatrics. 64: 765-74
570.	Old J M & Higgs D R (1982) Gene analysis. In Weatherall D J (ed.) Methods in hematology: Vol. 6. The Thalassemias. pp. 74-102. Edinburgh: Churchill Livigstone
571.	Old J M (1986) Restriction fragment length polymorphisms: diagnosis of hemoglobinopathies and other gene defects. In Brambati B, Simoni G & Fabro S (eds.) Chorionic Villus Sampling, pp. 156-90. New York: Marcel Dekker.

572.   Oleske J, Minnefor A, Cooper R (1983) Immune deficiency syndrome in children. JAMA. 249: 2345-49

573.   Orkin S H (1984) Prenatal diagnosis of hemoglobin disorders by DNA analysis. Blood. 63: 249-53

574.   Orkin S H & Kazazian H H Jr. (1984) The mutation and polymorphism of the human-globin gene and its surrounding DNA. Ann Rev Gen. 18: 131-71

575.   Orlandi F, Damiani G, Jakil C, Rossi C (1987) Clinical results and fetal biochemical data in 140 early second trimester diagnostic cordocenteses. Acta Europea Fertilitatis. 18 (5): 329-33

576.   Orlandi C, Damiani G, Jakil C, Lauricella S, Bertolino O, Maggio A (1990) The risks of early cordocentesis (12-21 weeks): analysis of 500 procedures. Prenatal Diagnosis. 10: 425-8

577.   Oski F A, Naiman J L (1982) Hematologic problems in the newborn, 3rd edn. W B Saunders, New York.

578.   Owen R D (1945) Immunogenetic consequences of vascular anastomoses between bovine twins. Science. 102: 400

579.   Palmisano P A, Palhill R B (1979) Fetal Pharmakology. Pediatric Clin North Am. 19: 3-20

580.   Palmiter R D, Brinster R L (1985) Transgenic mice. Cell. 41: 343-45

581.   Palomaki G E, Hill L D, Knight G J, Haddow J E, Carpenter M (1988) Second-trimester maternal serum alpha-fetoprotein levels in pregnancies associated with gastroschisis and omphalocele. Obstet Gynecol. 71: 906-9

582.   Panos M Z, Nicolaides K H, Anderson J V, Economides D L, Rees L, Williams R (1989) Plasma atrial natriuretic peptide in human fetus: response to intravascular blood transfusion. Am J Obstet Gynecol. 161: 357-61

583.   Pao-Lin K, YI-Ming L, Chi-Hong L (1990) Glukose gradient of maternal vein-umbilical vein and umbilical vein-umbilical artery in normal-growth and growth-retarded term fetuses. J Perinat Med. 18: 60

584.   Pardi G, Buscaglia M, Ferrazzi E (1987) Cord sampling for evaluation of oxygenation and acid-base balance in growth-retarded human fetuses. Am J Obstet Gynecol. 157: 1221-28

585.   Pass R F, Stagno S, Myers G J (1980) Outcome of symptomatic congenital cytomegalovirus infection: results of long-term follow up. Pediatrics. 66: 758-62

586.   Patrick A D (1984) Prenatal diagnosis of inherited metabolic diseases. In Rodeck C H & Nicolaides K H (eds.) Prenatal Diagnosis, Proceedings of the XIth Study Group of the Royal College of Obstetricians and Gynecologists, pp. 121-31 Chichester: Wiley

587.   Pearce J M, Campbell S, Cohen-Oberbeek T E, Hernandez J, Royston J P (1988) Reference ranges and sources of variation for indices used to characterise flow velocity waveforms obtained by duplex, pulsed Doppler ultrasound from the uteroplacental and fetal circulation. Br J Obstet Gynecol. 68: 649-53

588.   Pearson H A, Shulman N R, Marder V J (1964) Blood. 23: 154-77

589.   Perlin B M, Pomerance J J, Schifrin B S (1981) Nonimmunologic hydrops fetalis. Obstet Gynecol. 57: 584-88

590.   Personen E, Haavistu H, Anumala P, Teramu I C (1983) Intrauterine hydrops caused by premature closure of the foramen ovale. Arch Dis Child. 58: 1015-16

591.   Pesce A J, Kaplan L A (1987) Methods in Clinical Chemistry. The C V Mosby Company, St. Louis, Missouri, U.S.A. pp. 1291-95

592.   Petres R E, Redwine F O, Cruickshank D P (1982) Congenital bilateral hydrothorax: antepartum diagnosis and successful intrauterine surgical management. JAMA. 248: 1360-61

593.   Phair J, Muno A, Detels R, Kaslow R, Rinaldo C, Saah A (1990) The risk of Pneumocystis carinii pneumonia among men infected with human immunodeficiency virus type 1. N Engl J Med. 322: 1607-8

594.   Phillips R R, Batcup G, Vinall P S (1985) Non-immunologic hydrops fetalis. Arch Dis Child. 60: 84

595.   Pielet B W, Socol M L, MacGregor S N, Ney J, Dooley S (1988) Cordocentesis: an appraisal of risks. Am J Obstet Gynecol. 159 (5): 1497-1500

596.   Pinter E, Rachur H, Schubert R (1984) Die Bedeutung der Galenik für die mikrobizide Wirksamkeit von Polyvinylpyrrolidon-Jod-Lösungen. Pharm Index 6: 3-8

597.   Platt L D, Collea L V, Joseph D M (1978) Transitory fetal ascites: an ultrasound diagnosis. Am J Obstet Gynecol. 132: 905-6

598.   Platt L D, De Vore G R, Gimovsky M C (1982) Failed amniocentesis: The role of membrane tenting. Am J Obstet Gynecol. 144: 479-80

599.   Plebani A, Biolchini A, Bucceri A, Buscaglia M, Pardi G, Semprini A E (1990) Prenatal immune status of fetuses of HIV-seropositive mothers. Gynecol Obstet Invest. 29: 108-11

600.   Plotkin S A, Michelson S, Pagano J, Rapp F (eds.) (1985) Cytomegalovirus: Pathogenesis and Prevention of Human Infection. Birth defects: Org. article series, Vol 20. Liss, New York

601.   Poenaru L, Castelnau L, Dumez Y & Thepot F (1984) First-trimester prenatal diagnosis of mucolipidosis II (I-cell disease) by chorionic biopsy. Am J Hum Gen 36: 1379-85

602.   Potter E L (1943) Universal edema of the fetus unassociated with erythroblastosis. Am J Obstet Gynecol. 46: 130-34

603.   Preece P M, Blount J M, Glover J, Fletcher G M, Peckham C S, Griffiths P D (1983) The consequences of primary cytomegalovirus infection in pregnancy. Arch Dis Child. 58: 970-75

604.   Preece P M, Pearl K N, Peckham C S (1984) Congenital cytomegalovirus infection. Arch Dis Child. 59: 1120-26

605.   Pretorius D H, Manchester D, Barkin S, Parker S, Nelson T R (1988) Doppler ultrasound of twin twin transfusion syndrome. J Ultras Med. 7: 117-24

606.   Pringle K C, Turner J W, Schofield J C (1984) Creation and repair of diaphragmatic hernia in the fetal lamb: Lung development and morphology. J Ped Surg. 19: 131

607.   Pringle M B (1989) Fetal diagnosis and fetal surgery. Clin Perinatol. 16 (1): 13-22

608.   Pschyrembel (ed.) (1986) aus: Klinisches Wörterbuch, 255. Auflage, Verlag de Gruyter, Berlin New York, S. 432

609.   Pullano J, Cohen-Addad N, Apuzzio J J, Ganesh V L, Josimovich J B (1989) Water and salt konservation in the humen fetus and newborn. I. evidence for a role of fetal Prolactin. J Clin Endocrin Met. 69 (6): 1180-86

610.   Rabinovitz R, Peters M T, Vyas S (1989) Measurement of fetal urine production in normal pregnancy by real-time ultrasonography. Am J Obstet Gynecol. 161: 1264

611.   Radunovic N, Dumez Y, Nastic D, Mandelbrot L, Dommergues M (1991) Thyroid function in fetus and mother during the second half of normal pregnancy. Biol Neonate. 59: 139-48

612.   Rajhavjn B, Kurjak A, Klobucar A (1990) Oxygen therapy in growth retarded fetuses. J Perinat Med. 18: 95

613.   Ramin S M, Gilstrap III L C, Leveno K J, Burris J, Little B (1989) Umbilical Artery Acid-Base Status in the Preterm Infant. Obstetrics and Gynecology. 74: 256-58

614.   Rausen A R, Seki M, Strauss L (1965) Twin transfusion syndrome. J Ped. 66: 613-28

615.   Reddy K S, Petersen M B, Antonarakis S E, Blakemore K J (1991) The vanashing twin: an explanation for discordance between chorionic villus karyotype and fetal phenotype. Prenat Diagn. 11 (9): 679-84

616.   Reece E A, Chervenak F A, Moya F R, Hobbins J C (1984) Amniotic fluid arborization: effect of blood, meconium and pH alterations. Obstet Gynecol. 64: 248-50

617.   Reece E A, Copel J A, Scioscia A L, Grannum P A T, DeGennaro N, Hobbins J D (1988) Diagnostic fetal umbilical cord sampling in the management of isoimmunization. Am J Obstet Gynecol. 159 (5): 1057-62

618.   Rhoads GG, Jackson L G, Schlesselman S I (1989) The safety and efficacy of chorionic villus sampling for early prenatal diagnosis of cytogenetic abnormalities. N Engl J Med. 320: 609

619. Ribbert L S, Snijders R J M, Nicolaides K H, Visser G H A (1990) Relationship of fetal biophysikal profile and blood gas values at cordocentesis in severely growth-retarded fetuses. Am J Obstet Gynecol. 163: 569-71

620. Ribon A, Wasserman E (1974) Immune deficiency with congenital rubella. Ann Allergy. 32: 35

621. Richardson M M, Wagner M L, Malini S, Rosenberg H S, Lucci J A (1977) Prenatal diagnosis of recurrence of Saldino-Noonan dwarfism. J Pediatr. 91: 467-71

622. Richter R C, Slate R K, Rudolph A M, Turley K (1985) Fetal blood flow during hypothermic cardiopulmonary bypass in utero. J Cardiovasc Surg. 26: 86

623. Rightmire D A, Nicolaides K H, Rodeck C H & Campbell S (1986) Midtrimester fetal blood flow velocities in rhesus isoimmunization: relationship to gestational age and the fetal haematocrit. Obstet Gynecol. 68: 233-36

624. Rizza C R, 1981 in Bloom A L & Thomas D P, Haemostasis and Thrombosis, pp. 371-388. Edinburgh Churchill Livingstone.

625. Robertson E G, Neer K J (1983) Placental injection studies in twin gestation. Am J Obstet Gynecol. 147: 170-74

626. Robinson J S, Kingston E J, Jones C T et al. (1979) Studies on experimental growth retardation in sheep: the effect of removal of endometrial caruncles on fetal size and development. J Dev Physiol. 1: 369

627. Rodeck C H & Campbell S (1978) Sampling pure fetal blood by fetoskopie in the second trimester of pregnancy. Br Med J. II, 728-30

628. Rodeck C H, Campbell S (1979) Umbilical cord insertion as a source of pure fetal blood for prenatal diagnosis. Lancet I: 1244

629. Rodeck C H, Eady R A J, Gosden C M (1980) Prenatal diagnosis of epidermolysis bullosa letalis. Lancet: 1: 949

630. Rodeck C H (1981) Rocker I & Laurence K M, ed. Fetoskopy, pp. 233-259. Elsevier / North-Holland Biomedical Press, Amsterdam

631. Rodeck C H, Holman C A, Karnicki J, Kemp J R, Whitmore D N & Austin M A (1981) Direct intravascular fetal blood transfusion by fetoscopy in severe Rhesus isoimmunisation. Lancet i, 625-27

632. Rodeck C H, Waas D (1981) Prenat Diagn. 1: 43-49

633. Rodeck C H, Mibashan R S, Abramovicz J, Campbell S (1982) Selective feticide of the affected twin by fetoscopic air embolism. Prenat Diagn. 2: 189-94

634. Rodeck C H, Patrick A D, Pembrey M E, Tzannatos C & Whitfield A E (1982) Fetal liver biopsy for prenatal diagnosis of ornithine carbamyl transferase deficiency. Lancet ii: 297-300

635. Rodeck C H & Nicolaides K H (1983) Fetoskopy and fetal tissue sampling. Br Med Bull. 39: 332-37

636. Rodeck C H, Transley L R, Benson P F, Fensom A H & Ellis M (1983) Prenatal exclusion of Hurler's disease by leucocyte-L-Iduronidase assay. Prenat Diagn. 3: 61-63

637. Rodeck C H, Nicolaides K H (1983) The use of fetoscopy for prenatal diagnosis and treatment. Sem Perinatol. 7: 118-24

638. Rodeck C H, Nicolaides K H (1983) Ultrasound guided invasive procedures in obstetrics. Clin Obstet Gynecol: 10: 515-39

639. Rodeck C H & Nicolaides K H (eds.) (1984) Prenat Diagn. Chichester: John Wiley

640. Rodeck C H, Nicolaides K H, Warsof S L (1984) The management of severe rhesus isoimmunization by fetoscopic intravascular transformation. Am J Obstet Gynecol. 150: 769-74

641. Rodeck C H, Nicolaides K H (1984) In: Prenatal Diagnosis, London: Royal College of Obstetricians and Gynecologists : p. 15

642. Rodeck C H, Nicolaides K H (1986) Fetoscopy. Br Med Bull. 42: 296

643. Rodeck C H, Fisk N M, Fraser D I, Nicolini U (1988) Long-term drainage of fetal hydrothorax. N Engl J Med. 319: 1135-38

644. Rodeck C H, Nicolini U (1988) Physiology of the mid-trimester fetus. In: Whitlaw A, Cooke R W I (eds.) The very immature infant less than 28 weeks' gestation. Edinburgh: Churchill Livingstone, Br Med Bull. 44: 826-49

645.   Rodeck C H, Fisk N M (1991) Intrauterine Therapy. In: Drife O J, Donnai D (eds.)
         Antenatal diagnosis of fetal abnormalities. Verlag Springer London New York, p.
         220

646.   Rodeck C H, Fisk N M (1991) Intrauterine Therapy. In: Drife O J, Donnai D (eds.)
         Antenatal diagnosis of fetal abnormalities. Verlag Springer London New York, p.
         221

647.   Rodeck C H, Fisk N M (1991) Intrauterine Therapy. In: Drife O J, Donnai D (eds.)
         Antenatal diagnosis of fetal abnormalities. Verlag Springer London New York, p.
         223

648.   Rodeck C H, Fisk N M (1991) Intrauterine Therapy. In: Drife O J, Donnai D (eds.)
         Antenatal diagnosis of fetal abnormalities. Verlag Springer London New York, p.
         355

649.   Rodeck C H, Fisk N M (1991) Intrauterine Therapy. In: Drife O J, Donnai D (eds.)
         Antenatal diagnosis of fetal abnormalities. Verlag Springer London New York, p.
         354

650.   Rodis J F, Hovick T J, Quinn D L (1988) Human parvovirus infection in pregnancy.
         Obstet Gynecol 72: 733

651.   Rubinstein A, Sicklick M, Gupta A (1983) Acquired immunodeficiency with reversed
         T4/T8 ratios in infants born to promiscuous and drug-addicted mothers. JAMA.
         249: 2350-56

652.   Rudigoz R C, Chabert P (1990) Utilisation de la colle fibrine en gynécologie-
         obstétrique. Rev fr Gynécol Obstét. 85 (10): 535-38

653.   Rushton D I, Faed M J W, Richards S E M, Bain A D (1969) The fetal manifestations
         of the 45 XO karyotype. J Obstet Gynecol Br Common. 76: 266-72

654.   Ruth V J, Raivio K O (1988) Perinatal brain damage: Predictive value of metabolic
         acidosis and the apgar-score. Br Med J. 297: 24-27

655.   Sachs B P, Tuomala R, Frigoletto F (1987) Acquired immunodeficiency syndrome:
         suggested protocol for counseling and screenig in pregnancy. Obstet Gynecol. 70
         (3): 408-11

656.   Sandor G G, Farquarson D, Wittmann B, Chow T C, Lau A E (1986) Fetal
         echocardiography: results in high-risk patients. Obstet Gyncecol. 67: 358

657.   Schaffer A J, Avery M A (1977) Diseases of the Newborn, p. 815, Saunders,
         Philadelphia

658.   Scharfstein J, Ferreiva A, Gigli I, Nussenzweig V (1978) Human C4 binding protein.
         Isolation and characterisation. J Experimental Med. 148: 207-22

659.   Schloo R, Miny P, Holzgreve W, Horst J, Lenz W (1992) Distal limb deficiency
         following chorionic villus sampling? Am J Med Genet. 42 (3): 404-13

660.   Schmidt W, Kraft K, Hager H D, Schleiermacher E, Kubli F (1982) Ultrasonographic
         diagnosis of major lymphatic system abnormalities prior to 20 weeks of pregnancy.
         Eur J Obstet Gynecol Reprod Biol. 14: 163-70

661.   Schmidt W, Harms E, Wolf D (1985) Successful prenatal treatment of non-immune
         hydrops fetalis due to congenital chylothorax. Br J Obstet Gynecol. 92: 671-79

662.   Schmidt-Matthiesen (1985) Gynäkologie und Geburtshilfe. Schattauer Verlag Stuttgart
         New York, S. 185, 199

663.   Schmidtke J (1992) Die molekulargenetische Diagnose von Erbkrankheiten. Dtsch
         Ärztebl. 89 (27): 1286-90

664.   Schmitz H, Haas R (1972) Determination of different cytomegalovirus
         immunoglobulins (IgA, IgG, IgM) by immunofluorescence . Arch ges Virusforsch.
         37: 332-39

665.   Schmitz H, Enders G (1977) Cytomegalovirus as a frequent cause of Giullain-Barré-
         Syndrome. J med Virol 1: 21-27

666.   Schneider KTM, Vetter K, Huch R, Huch A (1985) Acute polyhydramnios
         complicating twin pregnancies. Acta Genet Med Gemellol 34: 179-84

667.   Schneider KTM (1993) persönliche Mitteilung

668.   Schwab K O, Kruse K, Doerr H G, Horwitz A E, Spingler H (1989) The effect of
         maternal dexamethasone treatment after the 12th week of pregnancy on fetal

genital development in adrenogenital syndrome with 21-hydroxylase deficiency. Monatsschr Kinderheilkund. 137: 293

669. Schwartz A, Shen E, Morady F, Gillespie K, Scheinmann M, Chatterjee K (1983) Hemodynamic effects of intravenous amiodarone in patients with depressed left ventricular function and recurrent ventricular tachycardia. Am Heart J. 108: 848-56

670. Schwartz D B, Zweibel W J, Donovan D, Arbogast R L (1983) Fetoscopic visualization in second trimester pregnancies. Am J Obstet Gynecol. 145: 51-55

671. Schwartz M & Brandt N J (1985) Disaccharidase deficiency in amniotic fluid from cases of cystic fibrosis. Prenat Diagn. 5: 145-48

672. Schwarz T F, Roggendorf M, Simander R (1987) Intrauteriner Fruchttod nach Erythema infectiosum. Dtsch med Wschr. 112: 38-39

673. Scott J R, Kochenour N K & Larkin R M (1984) Changes in the management of severely Rh immunized patients. Am J Obstet Gynecol. 149: 3361

674. Scrimgeour J B (1973) Emery A E H, ed. Antenatal diagnosis of genetic disease, pp.40-57. Churchill Livingstone, Edinburgh

675. Seelen J, Van Kessel J, Eskes T (1966) A new method of exchange transfusion in utero. Cannulation of vessels in the fetal side of the human pacenta. Am J Obstet Gynecol. 95: 872-76

676. Seligsohn U, Mibashan R S, Rodeck C H (1985) Lancet ii: 1419

677. Seller M J, Creasy M R, Aberman E D (1974) Alphafetoprotein levels in amniotic fluids from spontaneous abortions. Br Med J. I: 1600

678. Sepalla M, Rapola J, Huttunen N P, Aula P, Karjalainen O, Ruoslahti E (1976) Congenital nephrotic syndrome: prenatal diagnosis and genetic counselling by estimation of amniotic-fluid and maternal serum alpha-fetoprotein. Lancet II: 123-24

679. Sever J L, Brent R L (1986) Teratogen Update. Environmentally induced birh defect risks. Alan R. Liss, New York, 1986, pp. 248

680. Seward J F, Zusman J (1978) Hydrops fetalis associated with small bowel volvulus. Lancet. ii: 52-53

681. Shalev E, Weiner E, Feldman E (1984) External bladder-amniotic fluid shunt for fetal urinary tract obstruction. Obstet Gynecol. 63: 31S

682. Shapiro L R, Wilmot P L, Murphy P D (1991) Prenatal diagnosis of the fragile X syndrome: possible end of the experimental phase for amniotic fluid. Am J Med Genet. 38 (2-3): 453-55

683. Sharon E, Jones J, Diamarind H, Kaplan D (1984) Pregnancy and azathioprine in SLE. Am J Obstet Gynecol. 118: 25

684. Sharpe A H, Jaenisch R, Ruprecht R M (1987) Retroviruses and mouse embryos: a rapid model for neurovirulence and transplacental antiviral therapy. Science. 236: 1671-74

685. Shelly H J, Neligan G A. (1966) Neonatal hypoglycemia. Br Med Bull. 22: 34

686. Shenker L (1979) Fetal cardiac arrhythmias. Obstet Gynecol Survey. 34: 561

687. Shepard T H (1973) Catalog of teratogenic agents. The Johns Hopkins University Press, Baltimore, MD, pp. 211

688. Shturman-Ellstein R, Greco M A, Myrie C, Goldman E K (1978) Hydrops fetalis, hydramnios and hepatic vascular malformations associated with cutaneous hemangioma and chorioangioma. Acta Paediatr Scand. 67: 239-43

689. Shulman N R, Marder V J & Hiller M C, 1964, Progr Hematol. 4: 222-304

690. Silver R K, MacGregor S N, Hobart E D (1992) Factors associated with multiple-pass procedures during chorionic villus sampling: a video analysis. Prenat Diagn. 12 (3): 183-88

691. Silverman N H, Enderlein M A, Stanger P, Teitel D F, Heymann M A, Golbus M S (1985) Recognition of fetal arrhythmias by echocardiography. J Clin Ultrasound 13: 255

692. Simmonds H A, Fairbanks L D, Webster D R (1983) Biosc Reports. 3: 31-33

693. Simoni G, Brambati B, Danesino C, Rossella F, Terzoli G L, Ferrari M, Fracarro M (1983) Efficient direct chromosome analyses and enzyme determinations from chorionic villi samples in the first trimester of pregnancy. Hum Gen. 63: 349-57

694. Slate R K, Stevens M B, Verrier E D (1985) Intrauterine repair of pulmonary stenosis in fetal sheep. Surg Forum. 36: 246-48

695. Smidt-Jensen S, Hahnemann N (1988) Transabdominal chorionic villus sampling for fetal genetic diagnosis. Technical and obstetrical evaluation of 100 cases. Pren Diagn. 8: 7-17

696. Smith D W, 1982, Recognizable Patterns of Human Malformation (3rd edn) pp. 517-19. Philadelphia Saunders

697. Snyder D S, Beller D I, Unanue E (1982) Prostaglandins modulate macrophage Ia expression. Nature. 29: 163-65

698. Sonawane B R, Yaffe S J (1986) Physiologic disposition of drugs in the fetus and newborn. In: Fabro S, Scialli A R (eds.) Drug and chemical action in pregnancy. New York: Marcel Dekker 1986: 103

699. Soothill J F (1982) Prevention of food allergy. Clin Immunol Allergy. 2: 243-55

700. Soothill P W, Nicolaides K H, Bilardo C, Hackett G, Campbell S (1986) Absence of end diastolic frequencies in the umbilical artery: a sign of fetal hypoxia and acidosis. Br Med J. 297: 1026-27

701. Soothill P W, Nicolaides K H, Rodeck C H, Campbell S (1986) Effect of gestational age on fetal and intervillous blood gas and acid-base values in human pregnancy. Fetal Ther. 1: 168-75

702. Soothill P W, Nicolaides K H, Campbell S (1987) Prenatal asphyxia, hyperlacticaemia, hypoglycaemia and erythroblastosis in growth retarded fetuses. Br Med J. i: 1051-53

703. Soothill P W, (1989) Cordocentesis: role in assessment of fetal condition, Clin Perinatol. 16 (3): 755-70

704. Soothill P W, Nicolaides K H, Rodeck C H. Gamsu H (1986) Blood gases and acid-base status of the human second trimester fetus. Obstet Gynecol. 68: 173-76

705. Soothill P W, Nicolaides K H, Bilardo C (1986) The relation of fetal hypoxia in growth retardation to mean velocity of blood in the fetal aorta. Lancet. ii: 1118-20

706. Soothill P W, Nicolaides K II, Rodeck C H, Campbell S (1986) The effect of gestational age on blood gas and acid-base values in human pregnancy. Fet Ther. 1 (4): 166-73

707. Soothill P W, Nicolaides K H, Bilardo C, Campbell S (1986) The relationship of fetal hypoxia in growth retardation to the mean velocity of blood in the fetal aorta. Lancet. ii: 1118-20

708. Soothill P W, Nicolaides K H, Rodeck C H (1989) Fetal blood gas and acid-base parameters. In: Rodeck C H (ed.) Fetal Medicine. Blackwell Scientific Publications. First published 1989. pp. 57-89

709. Soothill P W (1990) Intrauterine blood transfusion for non-immune hydrops fetalis due to parvovirus B 19 infection. Lancet. 336: 121-22

710. Soper R T, Pringle K C, Scofield J C (1984) Creation and repair of diaphragmatic hernia in the fetal lamb: techniques and survival. J Pediatr Surg. 19 (1): 33-40

711. South M A, Tompkins W A F, Morris C R, Rawls W E (1969) Congenital malformations of the central nervous system associated with genital type (type 2) herpesvirus. J Pediatr. 75: 13-18

712. Spector R G, Claireaux A E, Williams E R (1960) Congenital adenomatoid malformation of lung with pneumothorax. Arch Dis Child. 35: 475-80

713. Sperling R S, Stratton P (1992) Treatment options for human immunodeficiency virus-infected pregnant women. Obstet Gynecol. 79 (3): 443-48

714. Squire J, Nauth L, Ridler M, Sutton S, Timberlake C (1982) Prenatal diagnosis and outcome of pregnancy in 2036 women investigated by amniocentesis. Hum Genet. 61: 215-22

715. Stanbury J B, Wijngaarden J B, Fredrickson D S, Goldstein J L & Brown M S (eds) (1983) The metabolic basis of inherited disease (5th edn). New York: McGraw-Hill.

716. Stagno S. Pass R F, Dworsky M E (1982) Congenital cytomagalovirus infection. The relative importance of primary and recurrent maternal infection. N Engl J Med. 306: 945-49

717.   Stagno S, Whitley J L (1985) Herpes simplex virus and varicella-zoster virus infections (Current concepts). New Engl J Med. 313: 1327-30

718.   Stagno S, Pass R F, Cloud G et al. (1986) Primary cytomegalovirus infection in pregnancy: incidence, transmission to fetus, and clinical outcome. JAMA. 256: 1904-8

719.   Status report on Fetoscopy and Fetal Tissue Sampling (1984) Prenat Diagn. 4: 79-81

720.   Stedman C M, Huddleston J F, Tucker T (1987) Differentiating a maternal blood sample from a fetal blood sample using a three-minute macroagglutination test. Abstract No. 31 Presented at Seventh annual Meeting, Society of Perinatal Obstetricians, Lake Buena Vista, FL. Februar 1987

721.   Stene J (1970) Detection of higher recurrence risk for age-dependent chromosome abnormalities with and application to trisomy G1 (Down Syndrome). Hum Hered. 20: 112-22

722.   Stengel-Rutkowski S, Kantner H (1988) Dokumentation der Untersuchungen im Rahmen der Gemeinschaftsstudie "Pränatale Diagnostik an Chorionzotten" in der Bundesrepublik Deutschland, München (persönliche Mitteilung: in 247)

723.   Stephens F D (1983) Congenital malformations of the urinary tract. New York, Praeger, pp. 433-62

724.   Stewart P A, Wladimiroff J W (1987) Cardiac tachyarrhythmia in the fetus: diagnosis, treatment and prognosis. Fetal Ther. 2: 7-16

725.   Stiehm E R, Mann D, Newland C, Sztein M B, Steeg P S, Oppenheim J J, Blaese R M (1983) Deficient DR antigen expression on human neonatal monocytes: reversal with lymphokines. Birth Defects. 19: 295-98

726.   Stolar C J (1990) Repair in utero of a fetal diaphragmatic hernia. N Engl J Med. 323 (18): 1279

727.   Strauss L, Driscoll S G (1964) Congenital neuroblastoma involving the placenta. Pediatrics. 43: 23-31

728.   Stripparo L, Buscaglia M, Longatti L, Ghisoni L, Dambrosio F, Guerneri S, Rosella F, Lituania M, Cordone M, De Biasio P et al. (1990) Genetic amniocentesis: 505 cases performed before the sixteenth week of gestation. Prenat Diagn. 10 (6): 359-64

729.   Sutherland G R, Gedeon A, Kornman L, Donnelly A, Byard R W, Mulley J C, Kremer E, Lynch M, Pritchard M, Yu S, Richards R I (1991) Prenatal diagnosis of fragile X syndrome by direct detection of the unstable DNA sequence. New Engl J Med. 325: 1720-22

730.   Suzuki K, Nishioka J, Matsuda M, Murayama H, Hashimoto S (1984) Protein S is essential for the activated protein C-catalysed inactivation of platelet-associated factor Va. J Biochem. 96: 455-60

731.   Sweetman L, Naylor G, Ladner T (1982) Prenatal diagnosis of propionic and methylmalonic acidemia by stable isotope dilution analysis. In Schmidt H L Förstel H & Heinzinger K (eds.) Stable Isotopes, pp. 287-93. Amsterdam: Elsevier.

732.   Sweetman L (1984) Prenatal diagnosis of the organic acidurias. J Inher Met Dis. 7 (supplement 1): 18-22

733.   Tabor A, Philip J, Madsen M, Bang J, Obel EB, Norgaard-Pedersen B (1986) Randomised controlled trial of genetic amniocentesis in 4606 low-risk women. Lancet. 1(8493): 1287-93

734.   Tagaki K, Tanaka H, Nishijima S, Masaoka N, Miyake Y, Sakata H, Satoh K (1989) Fetal blood values by percutaneous umbilical blood sampling. Fetal Ther. 4: 152-60

735.   Takeda Y, Nakabayashi M, Iwashita M (1990) Intrauterine treatment of the growth retarded fetus. J Perinat Med. 18: 108

736.   Tanaka M, Natori M, Nozawa S (1992) Intravascular pancuronium bromide infusion for prenatal diagnosis of twin-twin transfusion syndrome. Fetal Diag Ther. 7: 36-40

737.   Tan K L, Tan R, Tan S H (1979) The twin transfusion syndrome. Clin Pediatr. 18: 111-14

738.   Tao W, Wilkinson J, Stanbridge E J, Berns M W (1987) Direct gene transfer into human cultured cells faciliated by laser micropuncture of the cell membrane. Proc Natl Acad Sci U.S.A. 84: 4180-84

739.	Tchernia G (1989) Érythropoïèse et érythrocytes chez l'enfant, physiologie et normes. La Revue du Practicien. 39 (24): 2111-16

740.	Terry G M, Ho-Terry L, Warren R C, Rodeck C H, Cohen A, Rees K R (1986) First trimester prenatal diagnosis of congenital rubella: a laboratory investigation. Brit Med J. 292: 930-33

741.	Terzian E, Boreham J, Cuckle H, Wald N, Bobrow M, Lindenbaum R, Turnbull A (1985) A survey of diagnostic amniocenteses in Oxford from 1974-1981. Prenat Diagn. 5: 401-14

742.	Thalhammer O, Heller-Szöllösy (1979) Erfahrungen mit routinemäßigem Toxoplasmosescreening bei Schwangeren zwecks Verhütung angeborener Toxoplasmose. Eine prospektive Untersuchung. Wien Kl Wschr. 91: 20

743.	Thalhammer O (1981) Toxoplasmose. Dtsch med Wschr. 106: 1051-53

744.	Thalhammer O (1982) Infektionen vor und unter der Geburt (I): Toxoplasmose, Cytomegalie: Laboratoriumsblätter (Behring) 32: 165-77

745.	Thumasathit B, Nondasuta A, Silpisornkosol S, Lousuelsabsakul B, Unchalipongse P, Mangkornkanok M (1968) Hydrops fetalis associated with Bart's hemoglobin in northern Thailand. J Pediatrics. 73: 132-38

746.	Toltzis P, Marx C M, Kleinmann N, Levine E M, Schmidt E V (1991) Zidovudine-associated embryonic toxicity in mice. J Infect Dis. 163: 1212-18

747.	Tuchmann-Duplessis H (1975) Drug effects on the fetus. A survey of the mechanisms and effects of drugs on embryogenesis and fetogenesis (Monographs on drugs, Vol. 2), ADIS Press, Sydney, Australia, pp. 272

748.	Turner T L (1986) Hematology: Coagulation disorders in the newborn. In: Textbook of Neonatology. Roberton N R C (ed.) Churchill Livingstone, Edinburgh New York, p. 442.

749.	United States Pharmacopeial Convention. Dapsone. (1990) In : United States Pharmacopeia drug information: Drug information for the health care professional. Vol IA. Rockville, Maryland: United States Pharmacopeial Convention, Inc.: 1106-8

750.	Valenti C (1972) Am J Obstet Gynecol. 114: 561-64

751.	Valenti C (1973) Am J Obstet Gynecol. 115: 581-83

752.	Van den Hof M C, Nicolaides K II (1990) Platelet count in normal, small and anemic fetuses. Am J Obstet Gynecol. 162 (3): 735-39

753.	Van der Putte S J C (1977) Lymphatic malformation in human fetuses: a study of fetuses with Turner's Syndrome or Status Bonnevie-Ullrich. Virchows Arch [A] 376: 233-46

754.	Van der Slikke J W, Balk A G (1980) Hydramnios with hydrops fetalis and disseminated neuroblastoma. Obstet Gynecol. 55: 250-53

755.	Van Diggelen O P, Janse H C & Kleijer W J (1983) Disaccharidases in amniotic fluid as possible prenatal marker for cystic fibrosis. Lancet. i: 817

756.	Vaughan Williams (1969) Klassifikation der Antiarrythmika. In: Fülgraff G, Palm D (Hrsg.) Klinische Pharmakologie, Verlag Gustav Fischer, Stuttgart New York, 6. Auflage 1986, S. 77

757.	Verb M S, Simpson J L (1985) Amniocentesis for cytogenetic studies. In: Filkins K, Russo J F (eds.) Human prenatal diagnosis. Marcel Dekker, New York Basel, pp. 13-48

758.	Verjaal M, Leschot N (1981) Risk of amniocentesis and laboratory findings in a series of 1500 prenatal diagnoses. Prenat Diagn. 1: 173-81

759.	Vetter K, Schneider KTM (1988) Iatrogenous remission of twin transfusion syndrome. Am J Obstet Gynecol. 158: 221

760.	Villar J (1982) The relative contribution of prematurity and fetal growth retardation to low birth weight in developing and developed countries. Am J Obstet Gynecol. 143: 793

761.	Viscarello R R, DeGennaro N J, Hobbins J C (1991) Preliminary experience with the use of ziduvodine during pregnancy. Abstract, Soc Perinat Obstetr. 1991

762. Volberding P A, Lagakos S W, Koch M A (1990) Zidovudine in asymptomatic human immunodeficiency virus infection : A controlled trial in persons with fewer than 500 CD4-positive cells per cubic millimeter. N Engl J Med. 322: 941-49

763. Walker F J (1980) The regulation of activated protein C by a new protein: a possible function for bovine protein S. J Biol Chem. 255: 5521-24

764. Walknowska J, Conte F A, Grumbach M M (1969) Practical and theoretical implications of fetal-maternal lymphocyte transfer. Lancet. 1 (606): 1119-22

765. Wass D M, Brown G A, Warren P S, Saville P A (1991) Completed follow-up of 1,000 consecutive transcervical chorionic villus samplings performed by a single operator. Aust N Z J Obstet Gynecol. 31 (3): 240-45

766. Watson J D, Tooze J, Kurtz D T (1983) Recombinant DNA: a short course. Scientific American Books, New York.

767. Watson J, Campbell S (1986) Antenatal evaluation and management in nonimmune hydrops fetalis. Obstet Gynecol. 67 (4): 589-93

768. Watson R M, Lane A T, Barnett W B (1984) Neonatal lupus erythematodes. Medicine. 63: 362-78

769. Weatherall D J, Clegg J B & Naughton M A (1965) Nature. 208: 1061-65

770. Weatherall D J & Clegg J B (1981) The Thalassaemia Syndromes (3rd edn.) Oxford: Blackwell.

771. Weatherall D J (1982) The New Genetics and Clinical Medicine. London: Nuffield Provincial Hospital Trust.

772. Weatherall D J (1985) Prenatal diagnosis of inherited blood diseases. Clin Haematol. 14 (3): 747-74

773. Weatherall D J (1985) The new genetics and clinical practice. 2nd edn. Oxford University Press, Oxford.

774. Weatherall D J (1989) Somatic gene therapy. In: Rodeck C H (ed.) Fetal Medicine. Blackwell Scientific Publications. First published 1989. pp. 289-305

775. Webb T, Gosden C M, Rodeck C H (1983) Prenatal diagnosis of X-linked mental retardation with fragile (X) using fetoscopy and fetal blood sampling. Prenat Diagn. 3: 131-37

776. Webb T, Rodeck C H, Nicolaides K H & Gosden C M (1987) Prenatal diagnosis of fragile X syndrome using fetal blood and amniotic fluid. Prenat Diagn. 7: 203-14

777. Wedemeyer A L, Breitfeld S V (1975) Cardiac neoplasm, tachyarrhythmia and anasarka in an infant. Am J Dis Child. 129: 738-41

778. Weiner C P (1987) Diagnosis and treatment of twin to twin transfusion in the mid-second trimester of pregnancy. Fet Ther. 2: 71-74

779. Weiner C P (1988) The role of cordocentesis in Fetal Diagnosis. Clin Obstet Gynecol. 31 (2): 285-92

780. Weiner C P, Thompson M I (1988) Direct treatment of fetal supraventricular tachycardia after failed transplacentar therapy. Am J Obstet Gynecol. 158: 570-73

781. Weiner C P, Williamson R A (1989) Evaluation of severe growth retardation using cordocentesis: hematologic and metabolic alterations by etiology. Obstet Gynecol. 73: 225

782. Weiner C P, Heilskov J, Pelzer G, Grant S, Wenstrom K, Williamson R A (1989) Normal values for human umbilical venous and amniotic fluid pressures and their alteration by fetal disease. Am J Obstet Gynecol. 161: 714-17

783. Weir P E, Ratten G J, Beischer N A (1979) Acute Polyhydramniosis - a complication of monozygous twin pregnancy. Br J Obstet Gynecol. 86: 849-53

784. Weise W, 1985 Zentralblatt für Gynäkologie 107 (15): 913-28

785. Weller T H (1971) The cytomegalieviruses: ubiquitous agents with protean clinical manifestations. New Eng J Med. 285: 203-14, 267-74

786. Westgren M, Selbig A, Stangenberg M (1988) Fetal intracardiac transfusions in patients with severe rhesus isoimmunization. Br Med J 296: 885-86

787. Westin B (1954) Lancet. 2, 874

788. White T E K, Baggs R B, Miller R K (1990) Central nervous system lesions in the Wistar rat fetus following direct fetal injections of cadmium. Teratology. 42:7

789.   Whitley R J, Nahmias A J, Visintine A M, Fleming C L, Alford C A (1980) The natural history of herpes simplex virus infection of mother and newborn. Pediatrics. 66: 489-94

790.   WHO report (1983) Community control of hereditary anemias. Bulletin of the World Health Organisation 61: 63-80

791.   WHO: Final Report of Informal Meeting on Recent Progress towards the Prevention and Control of Herpesvirus Diseases. Genf 14.-18.11.1983, Bulletin of WHO 63 (1985) 185-201 (part 1) and 63 (1985) 427-44 (part 2)

792.   Wier P J, Miller R K, Maulik D (1984) Bidirectional transfer of alpha-amino-isobutyric acid by the perfused human placental lobule. Throphoblast Research. 1: 37

793.   Williams C, Williamson R, Coutelle C, Loeffler F, Smith J, Ivinson A (1988) Sameday, first-trimester antenatal diagnosis for cystic fibrosis by gene amplification. Lancet II: 102-103

794.   Williams D A, Orkin S H, Mulligan R C (1986) Retrovirus-mediated transfer of human adenosine deaminase gene sequences into cells in culture and into murine hematopoietic cells in vivo. Proc Natl Acad Sci U.S.A. 83: 2566-70

795.   Williamson R, Eskdale J, Coleman D V (1981) The stable isotope dilution method for measurement of methylmalonic acid. Pediatr Res. 16: 740-45

796.   Wilkins I A, Chitkara U, Lynch L, Goldberg J D, Mehalek K E, Berkowith R L (1987) The nonpredictive value of fetal urinary elektrolytes: preliminary report of outcomes and correlations with pathological diagnoses. Am J Obstet Gynecol. 157: 694-98

797.   Williams J D, Brumfitt W, Condie A P, Reeves D (1969) The treatment of bacteriuria in pregnant women with sulfamethoxazole and trimethoprim. Postgrad Med J. 45: 71-76

798.   Wilkins I, Mezrow G, Lynch L, Bottone E J, Berkowitz R L (1989) Am J Obstet Gynecol. (2): 427-28

799.   Wilson J G (1973) Environment and birth defects. Academic Press, New York, pp. 305

800.   Wittmann B K, Farquharson D F, Thomas W D S, Baldwin V J, Wadsworth L (1986) The role of feticide in the management of severe twin transfusion syndrome. Am J Obstet Gynecol. 155: 1023-25

801.   Wladimiroff J W, Campbell S (1974) Fetal urine production rates in normal and complicated pregnancy. Lancet 1: 151

802.   Wladimiroff J W, Jahoda M C J (1977) Real-time scanning and trans abdominal blood-sampling. Lancet i: 593-97

803.   Wladimiroff J W, Stewart P A, Tongue H M (1988) Fetal bradyarrhythmia: diagnosis and outcome. Prenatal Diangosis 8: 53

804.   Wong V, Ma H K, Todd D, Golbus M S, Dozy A M, Kan Y W (1978) Diagnosis of homozygous thalassaemia in cultured amniotic fluid fibroblasts. N Engl J Med. 298: 669-70

805.   Yang Y H, Lee M S, Park Y W, Kim S K, Sung H R, Lee C H, Kim I K (1991) Studies on the prenatal chromosomal analysis and the changes of maternal serum alpha-fetoprotein following chorionic villus sampling. Yonsei Med J. 32 (4): 292-302

806.   Yee J K, Jolly D J, Moores J C, Respess J D, Friedman T (1986) Gene expression from a transcriptionally disabled retroviral vector. Cold Spring Harbor Symp Quant Biol. 51: 1021-26

807.   Yeomans E R, Hauth J C, Gilstrap L C, Strickland D M (1985) Umbilical cord pH, pCO2, and bicarbonate following uncomplicated term vaginal deliveries. A J Obstet Gynecol. 151: 789-800

808.   Yeung C Y, Hobbs J R (1968) Serum gamma G globulin levels in normal premature, postmature and small-for-dates babies. Lancet i: 1167

809.   Ziegler J B, Cooper D A, Johnson R O, Gold J (1985) Postnatal transmission of AIDS-associated retrovirus from mother to infant. Lancet I. 896-98

810.   Zinn A B, Hine D G, Mahoney M J & Tanaka K (1982) The stable isotope dilution method for measuremant of methylmalonic acid. Pediatr Res. 16: 740-45

5 Danksagung

An dieser Stelle möchten wir ganz herzlich den Mitarbeitern des Springer Verlages, Frau Dr. Heilmann, Frau Keidel-Müller und Herrn Gösling für ihre kooperative Zusammenarbeit und ihre stets prompte Unterstützung danken.

München im Januar 1994

Karl-Theo Maria Schneider,
Constantin v. Kaisenberg